Barbara & Peter Theiss

Gesünder leben mit Heilkräutern

Ein Ratgeber für die moderne Familie

Originalausgabe

WILHELM HEYNE VERLAG
MÜNCHEN

HEYNE RATGEBER
08/9201

Copyright © 1989 by Wilhelm Heyne Verlag GmbH & Co. KG, München
Printed in Germany 1989
Umschlaggestaltung: Atelier Ingrid Schütz, München
Umschlag- und Innenfotos: Barbara Theiss
Layout/Herstellung: Helmut Burgstaller
Satz: Presse-Druck Augsburg
Druck und Bindung: RMO, München

ISBN 3-453-03118-0

Inhalt

Vorwort von Mannfried Pahlow 13

1. Kapitel Was dieses Buch erreichen will 16
Kräuterheilmittel zur Selbstmedikation 19
Heilkräuter im Alltag der Familie 20

2. Kapitel Unsere ganz persönliche Kräutergeschichte 23
Barbaras Geschichte 23
Und dies ist Peters Geschichte 25

3. Kapitel Die zwei Konzepte: Natur oder Chemie? 32

4. Kapitel Der rechte Umgang mit Heilkräutern 43
Kräuter kennenlernen durch Selbstsammeln 43
Die richtigen Teile und die richtige Erntezeit 45
Botanische Namen 47
Probleme beim Selbstsammeln 47
Kräuteranbau im Garten 49
Trocknen der Kräuter und Aufbewahrung 50
Verschiedene Arten der Anwendung 52
Die innerliche Anwendung: der Kräutertee 53
Die äußerliche Anwendung: Bäder, Umschläge, Inhalation, Kompressen 59
Die Tinkturen 60
Der Unterschied zwischen Pflanzentinktur und homöopathischer Tinktur 61
Alkohol in Naturarzneien? 63

**5. Kapitel   Der erste Schritt zur Heilung:
Reinigung, Entschlackung, Entgiftung**   65

    Heilfasten   66

    Die Frühjahrskur   67

    Die Brennessel   67
    Innerliche Anwendung   69
    Äußerliche Anwendung   70

    Der Löwenzahn   71
    Innerliche Anwendung   71

    Das Zinnkraut   74
    Innerliche Anwendung   76
    Äußerliche Anwendung   76

    Weitere Kräuter zur Blutreinigung   79

    Teerezepturen für die Frühjahrskur   80

6. Kapitel   Die Abwehrkraft stärken   84

    Das Immunsystem des menschlichen Körpers   85

    Der Sonnenhut   86
    Innerliche Anwendung   88

    Eigene Erfahrungen   89

    Weitere Maßnahmen zur Aktivierung
des Immunsystems   90
    Äußerliche Maßnahmen   91

    Die Linde   92

    Der Holunder   94
    Innerliche Anwendung von Linden- und Holunderblüte   94

    Der Thymian   96
    Äußerliche Anwendung   98

    Fieber natürlich behandeln   99
    Der Wadenwickel   99

    Getränke bei Fieber   101

    Ernährung bei akuten Infektionskrankheiten   101

    Ernährung in der Rekonvaleszenz   101

    Maßnahmen zur Steigerung der Körpertemperatur   102
    Das Schlenzbad   102

7. Kapitel   Erkältungskrankheiten natürlich behandeln   104

Schnupfen   104
Risiken chemischer Nasensprays   104
Natürliche Schnupfensalbe   106
Brusteinreibung und Salbenwickel   107
Inhalation   107

Stirn- und Nebenhöhlenentzündung   109

Bronchitis und Husten   109
Anfangsstadium der Bronchitis   109

Der Huflattich   110
Innerliche Anwendung   112
Fortgeschrittenes Stadium der Bronchitis   112

Die Königskerze   113
Die vollentwickelte Bronchitis   115

Der Spitzwegerich   115
Innerliche Anwendung   117
Die chronische Bronchitis   118

Halsentzündung, Heiserkeit, Kehlkopfentzündung   119
Halswickel   119

Der Salbei   120
Innerliche Anwendung   120

Die Malve   122
Innerliche Anwendung   122

Mittelohrentzündung   124

Der natürliche Weg   125

8. Kapitel   Schwedenbitter-Kräuterelixier: eine Kräuterarznei mit Geschichte und fast ein ›Allheilmittel‹   127

Wir essen zuwenig Bitteres und zuviel Süßes   127
Die Tradition der Bittermittel   128
Bitterstoffe regen die Leber an   129

Schwedenbitter-Kräuterelixier   130
Seine Geschichte   130
Seine Zusammensetzung   131

Die Engelwurz oder Angelika   132
Innerliche Anwendung   134

Andere Bestandteile des Schwedenbitter-Kräuterelixiers 134
Zubereitung 135
Wie Schwedenbitter helfen kann 136
Innerliche Anwendung 136
Äußerliche Anwendung 139
Wie man einen Schwedenbitter-Umschlag macht 143
Schwedenbitter hilft auch Tieren 145

9. Kapitel **Heilkräuter für das Nervensystem** 146

Nervöse Beschwerden 147

Die Melisse 148
Innerliche Anwendung: der Melissentee 148
Äußerliche Anwendung: das Melissebad 150

Der Baldrian 151
Innerliche Anwendung 153

Der Hopfen 154
Woher kommen Einschlafschwierigkeiten? 155
Das Kräuter-Schlafkissen 156
Andere Therapiemethoden 157

Das Johanniskraut 157
Innerliche Anwendung 159

Johanniskrautöl 161
Äußerliche Anwendung 161
Innerliche Anwendung 162

10. Kapitel **Kopfschmerz: seine vielfältigen Ursachen und wie Heilkräuter helfen können** 163

Verschiedene Ursachen für Kopfschmerzen 164
Magenverstimmung 164
Darminfektion 165
Erkältungskrankheiten 165
Bluthochdruck 165
Chronische Verstopfung 166
Allergien 166
Chemische Arzneimittel 167
Augenprobleme 167
Prämenstruelles Syndrom 167
Streß 168

Heilfasten, Blutreinigung, Umstellung der Ernährung   169
Der Typus Migränikus   169
Kamillenkompressen auf den Rücken   171
Migränetee   174
Das Mutterkraut   174
Rosmarin   175
Äußerliche Anwendung   175
Innerliche Anwendung   177
Kombinierte Anwendungen   177
Keine Schmerzmittel – was dann?   177

11. Kapitel   Heilkräuter für Herz und Kreislauf   179
Herzkrankheiten   179
Mißbrauch von Herzmedikamenten   180
Der Weißdorn   180
Der hilfreiche Weißdorntee   180
Bluthochdruck   184
Die Mistel   186
Das Hirtentäschel   186
Niederer Blutdruck   189
Kreislaufstörungen   190
Durchblutungsstörungen   190
Rosmarinwein   192
Lavendel   193

12. Kapitel   Heilende Kräuter für die Verdauung   196
Hauptursachen von Verdauungsstörungen   197
Vier Gruppen von Beschwerden   198
Erbrechen und Durchfall – begrüßenswerte Reaktionen   199
Wenn Kinder Bauchweh haben   201
Exakte Diagnose   201
Die erste Gruppe von Störungen: Magenerkrankungen   202
Sodbrennen und Gastritis   202
Das Magengeschwür   204

Erfahrungsbericht über Leinsamen   206
Leinsamen   207
Die zweite Gruppe von Störungen: Verdauungsschwäche   209
Das Tausendgüldenkraut   210
Die Pfefferminze   214
Innerliche Anwendung   214
Gallensteine   216
Gallenkolik   217
Vorbeugung gegen Gallensteine   218
Blähungen   218
Wie behandelt man Blähungen bei Säuglingen   222
Die dritte Gruppe von Störungen: Durchfall   223
Die vierte Gruppe von Störungen: Verstopfung   224
Gefahren abführender Kräuter   225
Abführtee   225
Faser- und Ballaststoffe gegen Darmträgheit   226
Leinsamen, ein Abführmittel ohne Nebenwirkungen   227
Weitere Hilfsmittel   228
Persönliche Fallgeschichte   228

13. Kapitel   Kräuter zum Ausschwemmen und für Probleme der Prostata, Blase und Nieren   230

Prostata-Hypertrophie   230
Die Symptome   230
Heilkräutertherapie mit Kleinblütigem Weidenröschen   231
Das Weidenröschen   233

Entzündungen der Nieren und ableitenden Harnwege   235
Heilkräuter zur Durchspülungstherapie   236
Die Birke   237
Innerliche Anwendung   239
Die Goldrute   239
Zinnkraut-Sitzbad   241
Kamillendampfbad   242
Nieren- und Blasensteine   242
Ausschwemmung bei Rheuma   244
Diuretisch wirkende Nahrungsmittel   245

14. Kapitel Heilkräuter bei Frauenleiden 246
  Methodisches 247
  Die Schafgarbe 248
  Kombinierte Anwendung 248
  Die Kamille 250
  Kombinierte Anwendung 252
  Der Frauenmantel 253
  Das Hirtentäschel 256
  Die Taubnessel 258
  Die Schlüsselblume 260
  Innerliche Anwendung 262
  Die individuell richtige Teemischung 262
  Zu starke Regelblutung 263
  Menstruationskrämpfe 264
  Prämenstruelles Syndrom 264
  Weißfluß 264
  Probleme während des Klimakteriums 265
  Geburtshilfen 266
  Stillen 267

15. Kapitel Zwei starke Helfer in Notfällen: Beinwell und Arnika 269
  Der Beinwell 269
  Äußerliche Anwendungen 272
  Bad, Spülung oder Umschlag mit Beinwellwurzel-Dekokt 272
  Beinwellmehl-Breiumschlag 273
  Kombination mit homöopathischer Beinwelltinktur 275
  Beinwellsalbe 276
  Kombinierte Behandlung 276
  Probleme mit der innerlichen Anwendung 276
  Die Arnika 277
  Die innerliche Anwendung kann gefährlich sein 280
  Äußerliche Anwendung 281

Fallgeschichten 284
Kombination der Anwendungen 285
Homöopathische Tinktur bei Traumen 285
Arnikasalbe 286

16. Kapitel Was die Ringelblume alles kann 287

Die Ringelblume 287
Äußerliche Anwendung 290
Kosmetische Anwendungen 290
Natürliche Seifen 291
Die Ringelblumensalbe 292

Fallgeschichten 293
Ringelblumensalbe zur Wundheilung 293
Hilfe bei Hautproblemen 294
Schwedenbitter-Umschläge 295
Säuglingspflege 296
Probleme mit den Beinen 296
Venenentzündung 298
Hämorrhoiden 299
Wundliegen 299

17. Kapitel Kräutertee zum Genießen 302

Der Familien-Haustee 303

Kinder- und Säuglingstee ohne Zucker 305

Brombeerblätter 306

Erdbeerblätter 308

Durstlöscher 310

Hagebutten 310

Getränke für die Advents- und Weihnachtszeit 312

Getränke für die heiße Jahreszeit 313

Anhang Literaturverzeichnis 319

Deutsche Pflanzennamen 321

Lateinische Pflanzennamen 323

Register 325

Vorwort

»*Überhaupt aber beruhen neun Zehntel
unseres Glückes
allein auf der Gesundheit.
Mit ihr wird alles eine Quelle des Genusses,
hingegen ist ohne sie kein äußeres Gut,
welcher Art es auch sei, genießbar,
und selbst die übrigen subjektiven Güter,
die Eigenschaften des Geistes, Gemütes,
Temperamentes, werden durch Kränklichkeit
herabgestimmt und sehr verkümmert.*«

ARTHUR SCHOPENHAUER

Gesundheit wünscht sich jeder, und wenn sie verlorengegangen ist, ist man bestrebt, sie schnell wieder herzustellen. Kein Wunder also, daß die Chemie in der Therapie in kürzester Zeit einen ungewöhnlich hohen Stellenwert erreichte; konnte man doch mit ihrer Hilfe den Leidenden schnelle Linderung ihrer Beschwerden verschaffen.

Aber beschert uns die Chemotherapie wirklich Gesundheit? Diese Frage wird in jüngerer Zeit immer häufiger gestellt, und nur in seltenen Fällen ist die Antwort ein eindeutiges Ja.

So wendet man sich mehr und mehr den natürlichen Heilmitteln aus dem Reich der Natur zu, den Heilpflanzen, die man über einen Zeitraum von fast zwei Generationen in die Verbannung geschickt hatte. Sie sind auf dem besten Wege, wieder das zu werden, was sie immer waren – milde, doch sicher wirkende Hilfen zur Erhaltung und Wiederherstellung unserer Gesundheit, weitgehend frei von unerwünschten Nebenwirkungen und Belastungen für unseren Körper.

Aber verstehen wir noch, mit ihnen umzugehen, wissen wir genügend über ihren Einsatz, kennen wir die Grenzen, die nicht überschritten werden dürfen, damit wir nicht zum Kurpfuscher an uns selbst werden? Auch diese Frage ist nur selten mit einem klaren Ja zu beantworten.

Unsere Urgroßmütter, die kannten sich aus, für sie war der Umgang mit Heilkräutern ein alltägliches Geschehen. Die jüngere Generation hingegen muß erst wieder lernen, mit den Heilkräften aus der Natur richtig umzugehen, muß lernen, sie als Tee, als Saft, als Tinktur, als Bad, als Inhalat oder als Salbe gezielt einzusetzen, muß Erfahrungen sammeln und ganz persönliche Beziehungen zu dieser Heilweise aufbauen. Wer dazu nicht bereit ist, wer eine Heilpflanze allein als Träger eines definierbaren Wirkstoffes sieht, etwa wie in einer Tablette, der muß scheitern, weil eine Heilpflanze nur als Ganzes gesehen werden will.

Soforthilfe durch Heilpflanzenanwendung ist zwar möglich, aber um die Gesundheit zu erhalten oder völlig wiederherzustellen bedarf es einer anderen Einstellung. Die optimale Wirkung ist nur dann zu erreichen, wenn man eine persönliche Beziehung zu den Heilkräften der Natur entwickelt, wenn man auf sie baut und ihnen vertraut. Das ist für den Neuling nicht ganz einfach nachzuvollziehen; er braucht eine führende Hand.

Und diese Hand bieten Ihnen, verehrte Leser, die Autoren des vorliegenden Buches, die Heilpraktikerin Barbara Theiss und Dr. rer. nat. Peter Theiss.

Die Anschaulichkeit des Gesagten, das Einbringen ganz persönlicher Erfahrungen machen es Ihnen leicht, sich in das Reich der Heilkräuter hineinzuleben. Die Autoren haben ihre Anonymität abgelegt, indem sie sich ganz persönlich vorstellen; so wie sie sind, und was sie fühlen, wenn sie mit Heilpflanzen umgehen.

Die Auswahl der Pflanzen ist überschaubar. Wohlwissend, daß sie sich an Laien wenden, ist die Sprache der Autoren verständlich, doch was sie über die Heilpflanzen und deren Wirkung aussagen, ist erfahrbar. Keine Anleitung zur Kurpfuscherei, keine leeren Versprechungen; und wenn da und dort die Wissenschaft ihr Plazet noch zurückhält, wird darüber diskutiert.

Dieses Buch will zunächst einmal von vorne bis hinten gelesen werden; vielleicht sogar ein zweites und drittes Mal. Dann sind die »sieben Siegel« erbrochen, und das Grundwissen der Kräuterheilkunde liegt offen vor Ihnen. Auf diese Weise wird das Buch zu einem Hausbuch, in dem man nachschlagen kann, was man gerade wissen möchte. Es sollte in die Handbibliothek jeder Mutter aufgenommen und ebenso häufig gebraucht werden, wie etwa das Familienkochbuch.

Mannfried Pahlow

1. Kapitel
Was dieses Buch erreichen will

»Der höchste Grund der Arznei aber ist die Liebe.«

PARACELSUS

Dieses Buch möchte dazu beitragen, daß Heilkräuter in unserer täglichen Gesundheitspflege und -vorsorge wieder einen festen Platz bekommen. Noch vor 100 Jahren war es in Europa eine Selbstverständlichkeit, daß die Hausfrau sich aus den Kräutern des eigenen Gartens und der Umgebung die Arzneimittel zubereitete, die die Familie im Laufe eines Jahres verbrauchte. Da wurden zum Beispiel Lindenblüten gepflückt und für die Erkältungszeit im Winter getrocknet. Da wurde im Sommer aus den frischen Blüten Ringelblumensalbe gekocht, um für alle Fälle bei Hautverletzungen und Wunden gerüstet zu sein. Da wurden im Herbst bittere Wurzeln ausgegraben und mit Schnaps zu verdauungsfördernden Elixieren angesetzt. Die in nächster Umgebung wachsenden Heilpflanzen zu ernten und durch die richtige Zubereitung haltbar zu machen, war ebenso selbstverständlich, wie die Früchte aus Feld und Garten zu ernten, zu verwerten und nach Möglichkeit zu konservieren.

Vergessenes Wissen

Im Laufe des Wandels, den unsere Arbeitswelt, unsere Familienstruktur, unsere Ernährung, ja unser gesamtes Leben in diesen 100 Jahren erfahren hat, haben wir die Verwertung und Zubereitung der Heilpflanzen völlig den Apothekern und Pharmaproduzenten überlassen. Das Gebiet eigener Betätigung, eigenen Wissens und eigener Erfahrung haben wir nahezu ganz aufgegeben und verloren.

Die toxische Zeitbombe

Aber auch die Fachleute auf diesem Gebiet, die Apotheker und Arzneimittelhersteller, haben in ihrer Euphorie über die Möglichkeiten der Schulmedizin die Kräuterheilkunde vergessen, wenn nicht sogar mißachtet. Erst nachdem die Produkte der chemisch-pharmazeutischen Industrie sich nach mehreren Jahrzehnten auf breiter Ebene als toxische Zeitbombe erwiesen hatten, erinnerten wir uns wieder der harmlosen, aber hilfreichen Kräuter.

Bereits im Jahre 1909 hat der weitsichtige Mitbegründer der Studienfachrichtung Pharmazeutische Biologie, Alexander Tschirch (im Gegensatz zur Pharmazeutischen Chemie beschäftigt sich diese Fachrichtung mit den Arzneipflanzen), gesagt: »Wenn die Medizin sich an den Heilmitteln der chemischen Synthese den Magen gründlich verdorben und alle Organe des Tierkörpers durchprobiert haben wird, wird sie zu den ältesten Heilmitteln der Menschheit, den Heilpflanzen und Drogen, zurückkehren.« Heute sind wir im Begriff, diese Umkehr zu vollziehen.

Umkehr im Denken

Wir nehmen heute nicht mehr ohne zu überlegen ein Kreislaufmittel, ein Schlaf- oder Schmerzmittel ein. Wenn wir es doch tun, haben wir mit Sicherheit ein schlechtes Gewissen. Gegenüber den Verordnungen des ›normalen‹ Arztes, sprich des Schulmediziners, haben wir große Vorbehalte, weil wir an uns, unseren Eltern und Familien erlebt haben, daß die symptomatische Behandlungsweise vieler Krankheiten mit chemisch-synthetischen Arzneimitteln uns nur momentan hilft, belastende Nebenwirkungen mit sich bringt und auf die Dauer die Abwehrkraft und Reaktionsfähigkeit unseres Körpers untergräbt und zerstört. Also fangen wir wieder an, unseren Schnupfen mit Kräuterdampf zu vertreiben, unseren Kreislauf mit heißen Fußbädern anzuregen, unsere Gelenke mit selbstangesetztem Johanniskrautöl einzureiben und als Betthupferl am Abend einen beruhigenden Tee zu trinken. Dabei entdecken wir zu unserer Überraschung, daß das alles nicht nur gut hilft, sondern sogar noch viel Spaß macht und ausgesprochen interessant ist. Denn schließlich ist es *unser* Körper, um den es geht, und jeder von uns ist selbst für ihn verantwortlich.

Dieses Buch richtet sich ganz besonders an Familien, an Väter und Mütter, die den gesundheitlichen Problemen und alltäglichen Beschwerden ihrer Kinder und Angehörigen mit so natürlichen Mitteln wie irgend möglich begegnen möchten. Das heißt durchaus nicht, daß man den Arzt um jeden Preis meidet, aber es bedeutet, daß man Befindlichkeitsstörungen aller Art zunächst einmal mit den sanften Mitteln der Mutter Natur angeht, getreu einem Spruch von Leo Tolstoi: »Lisch das Feuer, solange es glimmt« (und nicht erst, wenn es schon in hellen Flammen steht).

Naturmittel

Obwohl viele der in unseren Augen wichtigsten Heilkräuter genau beschrieben und abgebildet wurden, ist dieses Buch nicht ein Lehrbuch, um einzelne Heilpflanzen genau zu studieren oder zu bestimmen. Denn natürlich gibt es unglaublich viel mehr Heilkräuter! Selbst wenn man sich auf eine bestimmte Klimazone, wie zum Beispiel Nordeuropa beschränkt, hat man es immer noch mit mehreren tausend zu tun. Dieses Buch möchte den Anfänger in sehr praxisorientierter Weise an die Kräuterheilkunde heranführen: Es geht darum, das Richtige zu tun, wenn die Tochter eine Blasenentzündung hat, der Vater sich in der Küche die Finger verbrennt oder das Baby schreit, weil es einen wunden Popo hat.

Um den Anfänger nicht abzuschrecken, haben wir uns bewußt auf 40 Heilkräuter als sogenannte Basiskräuter beschränkt. Diese 40 Heilpflanzen sind in Deutschland heimisch, da, wo auch wir zu Hause sind. Man kann sie leicht finden und selbst sammeln, wenn man ein bißchen Bescheid weiß, oder auch überall in Apotheken, Drogerien, Kräuterläden und Reformhäusern kaufen. Aber auch auf dem internationalen Kräutermarkt sind sie gängig und bekannt. Es sind die in ihrem Indikationsgebiet jeweils besterprobten, besterforschten und unserer Erfahrung nach wirksamsten Kräuter. Sie werden sorgfältig beschrieben und durch ein ausdrucksvolles Farbfoto illustriert. Bei der Beschreibung ihrer Anwendung fließen immer überliefertes Wissen, modernste wissenschaftliche Forschungsergebnisse und persönliche Erfahrungen ineinander. Wichtigste Grundlage unserer Angaben über Wirkung und An-

Heimische Kräuter

wendung ist der neueste Stand der Pflanzenmonographien, die eine spezielle Abteilung des Bundesgesundheitsamtes der Bundesrepublik Deutschland, die sogenannte Aufbereitungskommission E für Phytotherapie, in jahrelanger Zusammenarbeit mit der Industrie, Universitäten und Forschungslabors erarbeitet hat. Darüber hinaus sind die Basiskräuter so ausgewählt, daß mit ihnen die Mehrzahl der in einer Familie auftretenden leichten Gesundheitsstörungen behandelt werden kann. Ergänzt werden sie durch eine Reihe weiterer Kräuter, die zur Abrundung der Rezepturen notwendig und hilfreich sind.

Kräuterheilmittel zur Selbstmedikation

Kräuter sind hervorragende Heilmittel zur Selbstmedikation. Es wäre falsch und unverantwortlich zu sagen, bei Kräuterheilmitteln gäbe es keine Nebenwirkungen. Mögliche Risiken werden aber von Wissenschaftlern sehr gewissenhaft geprüft und sind in aller Regel bei weitem nicht so drastisch wie bei chemisch-synthetischen Mitteln. Darüber hinaus sind Heilkräuter nicht nur in einigen wenigen klinischen Untersuchungen ein paar Jahre lang getestet worden, sondern waren buchstäblich den Tests vieler Jahrhunderte unterworfen. Bei der Beschreibung der jeweiligen Pflanzen und Anwendungen werden nicht nur sämtliche bekannten Nebenwirkungen mit aller Sorgfalt aufgeführt und durch Marginalien besonders hervorgehoben; auch andere wesentliche Hinweise sind auf diese Art gekennzeichnet.

Marginalien

Kräuter sind zwar ideal, wenn sich ein Schnupfen anbahnt, wenn man ein leichtes Kratzen im Hals verspürt, wenn eine Sehne wegen übergroßer Belastung schmerzt, wenn Blähungen ein Verdauungsproblem ankündigen oder wenn Schlaflosigkeit zu viel Streß signalisiert. Deswegen aber zu glauben, Kräuter seien nur für Bagatellkrankheiten zuständig, ist auch wieder nicht richtig. Auch chronische Leiden, wie Arthritis oder Herzschwäche und rezidivierende (wiederkehrende) funktionelle Beschwerden, wie beispielsweise Blasenentzündung oder Gastritis,

Chronische Leiden

können mit Kräutern erfolgreich behandelt werden. Häufig ist hier eine Langzeittherapie sinnvoll.

Die für unsere Zivilisation so typischen Alterskrankheiten, etwa Gelenkrheumatismus oder Bluthochdruck, sollten ebenfalls besser mit den Heilmitteln der Natur angegangen werden als mit synthetischen Arzneimitteln, denn sonst akkumulieren (sammeln) sich im Organismus des älteren Menschen schädliche Rückstände aus Nahrungs- und Arzneimitteln in solcher Menge, daß ein normales Funktionieren der Organe schon allein deshalb nicht mehr möglich ist. *Alterskrankheiten*

Besonders gut eignen sich Heilpflanzen auch zur Behebung vegetativer Störungen, die in den Industrieländern aufgrund der unnatürlichen und hektischen Lebensweise ständig zunehmen. Gerade hier stellen Heilkräuter ihre harmonisierende Wirkung unter Beweis. *Vegetative Störungen*

Nicht zuletzt eignen sich Heilkräuter auch hervorragend als begleitende Therapie, die im allgemeinen mit jeder anderen Therapieform kombiniert werden kann. In manchen Fällen ist es durchaus sinnvoll, auch ein stark wirkendes chemisches Arzneimittel mit einem blutreinigenden Tee oder Elixier zu kombinieren, damit der Körper dazu angehalten wird, die fremden und massiv giftigen Substanzen schnellstmöglich wieder auszuscheiden. *Begleitende Therapie*

Neben all diesen therapeutischen Einsatzmöglichkeiten kann die vorbeugende Wirkung von Heilkräutern nicht genug hervorgehoben werden. Das uralte Prinzip regelmäßiger Reinigung spielt hier eine wichtige Rolle. Es ist letzten Endes das Geheimnis der wenigen Menschen, die heute gesund an Körper und Geist, vital und aktiv alt werden. *Vorbeugung*

Heilkräuter im Alltag der Familie

In diesem Buch geht es um die praktische Verwendung von Heilkräutern im Leben der Familie. Da wir selbst in den 12 Jahren, seitdem wir eine Familie sind, vieles ausprobiert und erfahren haben, finden wir es besonders wichtig, daß in den Familien das alte Kräuterwissen wieder lebendig wird. Denn Kindern ist – sofern sie gesund geboren wurden – mit den Mitteln der Natur eigentlich immer zu helfen. Ihre Krankheiten sind ja noch nicht so verfestigt wie beim Erwachsenen, ihr Organismus reagiert noch viel sensibler auf fein dosierte Reize und besitzt noch, wie die Natur selbst, eine schier unerschöpfliche Regenerationskraft. Dies trifft natürlich besonders auf Babys zu; selbstverständlich können Kräuterheilmittel nicht erst ab der Geburt eines Kindes von Nutzen sein, sondern schon bevor es zur Welt kommt. Wenn nun unsere Kinder in ihrem Zuhause lernen, wie man sich mit Kräutern helfen kann, werden sie es auch als Erwachsene weiter tun und vielleicht sogar ihr Wissen und ihre Erfahrung an ihre eigenen Nachkommen weitergeben.

Besonders gut für Kinder

Natürlich sind dieselben Hinweise und Anwendungsvorschriften auch für alleinstehende Menschen nützlich. Der Unterschied besteht nur darin, daß diese in der Regel nur für sich selbst zu sorgen haben und daher normalerweise nicht mit der gleichen Vielfalt von Beschwerden konfrontiert sind wie etwa eine Familienmutter. Über Kräuter und ihre optimale Anwendung Bescheid zu wissen ist selbstverständlich wichtig und hilfreich für jedermann.

Hilfreich für jedermann

Dabei wird man im Laufe der Zeit so viele Erfolgserlebnisse haben, daß man immer neugieriger wird auf die Pflanzen selbst, auf ihre Eigenarten und verschiedenen Heilungsqualitäten. Dann ist es an der Zeit, andere Kräuterbücher zu Rate zu ziehen, um etwa ihre Wirkweisen genauer zu studieren oder um sie draußen in freier Natur zu erkennen. Eine andere Art der intensiveren Beschäftigung mit Kräutern besteht darin, sie selbst – zum richtigen Zeitpunkt – zu sammeln, zu trocknen und zu verarbeiten; eine weitere wäre der Anbau im eigenen Garten. Über all diese Gebiete gibt es gute und ausführliche Literatur. In der Tradition der Naturheilkunde und speziell der Kräuterheilkunde gibt es eine unglaubliche Fülle von Informationen. Dennoch erfassen diese Informationen nur einen verschwindend geringen Teil unserer Pflanzenwelt: Es gibt auf unserer Erde etwa 380 000 Pflanzenarten, 260 000 davon zählen zu den sogenannten höheren

Reichtum der Pflanzenwelt

Pflanzen, und davon wurden bisher allerhöchstens zehn Prozent einigermaßen analysiert. In Zukunft können sich also noch Generationen von Wissenschaftlern mit der Erforschung der Pflanzen beschäftigen.

Möge das Wissen von den Heilkräutern der Pflanzen der Menschheit nicht verlorengehen!

2. Kapitel
Unsere ganz persönliche Kräutergeschichte

»Die größten Ereignisse sind nicht unsere lautesten, sondern unsere stillsten Stunden.«

FRIEDRICH NIETZSCHE

Barbaras Geschichte

In meinem Leben begann die Beschäftigung mit den Kräutern in einer Phase des Rückzuges und der Meditation. Ich hatte ein glänzendes Abitur abgelegt und aus meiner Begeisterung für Literatur und Philosophie heraus entschieden, Germanistik zu studieren. Meine Frustration über das trockene, seelenlose und orientierungslose Universitätsstudium war groß, und meine eigene körperliche und psychische Not trieb mich in eine völlig neue Richtung, die ich zuvor noch nie bedacht hatte. Ich lernte, mich selbst zu heilen durch Yoga und Atemtherapie, und begann, mich bewußt zu ernähren. Bald faszinierte mich dieses Gebiet so sehr, daß ich mich entschloß, das Studium aufzugeben und mich dem Heilen (im weitesten Sinne) zuzuwenden. Ich studierte bei den verschiedensten Experten Atemtherapie, machte meine Ausbildung zur Heilpraktikerin, absolvierte schließlich die Prüfung und erhielt die staatliche Zulassung.

Zu Beginn dieser Zeit fand ich an Wochenenden im bayerischen Voralpengebiet, bei Kochel am See, Erholung und Inspiration. In der Jagdhütte meines Vaters im einsamen Moorgebiet, direkt zu Füßen der Berge, verbrachte ich Stunden und Tage der Stille und Einkehr. Und in dieser wunderschönen, unberührten Natur erwachte in mir das Interesse für Heilpflanzen.

Ich kaufte mir mein erstes dickes Kräuterbuch und trug es bei all meinen einsamen Spaziergängen und Bergwanderungen bei mir. Ich sammelte, verglich, roch, schmeckte, pflückte und notierte, entzückt von der Schönheit und Vielfalt der Pflanzen, hingerissen von den darin verborgenen Möglichkeiten der Heilung. In dieser Landschaft wuchs die Arznei aus der Erde, und wohin ich auch trat, ging ich auf kostbaren Heilmitteln aus Gottes Apotheke. Beglückt von dieser Erkenntnis lernte und studierte ich immer mehr, bis ich schließlich die Mehrzahl der Kräuter und Heilpflanzen kannte, die dort wuchsen, und das sind immerhin etliche Hundert. Ich sammelte, trocknete, experimentierte mit Rezepten und Kräuterzubereitungen und probierte sie an mir selbst, meiner Familie und meinen Patienten aus. Es war ein schier unüberschaubarer Erfahrungsschatz, den ich da entdeckt hatte, und mein Interesse wuchs und wuchs.

Im Sommer 1972 hielt ich mich wieder einmal für eine zweiwöchige Fastenkur an meinem Lieblingsort auf. Fasten macht mich immer sehr sensibel und ein bißchen hellsichtig; es bringt mich jedes Mal dem Himmel ein Stück näher. Dieses Mal hatte ich eine klare Vision davon, wie die Menschen sich wirklich mit Kräutern heilen können. Ich sah, wie der Kranke die Pflanze finden muß, die ihn heilt, wie er ihr mit Demut und Ehrerbietung begegnen und sie bitten muß, ihm zu helfen – und wie die Pflanze ihre Energie an ihn abgeben kann. Mich selbst sah ich dabei als Vermittlerin, die dem Kranken zeigt, was er tun muß.

Das Schreiben dieses Buches ist sicherlich ein Teil dieser Vermittlungstätigkeit, die ich nach wie vor als meine Aufgabe sehe.

Ich erlebte mich selbst in früheren Leben, in denen ich das alles schon einmal gekannt und gewußt hatte. Ja, ich war wohl schon öfter eine ›Kräuterhexe‹ und Heilerin gewesen.

Und dies ist Peters Geschichte

Als ich mit Barbara zusammentraf, war ich ›fertiger‹ Apotheker, der gerade an seiner Doktorarbeit schrieb. Ich hatte das Glück gehabt, meine praktische Ausbildung in einer großen und vielseitigen Apotheke in Frankfurt gemacht zu haben, in der – noch ganz im Sinne alter Apothekertradition – alle Arten von Salben, Tabletten, Dragees und Zäpfchen selbst hergestellt wurden. Das Apothekerhandwerk hatte ich also von der Pieke auf gelernt. Danach trieb mich der Wissensdurst, mich in der Forschung zu betätigen. Ich wollte genau wissen, wie Arzneimittel und speziell Rauschgifte im menschlichen Körper wirken. Deshalb verbrachte ich nun den allergrößten Teil meiner Zeit im Labor des Max-Planck-Institutes für Psychiatrie in München, wo ich aus Morphin Tabletten herstellte, sie Ratten unter die Haut nähte und prüfte, in welcher Weise die schmerzstillende, euphorisch machende Substanz das Verhalten der Tiere veränderte. Ich vertiefte mich in die Funktionen der Organe einer Nervenendigungszelle, arbeitete an Veröffentlichungen und nahm an internationalen Kongressen teil. Ich war auf dem beste Wege, ein erfolgreicher Wissenschaftler zu werden.

Als Barbara mich in die Berge mitnahm, auf ihre Kräuterexpeditionen, stellte ich mit Verwunderung fest, daß ich während meines Studiums wohl von diesen Kräutern gehört hatte, sie auch vielleicht bei einer Prüfung einmal als getrocknetes Partikelchen hatte bestimmen müssen, daß ich aber von der Heilpflanze selbst nicht mehr wußte als den lateinischen Namen. Über all den vielfältigen Heilwirkungen und verschiedenen Rezepturen und Mischungen entwickelte sich in uns beiden eine große Begeisterung. Nun genossen wir zusammen die wilde Bergwelt, die Trockenmoore, die Auwiesen mit ihren heilsamen Kräutern und kehrten von keiner Wanderung ohne ein duftendes Kräuterbündlein zurück.

Im letzten Jahr meiner Promotionsarbeit übernahm ich den Posten eines Herstellungsleiters in einer kleinen Münchner Firma, die Kräuterheilmittel in großer Vielfalt herstellt. Rückblickend war dies eine wichtige Lehrzeit für mich, in der ich mich an verantwortlicher Stelle mit der Herstellung von Kräuterheilmitteln vertraut machen konnte; in der Situation damals war diese Zeit eine extrem mühsame Durststrecke.

Das erste Kind, Jonas, kam zu uns, und die Realitäten eines Familienlebens erforderten Veränderung und Anpassung an neue Gegebenheiten. In dieser Phase des Umbruchs erfolgte zum wiederholten Male das Angebot meines Vaters, seine ›Markt-Apotheke‹ in Homburg/Saar, meinem Heimatort, zu übernehmen.

Wir hatten ein großes Problem: Wir konnten es nicht mit unserem Gewissen vereinbaren, irgend jemandem ein chemisches Arzneimittel zu verkaufen, etwa ein Schmerzmittel, ein Schlafmittel oder ein Antibiotikum, sofern nicht eine lebensbedrohende Situation bestand. Auf der anderen Seite verlangte schon die Apothekenbetriebsordnung, daß all diese stark wirksamen Mittel vorrätig gehalten werden und auf Verordnung des Arztes an den Patienten abgegeben werden müssen. Nach intensivem Prüfen und nächtelangen Diskussionen rangen wir uns dazu durch, trotz unserer Bedenken das Geschäft zu übernehmen. Wir fanden, es sei besser, selbst aktiv zu werden und unsere Apotheke so zu verändern, wie wir es für richtig hielten – auch wenn wir dabei Abstriche machen und Kompromisse eingehen müßten –, als weiterhin nur hohe Ideale zu haben und Forderungen zu stellen, ansonsten aber das Feld der Pharmaindustrie und Schulmedizin zu überlassen.

Es war schwer, uns von unserer Münchener Lebensweise, unseren Freunden und esoterischen Zirkeln zu lösen. Im Saarland fühlten wir uns mit unserer Denkart wie einsame Pioniere. Nach den ersten sechs Monaten verschenkten wir zu Weihnachten an die Kunden unserer Apotheke ein Glas mit Kräutertee mit einem Anhänger, auf dem stand: »Lieber eine Kerze anzünden, als über die Dunkelheit klagen.« Und Barbara, die von Anfang an in der Kleinstadt durch künstlerische Schaufenster-Dekorationen Aufsehen erregte, zündete wirklich im Schaufenster der ›Markt-Apotheke‹ drei Kerzen an.

Das war unser Start in die Praxis. Um etwas Neues zu beginnen, muß man erst einmal beweisen, daß man Altes aufgeben kann. Da ich meine Stelle als Herstellungsleiter in München noch für eine Weile behielt, mußte die kleine Familie alle paar Wochen die 400 Kilometer zwischen München und Homburg zurücklegen. Ein neues, zuverlässiges Auto wurde gebraucht, das viel Platz für das nie enden wollende Gepäck und das Baby hatte. Mit blutendem Herzen verkaufte ich mein kleines Stadt-Auto und den Traum meiner Jugend, ein altes BMW-Polizei-Motorrad, um dafür einen gebrauchten Mercedes 200 zu erstehen.

In der Apotheke in Homburg wurde erst einmal alles umgekrempelt, umgebaut, neu organisiert. Ich stand täglich im weißen Kittel in der Offizin und wettete mit mir selbst, ob ich es wohl schaffen würde, abends 2000 Mark in der Kasse zu haben. Mein bislang unentdecktes Talent zum Geschäftsmann bahnte sich nun mit Macht den Weg ans Licht der täglichen Praxis. Jeden Kunden, der zu mir kam, nahm ich ernst und beriet ihn nach bestem Wissen und Gewissen. Meine Beratung ging prinzipiell in Richtung des weniger stark wirksamen Mittels, hin zu Kräutern und Homöopathika. Die Kunden wußten das sehr zu schätzen. Dieser Apotheker war nicht nur darauf aus, teure Rezepte auszuführen, er interessierte sich wirklich für ihre Probleme, ihre Sorgen mit den Ärzten, ihre Beschwerden und Krankheiten und auch für die Nebenwirkungen der Arzneimittel, über die sie klagten.

Barbara arbeitete im Hintergrund, erdachte Dekorationsthemen, Informationsbroschüren und Verkaufsaktionen, die dann gemeinsam durchgeführt wurden. Zusammen erarbeiteten wir auch interessante Kräutervorträge mit Lichtbildern, und ich reiste nach Feierabend über Land, um vor Kneipp-Vereinen, Landfrauen und Hobbygärtnern Kräutervorträge zu halten. Nach etwa zwei Jahren war es soweit, daß scharenweise Menschen aus anderen Orten der Umgebung zum Homburger Marktplatz pilgerten, um beim Apotheker Dr. Theiss ihre Kräuterheilmittel zu kaufen. Barbara leitete im Frühling und Sommer Kräuterwanderungen, aus denen viele begeisterte Kräutersammler und -anwender hervorgingen. Es begann sich so etwas wie eine Anhängerschaft von begeisterten Kunden und Schülern zu bilden.

Zur Faschingszeit 1976, als sämtliche Freunde sich die wilden Nächte um die Ohren schlugen, widerstand ich der Versuchung und komponierte statt dessen in einer Phase schöpferischer Kreativität 25 verschiedene Arzneitee-Mischungen von Abführtee bis Venentee, die als Hausspezialitäten der ›Markt-Apotheke‹ angemeldet und verkauft wurden.

Eines Tages betrat eine ältere Dame die Apotheke, mit einer auf einem zerfledderten Zettel notierten alten Rezeptur. Sie bat darum, daß man ihr diese Kräuter und Substanzen mische und zubereite, was freilich sehr schwierig war, da es sich um sehr ausgefallene Drogen (so nennt der Apotheker pflanzliche Arzneistoffe) handelte. In meinem Ehrgeiz, alles besorgen zu können, beschaffte ich unter großen Mühen die Ingredienzen und setzte das Kräuterelixier für die Kundin an. Als sie es abholte, sagte sie: »Bitte, machen Sie mir doch gleich noch einen Liter für meine Nachbarin. Das ist etwas ganz Gutes, davon werden Sie noch viel verkaufen.« Sie sollte recht behalten, denn die Rezeptur war die des traditionsreichen *Schwedenbitters*, welcher später den Erfolg der Firma Naturwaren begründete!

Nach vier Jahren hatte sich der Umsatz der Apotheke verdoppelt und von vorher 80% Umsatz-Anteil an Kassenrezepten umstrukturiert auf nur noch 50%. Die andere Hälfte des Umsatzes wurde durch den Verkauf von sogenannten freiverkäuflichen Arzneimitteln bestritten, wozu neben Körperpflegemitteln, Kosmetika, Diätetika etc. auch Tees und Kräuterrezepturen gehören. Dieses Verhältnis von 50% zu 50% ist für eine Apotheke in Deutschland sehr ungewöhnlich, da sie üblicherweise in erster Linie die Abgabestelle für vom Arzt verordnete Rezepte ist. Damit hatten die Kunden bewiesen, daß sie den Kräuterheilmitteln den Vorzug gaben, obwohl sie sie selbst bezahlen mußten, anstatt die vom Arzt verordneten und von der Krankenkasse voll vergüteten chemischen Arzneimittel zu nehmen.

Unser Interesse an alten Kräuterbüchern, alten Rezepturen und Naturheilweisen trieb uns in unseren Studien weiter. Die Weisheit der alten Alchemisten übte eine große Faszination auf uns aus, durch die wir zum ersten Mal nach Amerika geführt wurden. Ausgerechnet in der Neuen Welt fanden wir den Lehrer, Fratus Albertus, bei dem wir die Geheimnisse des Heilens aus der Alten Welt studierten. Ein Resultat davon war Barbaras erste Broschüre über die Relation zwischen Kräutern und astrologischen Einflüssen, das heißt über die Zuordnung von Kräutern zu Planeten. Sie beschäftigte sich auch jahrelang mit Paracelsus, seinen Auffassungen von verschiedenen Heilkräutern und vor allem mit seiner Theorie der Signaturenlehre.

Mein Unternehmergeist war noch nicht befriedigt. Ich verlangte nach Expansion und einem erweiterten Betätigungsfeld. Deshalb hatten wir beide bereits 1979 die Naturwaren GmbH gegründet, eine Firma zur Herstellung von Kräuterheilmitteln, die nun auch über die eigene Apotheke hinaus in anderen Apotheken vertrieben werden konnten. Von Anfang an hatte Barbaras ästhetischer Sinn gefordert, daß alle Verpackungsmaterialien und Werbemittel sorgfältig konzipiert wurden und von hohem Niveau waren.

Das Wiederaufleben der Kräuterheilkunde war nun voll im Gange. Durch das millionenfach verbreitete Buch von Frau Treben lasen unzählige Menschen von der Heilkraft der Kräuter und probierten sie aus.

Interessant ist es, an dieser Stelle zu vermerken, daß der Siegeszug der Kräuterheilmittel vom Volk, vom großen Heer der kranken und leidenden Menschen vorangetrieben wurde und keineswegs von den Profis der Heilkunde, den Ärzten und Apothekern. Ja, unsere Apothekerkollegen widerstanden der neuen Welle beharrlich und starrköpfig. Schließlich hatten sie an der Universität gelernt, daß Homöopathie ein Mumpitz sei, vergleichbar dem Unsinn, einen Tropfen Farbe in den Bodensee zu schütten und davon einen Effekt zu erwarten. Und sie hatten auch gelernt, daß die Kräuterkunde eine Anhäufung von unwissenschaftlichen Erfahrungsdaten sei, die uns ins finstere Mittelalter zurückführte. Mit anderen Worten, die Apotheker – von einigen rühmlichen Ausnahmen abgesehen – waren im allgemeinen unserem Konzept der ›Kräuterheilmittel aus der Apotheke‹ sehr abgeneigt; erst nachdem sie im Laufe der Jahre hinter dem eigenen Verkaufstisch erfuhren, daß sich mit Kräuterheilmitteln Umsatz machen läßt, änderten sie zögernd ihre Einstellung.

In dieser Zeit lernten wir auch – fast unvermeidlich – Maria Treben kennen, die Autorin des erfolgreichen und heißdiskutierten Bestsellers ›Gesundheit aus der Apotheke Gottes‹. Wir verstanden uns gut mit ihr und hatten viel Spaß zusammen. Nach Vortragsveranstaltungen – auf denen sie zu Hunderten von Zuhörern sprach – mit ihr auszugehen, war stets ein Hochgenuß. Sie war dann immer so richtig in Fahrt und sprudelte nur so von Geschichtchen und Witzen. Durch Herrn und Frau Treben lernten wir auch wunderschöne Flecken Österreichs kennen, wo die herrlichsten und seltensten Kräuter zu finden waren. Wenn wir mit den beiden zusammen auf Kräuterwanderung gingen, um beispielsweise Arnika oder Bärlapp zu sammeln, war dies immer ein Erlebnis besonderer Art: wir genossen nicht nur gemeinsam die herrliche Natur, sondern auch die langen Geschichten von Frau Treben. Sie erzählte über ihre Jugend, davon, wie sie sich in Kriegszeiten mit Kräutern, Beeren und Pilzen durchgeschlagen hatte, wie sie selbst die heilkräftigen Kräuter entdeckt und kennengelernt hatte und immer mehr Erfahrungen damit sammeln konnte. Was uns über all die Jahre hindurch verband, war die tiefempfundene Liebe zur Natur und die Ehrfurcht vor ihren Gaben, derer wir uns nur zu bedienen brauchen, um unsere Mängel und Unzulänglichkeiten auszugleichen und gesund und froh zu sein.

Obwohl wir eigentlich kein großes Interesse für Amerika hatten, sondern geistig und philosophisch eher zum Osten hin orientiert waren, zog es uns mit magischer Gewalt in die Vereinigten Staaten. Wir erkannten schnell, daß dort – verglichen mit Deutschland oder Europa – ein großes Defizit an Wissen über Kräuter und ihre Verwendung bestand, weil die Tradition abrupter und gründlicher als in Europa abgeschnitten worden war. In ihrer sprichwörtlichen Offenheit und Begeisterungsfähigkeit nahmen die Amerikaner unsere Ideen auf. Im Jahre 1984 begann mit unserer amerikanischen Firma Nature Works eine neuerliche Probe unserer unternehmerischen Risikofreude.

3. Kapitel
Die zwei Konzepte: Natur oder Chemie?

»Der Herr läßt die Arznei aus der Erde sprießen und der Vernünftige verachtet sie nicht.«

JESUS SIRACH 38,4

Im 6. Jahrhundert vor Christus, zur Zeit Gautama Buddhas, lebte in Indien ein Mann namens Jivaka. Sieben Jahre lang wurde er von seinem Meister, einem Arzt und Heiler, unterwiesen; eines Tages fragte er seinen Lehrer, wann es denn nun soweit sei, daß auch er Menschen heilen dürfe. An Stelle einer Antwort gab ihm der Meister eine Aufgabe: »Gehe hinaus in die Natur und bringe mir alles wieder, was heilkräftig ist.« Jivaka machte sich auf den Weg. Als er nach drei Tagen zurückkam, sagte er zu seinem Meister: »Die Aufgabe ist so nicht zu lösen, wie du sie mir gestellt hast. Ich kann nicht alles tragen, was ich als heilkräftig gefunden habe. Denn *alles* in der Natur ist heilkräftig, jede Pflanze ist eine Heilpflanze und auch jedes Tier und jedes Mineral ist *heilsam.*« Diese Entdeckung war das, was er als künftiger Heiler wissen mußte, er empfing seine Einweihung und wurde später ein sehr berühmter Arzt.

Diese Erkenntnis ist den großen Naturheilern aller Zeiten und Kulturkreise gemeinsam. Sie alle haben ein grundlegendes Vertrauen zur Natur. Sie stehen in dem Bewußtsein, daß im Kosmos alles mit allem sinnvoll zusammenhängt, und sehen den einzelnen Menschen als Teil und Abbild dieses Kosmos. Wenn sich Krankheit als materieller Niederschlag einer Unordnung oder Disharmonie ereignen kann, so gibt es auch irgendwo den materiellen Niederschlag der Kräfte und Energien, die diese Unordnung wieder in Ordnung und Harmonie umwandeln können. Aus einem inneren Verstehen der den Kosmos durchziehenden Analogien stimmt es für sie, was Paracelsus, der große Arzt und Alchemist des 16. Jahrhunderts, in dem berühmten Satz ausdrückte: »Gegen jedes Leiden ist ein Kraut gewachsen.« Paracelsus war, wie viele Heilkundige vor und nach ihm, sogar davon überzeugt, daß an dem Ort, wo ein Leiden entsteht, auch das geeignete Mittel zu seiner Heilung wächst.

In früheren Zeiten war der Heiler immer auch gleichzeitig der Priester. Denn der Weise, Magier, Mystiker oder Schamane hatte durch seine Vertrautheit mit der feinstofflichen Welt eine übergeordnete Sicht zu dem, was seine Mitmenschen als Krankheit erlebten. So war er auch immer gleichzeitig der Kräuterkundige, der dem Kranken dazu verhalf, die heilende Energie einer Pflanze auf die eine oder andere Weise in sich aufzunehmen. Selbstverständlich gab es zu allen Zeiten auch Frauen, die dieses Amt innehatten.

Bekannte Namen aus der Geschichte, wie Hippokrates, Galenus, Hildegard von Bingen, Albertus Magnus, Paracelsus, Pfarrer Kneipp, Pfarrer Künzle, sind nur Figuren aus dem räumlich und zeitlich eng begrenzten europäischen Kulturkreis, während in allen Kulturen dieser Erde und bei allen Naturvölkern unzählige Individuen ihrem Volk als Schamane oder Schamanin gedient haben.

Das religiös oder philosophisch verankerte Grundvertrauen in die Natur ist unserer Meinung nach auch heute noch eine Vorbedingung für den, der in die Tiefen des (natürlichen) Heilens einzudringen wünscht. Dort, wo dem Menschen die Ehrfurcht vor dem Leben abhanden gekommen ist, das schlichte Staunen vor der Schönheit einer Blume oder vor der unsichtbaren Kraft eines Samenkorns, dort fehlt der Kräuterheilkunde das Fundament. Den Menschen, die durch unsere naturferne Lebensweise nicht gelernt haben, dieses Vertrauen gefühlsmäßig zu entwickeln, empfehlen wir das Buch ›Das geheime Leben der Pflanzen‹ von Peter Tompkins und Christopher Bird. Es wird Ihnen wenigstens auf intellektueller Ebene verständlich machen, welche Wunderwesen an Sensibilität und Intelligenz die Pflanzen sind.

Uns heutigen Menschen, die wir langsam aus dem Alptraum einer von Menschen künstlich gemachten Umwelt samt ihren chemisch kontrollierten Körpermaschinen erwachen, die wir uns anschicken, ein neues Verständnis zu entwickeln für das, was diese Erde uns bedeutet und was wir ihr schulden – für uns Heutige sind die Aussprüche des vielschreibenden Gelehrten Paracelsus ebenso gültig wie für seine Zeitgenossen im 15. und 16. Jahrhundert: »Eure Wiesen und Weiden sollen eure Apotheken sein« und »Die ganze Welt – eine Apotheke«.

Jede Epoche hat ihre Problematik und ihre Aufgabe. Eine der Aufgaben, die sich uns stellt, ist es, das überlieferte Kräuterwissen dieses Planeten (oder eines Kontinents, einer Klimazone, eines Landes etc.) zu überprüfen, wo nötig zu korrigieren und wo möglich zu erweitern. Aufgrund der oben erwähnten innigen Verbindung der Heilkunde mit religiösen oder philosophischen Konzepten ist uns nicht nur manches aus alten Lehren unverständlich, sondern verlangt auch eine Säuberung von Aberglauben, Mystifizierungen und Unkorrektheiten.

Es ist durchaus richtig, ja es bleibt uns eigentlich gar keine andere Wahl, mit den uns heute zur Verfügung stehenden Mitteln Pflanzen auf ihre Heilungsqualitäten zu untersuchen. Das bedeutet, daß wir sie naturwissenschaftlichen Prüfmethoden unterwerfen, wobei wir hochkomplizierte technische Geräte und Apparaturen zu Hilfe nehmen. Freilich entbehrt dieses Vorgehen nicht einer großen Problematik. Denn unsere naturwissenschaftlichen Untersuchungsmethoden sind auf der Basis eines materialistisch-mechanistisch-logisch-kausalen Denkkonzepts entwickelt worden und stellen allenthalben unter Beweis, daß sie zwar im Rahmen der abstrahierten Prämissen funktionieren, aber dennoch auf weiten Strecken genau das nicht können, was sie eigentlich können sollten, nämlich das Lebensprinzip, die individuelle Komplexität einer Pflanze oder auch des menschlichen Organis-

Prüfmethoden

mus zu erfassen. Wissenschaftler, die sich mit der Erforschung von Heilpflanzen befassen, stoßen bei aller Technisierung und Spezialisierung täglich an die Grenzen ihrer Möglichkeiten. Als Spitze dieses Eisbergs sei nur die fragwürdige Praxis der Tierversuche aufgeführt, ohne die die pharmazeutische Wissenschaft heute nicht auskommen könnte, obwohl die Übertragbarkeit ihrer Ergebnisse auf den menschlichen Organismus durchaus umstritten ist. An den Geburtswehen des neuen Deutschen Arzneimittelgesetzes* läßt sich ablesen, daß dies auch weitreichende Konsequenzen für die Gesetzgebung hat, da sie sich gemeinhin nur nach dem richtet, was nach neuestem Stand der Forschung ›wissenschaftlich nachweisbar ist‹.

Marginalien: Tierversuche; 1990: Neues Arzneimittelgesetz

Die neue wissenschaftliche Kräuterlehre, die die altgediente, vage ›Kräuterkunde‹ und ›Volksheilkunde‹ ersetzen soll, hat denn auch einen neuen Namen bekommen: Sie heißt Phytotherapie (von to phyton = die Pflanze und therapein = heilen, also die Behandlung und Heilung von Krankheiten und Leiden durch Pflanzen).

Innerhalb der Phytotherapie stehen sich im wesentlichen zwei Auffassungen gegenüber: Die Richtung der streng analytisch denkenden Naturwissenschaft betrachtet die Heilpflanze genaugenommen als ein mehr oder weniger verunreinigtes Produkt, dessen wirkendes Prinzip es zu finden, zu bestimmen, zu gewinnen gilt. Ihr Ziel ist es, dieses eine Wirkprinzip entweder aus der Pflanze zu isolieren oder es, gewissermaßen in der Pflanze verpackt, als Therapeutikum einzusetzen. Sie ist der Auffassung, daß nur so pharmakologisch objektive Daten gewonnen werden können, das heißt wiederholbare Wirkungen erzielt werden können. Eines ihrer Ziele ist die Normierung oder Standardisierung der Wirkstoffe sowohl in der Pflanze selbst als auch im Arzneimittel. Schwankungen und Unregelmäßigkeiten in den Arzneipflanzen sind dieser Richtung ein Dorn im Auge, und wegen der unüberschaubaren Schwierigkeiten der Analyse schätzt sie es auch nicht, viele verschiedene Kräuter miteinander zu mischen.

Marginalie: Analytisches Denken

---

* Es trat 1978 in Kraft und erfordert nach einer Übergangsfrist von 12 Jahren (1990) eine Nachzulassung mit Wirksamkeitsnachweis für alle im Verkehr befindlichen Arzneimittel.

Die entgegengesetzte Richtung betrachtet die Pflanze als eine komplexe Komposition aus Wirk- *und* Begleitstoffen und impliziert, daß dieses Ganze mehr als die Summe seiner Bestandteile ist. Eine Reduktion der Pflanze auf einzelne stoffliche Prinzipien hält sie für eine Einengung der Möglichkeiten, eine Wertminderung der zur Verfügung stehenden Potenzen. Daher sollte in ihren Augen für eine Ganzheitstherapie möglichst die Pflanze in ihrer Gesamtheit zum Einsatz kommen.

Ganzheitliches Denken

Diese Richtung läßt neben den reinen Wirkstoffanalysen auch eher Erfahrungswerte der Praxis als ›Beweis‹ für die Wirksamkeit einer Pflanze gelten. Aus der praktischen Erfahrung heraus befürwortet sie auch das Mischen verschiedener Heilpflanzen.

Wir machen kein Hehl daraus, daß wir ausgesprochene Anhänger der ganzheitlichen Richtung sind, und gebrauchen gerne, um unser Verständnis zu verdeutlichen, das anschauliche Bild von der ›Wirkstoffsymphonie‹, das unser Apotheker-Kollege Mannfried Pahlow geprägt hat: Ähnlich wie es bei einem großen Orchester, das eine Symphonie spielt, darauf ankommt, daß alle Instrumente, selbst das unbedeutendste, im richtigen Moment erklingen, ist es für die Wirkung einer Heilpflanze wichtig, daß alle in ihr enthaltenen Stoffe zum großen ›Zusammenklang‹ beitragen – selbst wenn wir vielleicht (noch) nicht wissen, wozu die eine oder andere Substanz gut ist. Das analysierende, zerpflückende naturwissenschaftliche Denken führt nämlich unserer Meinung nach durch seine Beschränktheit dazu, Dinge zu negieren, nur weil es sie nicht erklären kann oder nicht genug darüber weiß. Gibt es denn nicht Hinweise genug, daß die sogenannten Begleitstoffe, wie Mineralien, Spurenelemente, Vitamine, Enzyme, Aminosäuren, Chlorophyll, Aroma- und Farbstoffe in Verbindung mit dem sogenannten Wirkstoff als Katalysatoren funktionieren und es ihm so überhaupt erst ermöglichen, wirksam zu werden? Ist die Natur mit ihrer komplexen Biochemie nicht weiser als wir, die wir das geheimnisvolle Zusammenwirken ihrer Kompositionen nur bruchstückhaft begreifen?

Eine andere Frage ist, ob denn überhaupt die Notwendigkeit besteht, den exakten Wirkmechanismus einer Heilpflanze zu kennen. Für den strengen Naturwissenschaftler schon, denn für ihn gilt nur, was er beweisen und experimentell nachvollziehen kann. Aber hat nicht die Erfahrungsheilkunde als Sammlung empirischer Daten ihre eigene Berechtigung? Wir meinen, daß letzten Endes diese methodischen Spitzfindigkeiten für die Praxis kaum eine Rolle spielen, denn da, wo Menschen leiden und Hilfe suchen, gilt nach wie vor als oberstes Prinzip der Grundsatz: Wer heilt, hat recht.

Erfahrungsheilkunde

Inmitten der Pluralität der Auffassungen und Methoden möchten wir unseren eigenen Standpunkt folgendermaßen charakterisieren: Wir nehmen die Tradition ernst, die auf der Erfahrung von Jahrhunderten und Jahrtausenden gründet. Wir achten und suchen die Intuition, die die Pflanze als magischen Partner des Menschen erkennt und verehrt. Wir benutzen die Wissenschaft, die modernen chemisch-pharmazeutischen Arbeitstechniken, um den Anforderungen von Gesetz und Markt zu entsprechen. Jeder der Ansätze dient uns dazu, den anderen zu überprüfen, denn wir verlassen uns nicht auf eine Methode, sondern versuchen, das jeweils Beste jeder Richtung zu verwerten.

Aus den Erfahrungen der letzten 100 Jahre der Industrialisierung haben wir gelernt, daß sich wertvolle Lebensmittel in gesundheitsschädigende Genußmittel verwandeln können, wenn wir sie ihrer natürlichen Begleitstoffe berauben, sie ›denaturieren‹ und ›industrialisieren‹. Genau dasselbe gilt auch für Heilmittel. Ein chemischer Inhaltsstoff wirkt in isolierter Form definitiv anders, als wenn er in den natürlichen Gesamtverband eines Pflanzenorganismus eingebettet ist. Meist ist seine Wirkung präziser; anders ausgedrückt, einseitiger und wesentlich stärker oder aber, er wird künstlich bedeutend höher dosiert, als er natürlicherweise in der Pflanze vorhanden wäre. Dadurch entsteht häufig eine toxische Wirkung, die oft genug Gewöhnung und schließlich Sucht erzeugt und damit die primär beabsichtigte Heilwirkung ins Gegenteil verkehrt.

Wir dürfen nicht vergessen, daß der Mensch auf diesem Planeten auf Gedeih und Verderb mit den Pflanzen verbunden ist und daß er Millionen Jahre Zeit hatte, um sein Leben in Symbiose mit der Pflanzenwelt zu entwickeln. Die durch Stoffwechselvorgänge der Pflanzen hervorgebrachten chemischen Verbindungen sind denen sehr ähnlich, die im menschlichen und tierischen Körper erzeugt werden, und daher spricht unser Organismus mit bester Verträglichkeit darauf an. Im Gegensatz dazu hatte der Mensch nur einige Jahrzehnte Zeit, sich an die Produkte der wissenschaftlichen Chemie zu gewöhnen, und dieser Versuch hat zumindest sehr fragwürdige Ergebnisse gezeitigt.

In der Vergangenheit entstammen alle Arzneimittel der Natur, wobei die Hauptquelle das Pflanzenreich war. Das älteste schriftliche Zeugnis über die Verwendung von Heilpflanzen ist ein Kräuterbuch des chinesischen Kaisers und Arztes Shen Nung, in dem er sein Wissen über die damalige Pflanzenheilkunde festhielt. In Zeiträumen von Jahrtausenden entwickelte sich eine Kontinuität der Heilpflanzenanwendung. Dabei stellen wir uns aus heutiger Sicht immer wieder die Frage, wie die früheren ›primitiven‹ Menschen wohl den Wirkungen der Kräuter auf die Spur kamen. Wir stellen uns vor, daß stumpfsinnige Urmenschen vom Typus des Neandertalers, von Hunger und Schmerz getrieben, nach und nach durch blinde Versuche und Irrtümer lernten, welche Pflanzen sie essen konnten, welche ihnen schadeten, welche sie heilten und welche sie vergifteten, bis sich schließlich genug Kenntnisse ansammelten, die von Generation zu Generation weitergegeben wurden – bis in die Neuzeit. Solch experimentierendes Vorgehen mag vielleicht unsere heutige Wissenschaftsmethode kennzeichnen, in dieser Form hat sich aber die Erforschung der Pflanzenwelt mit Sicherheit nicht abgespielt. Die ältesten Schriftzeugnisse und die Forschungen der Ethnologen über die ›Wilden‹ deuten vielmehr darauf hin, daß es in grauer Vorzeit in jedem Stamm oder Volk Weise gab, die in der Lage waren, hinter dem Schein der Dinge die übersinnliche, geistige Wissensqualität der Dinge und Lebewesen wahrzunehmen. Diese Art der Wahrnehmung bezog sich natürlich auch auf die Pflanzen. Durch disziplinierte Lebensführung und bewußt herbeigeführte ekstatische Zustände waren sie fähig, mit den Pflanzen im Innern ihrer Seele Zwiesprache zu halten. So wußten diese Urmenschen unter Umständen bedeutend mehr über die Heilpflanzen als wir Heutigen.

Mit der beginnenden Neuzeit entstanden jedoch Brüche in der Kontinuität der Heilpflanzenkunde, denn im Zuge der allgemeinen Industrialisierung entwickelte sich die wissenschaftliche Chemie, die nun die Heilpflanzen nicht mehr als geistdurchdrungene Lebewesen sah, sondern sie als bloße chemische Strukturen untersuchte. Man analysierte die chemischen Stoffgruppen in den Heilpflanzen, isolierte Haupt-Wirkstoffe und begann die Bausteine der Natur nicht nur nachzuahmen, sondern sogar abzuändern. Im 20. Jahrhundert gelang es durch Umgruppieren von Molekülen, gänzlich neue Stoffe zu synthetisieren. Ein neues Zeitalter war geboren, das uns synthetische Arzneimittel und Kunststoffe für jeden nur denkbaren Lebensbereich bescheren sollte. Noch bis zum letzten Jahrhundert waren 90 Prozent aller Arzneimittel pflanzlicher Herkunft. Nicht einmal 100 Jahre danach ist die Chemie zu einer unüberschaubaren Großmacht herangewachsen, die uns 60 000 Kunststoffe, 50 000 Schädlingsbekämpfungs- und Düngemittel und 30 000 chemische Arzneimittel anbietet. Der Schäden und unüberblickbaren Risiken, die diese chemischen Einflüsse auf unser Leben und unsere Gesundheit mit sich brachten, wurden wir uns eigentlich erst im letzten Jahrzehnt so richtig bewußt.

Im Bereich der Medizin hatte sich auf der Basis der vielversprechenden Chemotherapeutika die sogenannte **Schulmedizin** entwickelt. Ihre Behandlungsweise ist im wesentlichen symptomatisch (das heißt, sie will Beschwerden beseitigen, ohne nach den ursächlichen größeren Zusammenhängen zu suchen) und führte letztendlich zu einem gigantischen Arzneimittelmißbrauch, dessen langfristige Folgen heute die Volksgesundheit in den Industrieländern ernsthaft bedrohen. Obwohl unzählige lebensgefährliche Krankheiten und Seuchen durch chemisch-synthetische Arzneimittel ausgerottet werden konnten, können wir uns heute der Erkenntnis nicht mehr erwehren, daß wir die leichteren Erkrankungen, die chronischen und funktionellen Beschwerden, sowie die mannigfachen vegetativen Störungen keineswegs im Griff haben, sondern daß sie immer mehr zunehmen. Und wie steht es eigentlich mit den neuen Seuchen unserer Zeit: Krebs und Aids?

Mehr Krankheiten

Ein ernst zu nehmender Pferdefuß bei den Chemotherapeutika der Schulmedizin sind die sogenannten Nebenwirkungen. Mit Hilfe dieses Begriffes werden die Wirkungen eines chemischen Arzneimittels einfach unterteilt in solche, die beabsichtigt waren, und solche, die zwar ebenso vorhanden, aber nicht erwünscht sind. Letztere werden dadurch verharmlost, obwohl sie gar nicht harmlos sind.

Auf der Höhe dieser Entwicklung vollzieht sich nun ein Prozeß des Umdenkens, wodurch die Lehre von den Heilkräutern, die während des Aufschwungs der Schulmedizin eine geschmähte, unterdrückte und heimliche Existenz fristete, wieder allgemein interessant wird. Sie kann uns nämlich Lösungen ohne Pferdefuß für die erwähnten alltäglichen Krankheiten, die Masse der funktionellen, chronischen und vegetativen Störungen anbieten. Es ist ein sehr bemerkenswertes Ergebnis mehrerer Meinungsforschungsinstitute, daß in den westeuropäischen Industrienationen die Hälfte aller Befragten im Krankheitsfalle Arzneimitteln pflanzlicher Herkunft den Vorzug geben würden. Diejenigen, die lieber zu einem chemischen Präparat aus der Retorte greifen, weil sie sich davon eine bessere Wirkung versprechen, machen nur noch 20 Prozent aus. Die sich wandelnde Lebenseinstellung – weg von Technik und Chemie, hin zu mehr Natur – wurde auch durch die Umweltkatastrophen unserer unmittelbaren Vergangenheit (Tschernobyl, Atommüll-Skandale, vergiftete Flüsse, Ausrottung von Tieren und Pflanzen) verursacht. Sie ist unaufhaltsam.

Umkehr im Denken

Umweltkatastrophen

Dies ist der Zeitgeist, dem wir uns als Autoren dieses Buches verpflichtet fühlen. Und dies ist auch die Zeitströmung, innerhalb derer Maria Treben Anerkennung für ihren unermüdlichen Einsatz für die Heilkräuter verdient.

In Deutschland und den deutschsprachigen Ländern hat sie durch ihre Bücher ›Gesundheit aus der Apotheke Gottes‹ und ›Heilkräuter aus dem Garten Gottes‹ und durch ihre geradezu missionarische Vortragstätigkeit vieles ins Rollen gebracht – auch wenn die Lawine der Begeisterung und des Erfolges einerseits und der Sturm der Entrüstung und des Protestes andererseits sie gelegentlich hinwegzureißen drohten.

Notwendige Kritik

Trotz unserer guten Beziehung und freundschaftlichen Verbundenheit zu Frau Treben möchten wir an dieser Stelle festhalten, daß sie des öfteren in ihren Aussagen über die Heilwirkungen mancher Kräuter zu weit ging. Es ist wohl richtig, daß sie entsprechende persönliche Erfahrungen gemacht hat, dennoch aber ist es falsch, von einem, zwei oder sagen wir einer Handvoll Fällen solch schwerwiegende Indikationsaussagen abzuleiten, wie sie es gelegentlich tut. Ihre Glaubwürdigkeit war damit zu Recht in Frage gestellt. Wenn sich auf der anderen Seite Wissenschaftler jahrelang mit nur einer einzigen Pflanze beschäftigen, um ihre genauen Indikationen festlegen zu können, ist es kein Wunder, daß Pharmazeuten und Vertreter der Ärzteschaft sehr böse auf einige Äußerungen von Frau Treben reagieren. Sie hielten ihr vor, sie erwecke in schwerkranken Patienten (mit Krebs, multipler Sklerose etc.) falsche Hoffnungen und führe damit die Öffentlichkeit hinters Licht.

Wie immer bei einem Streit hat jede Partei ein bißchen recht. Denn natürlich hat es bei Anwendung von Kräuterheilmitteln phantastische Heilerfolge gegeben. Und natürlich ist es eine der wichtigsten Voraussetzungen des Heilens überhaupt, den Kranken mit starker Zuversicht und Hoffnung zu erfüllen. Unbestritten steht Maria Treben in einer Reihe mit den großen Schamanen der Geschichte, denn auch ihre Botschaft von der Heilkraft der Pflanzen gründet auf tiefer religiöser Überzeugung und Intuition.

Nimmt man ein wenig Abstand von unserer gegenwärtigen Situation und betrachtet sie aus der Entfernung wie ein Historiker, so wird deutlich, daß die Rückbesinnung auf Heilkräuter und auf alte Methoden der Naturheilkunde die geschichtlich notwendige Gegensteuerung gegen die

Extreme der Schulmedizin ist. Es ist also abzusehen, daß auch diese Richtung, wenn sie erst einmal die Chance gehabt hat, zu voller Entfaltung zu kommen, wie jede historische Entwicklung wiederum eine neue Gegenreaktion hervorrufen wird.

Wir sind der Überzeugung, daß die Entwicklung in der Medizin ebenso wie in den eigentlichen Naturwissenschaften zu immer feinstofflicheren Methoden führen wird. Und vielleicht – hoffentlich – findet das Bewußtsein des 21. Jahrhunderts auch dahin zurück, daß wir Menschen wieder anerkennen, daß es die Natur, die Apotheke Gottes, ist, die uns aus Not und Krankheit errettet.

4. Kapitel

Der rechte Umgang mit Heilkräutern

»Man muß nicht nur wissen, sondern auch anwenden. Man muß nicht nur wollen, sondern auch tun.«

JOHANN WOLFGANG VON GOETHE

Was uns persönlich an der Kräuterheilkunde zu Beginn so fasziniert hat, war ohne Zweifel das Selbstsammeln der Kräuter. Man lernt dabei nicht nur das eine Kraut vom anderen zu unterscheiden oder die richtige Spezies einer bestimmten Art herauszufinden, o nein, man lernt so viel mehr.

Kräuter kennenlernen durch Selbstsammeln

Sehen lernen! Man wird gezwungen, die Natur genauestens wahrzunehmen und zu beobachten. Denn jede Heilpflanze hat ihren typischen Standort, der abhängig ist von Bodenbeschaffenheit, Zusammensetzung der Mineralien, von Trockenheit und Feuchtigkeit, Meereshöhe, Licht und Schatten, von der Nutzung des Geländes und so weiter. Wollgras zum Beispiel – ein altüberliefertes Hustenmittel – wächst ausschließlich in urwüchsigen, unberührten Moorgegenden. Auf dem direkt angrenzenden Ackerland findet es nicht mehr die ihm entsprechenden Lebensbedingungen und gedeiht nicht. Den Gelben Enzian – ein hervorragendes Lebermittel – findet man nur auf Gebirgswiesen in Höhen von 1500 m – 2000 m. Bärlapp, eine rankende

Moosart, wuchert ebenfalls in höheren Lagen, aber ausschließlich in Fichtenwäldern, die durch ihr dichtes Nadelkleid sehr viel Schatten spenden. Sobald ein Stück Wald kahlgeschlagen wird und die Sonne den Erdboden ungehindert bescheinen kann, ist der Bärlapp verschwunden. Ein altgedientes Erkältungsmittel, der Thymian, ist ganz das Gegenteil. Er kann nicht existieren ohne sehr viel Sonne. Er liebt es, auf trockenem Boden über alte Mauern zu kriechen, um so die Sonnenglut zu absorbieren. Dann blüht er üppig und verströmt seinen intensiven Duft. Die meisten Kräuter mit einem hohem Gehalt an ätherischen Ölen sind sonnenliebende Pflanzen; sowohl ihr Duft als auch ihre arzneiliche Wirkung beruhen beide im wesentlichen auf dem ätherischen Öl und entfalten sich erst bei intensiver Sonneneinstrahlung. Es gibt Kräuter, die am liebsten auf Schutthalden und in trockenen Kiesgruben wachsen, so die Brennessel oder das Weidenröschen. Es gibt auch Kräuter, die eine Vorliebe dafür haben, von Mensch und Tier mit Füßen getreten zu werden. Dazu gehören der Wegerich, der direkt auf den Wegen des Menschen wächst, aber auch in Wiesen und Gärten vor den Häusern, oder die Wegwarte, die fast ausschließlich am Rand staubiger Straßen gedeiht. Diese beiden Kräuter beziehen sogar ihre Namen von ihren menschennahen Standorten.

Eine jede Heilpflanze hat also ihren typischen Standort; wenn man sie selbst sammelt, lernt man, eine Landschaft unter diesem Blickwinkel zu sehen. Erhöhungen und Senken, Täler, Bachläufe, Ranken, Abhänge, Wälder, Wiesen, Feldränder, Baumgruppen, all das verrät einem schon von Ferne die möglichen Kräuterbestände. Selbst vom fahrenden Auto aus ist es ein leichtes, zu wissen, wo welche Pflanzen gedeihen.

Typische Standorte

Dieses intuitive Erfassen und Erleben der Natur ist gewiß eines der schönsten und wertvollsten Dinge im Leben. Natürlich nimmt man nicht nur die Pflanzen isoliert wahr, sondern ebenso wildlebende Tiere, Insekten, Steine und Gewässer. Bewegt man sich im Freien, ist man ständig auf Entdeckungsreise, man hat ununterbrochen etwas zu tasten, zu fühlen, zu riechen und es wird nie langweilig.

Wenn man Kräuter selbst sammelt, lernt man sie durch Umgang und Erfahrung kennen. Man erlebt eine Pflanze mit allen Sinneseindrücken und kann daher intuitiv ihren Charakter, ihre Wesensart erfassen. Man bekommt ein Gefühl für die Heilpflanze, was zusätzlich zum intellektuellen Studium der Heilkräuter von Vorteil ist, wenn es später darum geht, für einen bestimmten Menschen die richtige Wahl zu treffen oder eine ausgewogene Rezeptur zusammenzustellen.

Bei all den Kräuterwanderungen, die wir geleitet haben, waren wir immer bemüht, die Menschen zur intensiven Naturbeobachtung anzuregen. Was da wächst, soll mit Augen, Nase, Händen, Haut und Zunge wahrgenommen werden (das kann auch gefährlich sein, wenn man nicht Bescheid weiß!). Viele Menschen haben das vollständig verlernt. Ganz besonders in den Vereinigten Staaten waren wir oft erstaunt und erschüttert darüber, wie wenig Beziehung die Menschen zu der sie umgebenden Natur haben. Sie kennen sie nicht, da sie nie zu Fuß gehen und schon gar nicht über Land. Wie also sollen sie die Natur lieben? Wir Deutsche haben glücklicherweise von unseren Vorfahren die Gewohnheit übernommen, viel in Wald und Flur spazierenzugehen; Wandern ist bei uns nach wie vor ein Volkssport für Jung und Alt.

> Der Kräuter-Anfänger sollte aber auf keinen Fall ohne fachkundige Anleitung leichtfertig und unbedenklich Pflanzen kosten und sammeln! Es gibt eine Menge giftiger Beeren, die sehr verlockend aussehen, es gibt Blüten und Wurzeln, die tödlich giftig sind. Man muß also schon genau Bescheid wissen, wenn man Wildkräuter aus der Natur ernten will.

Die richtigen Teile und die richtige Erntezeit

Darüber hinaus ist es wichtig zu wissen, welche Teile der Pflanzen heilkräftig sind und wann demzufolge die richtige Zeit ist, sie zu ernten. Bei vielen Heilkräutern verwendet man das ganze Kraut, das heißt alle oberirdischen Teile. Der Apotheker nennt das ›herba‹, das bedeutet ›Kraut‹. Wenn also in den Rezepturen der späteren Kapitel etwa von Mistelkraut oder Goldrutenkraut die Rede ist, so ist damit ›herba‹ gemeint. Falls keine Spezifizierung wie Blätter, Blüten etc. angegeben wird, handelt es sich ebenfalls immer um ›herba‹. *Das ganze Kraut*

Von vielen Arzneipflanzen werden nur die Blüten geerntet. In der pharmazeutischen Fachsprache heißt das ›Flos‹ oder ›Flores‹. In beiden Fällen ist die optimale Erntezeit, wenn die Pflanze gerade anfängt aufzublühen. Dann ist sie auf dem Höhepunkt ihrer Vitalität. Sie enthält noch alle Kräfte ihrer inneren Chemie und Wesenheit, die sie bis zum Ende der Blütezeit hin schon verausgabt hat. *Blüten*

Oftmals werden nur die Blätter eines Heilkrautes verwendet. Das lateinische Wort dafür ist ›folium‹ oder ›folia‹. Bei vielen Frühlingskräutern, die am besten frisch als Salat oder Würzkräuter und für Blutreinigungskuren verwendet werden, wie Löwenzahn, Brennessel oder Birkenblätter, nimmt man die frischen, jungen Blättchen, solange sie noch zartgrün, also noch nicht ganz ausgewachsen sind. Dann schmecken sie mild und zart, enthalten aber doch schon alle wichtigen Stoffe, die unseren Körper reinigen und entschlacken. *Blätter*

Wenn die Wurzeln (lateinisch ›radix‹) von Heilkräutern verwendet werden sollen, gilt es besonders umsichtig vorzugehen. Man muß sie mit Sorgfalt, möglichst ohne sie zu verletzen, ausgraben und dabei einen Teil der Wurzel stehenlassen, damit die Pflanze noch weiterleben und sich weiter vermehren kann. Die richtige Zeit dafür ist der Herbst oder das zeitige Frühjahr, wenn die Wachstumskraft von Stengel, Blatt und Blüte wieder oder noch unter der Erde in den Wurzeln konzentriert ist. *Wurzeln*

Samen und Früchte (lateinisch ›semen‹ und ›fructus‹) werden geerntet, wenn sie reif sind. Wer etwa den Unterschied zwischen einer reifen und einer unreifen Birne kennt, kann sich lebhaft vorstellen, welcher Unterschied in den Inhaltsstoffen und der Wirkung beispielsweise bei Hagebuttenfrüchten möglich ist, je nachdem, ob sie zur Zeit der Reife oder zu früh geerntet wurden. *Samen und Früchte*

Botanische Namen

> Es kann von großer Wichtigkeit sein, den botanischen Namen einer Heilpflanze oder den genauen pharmazeutischen Terminus zu wissen. Denn nur die lateinischen Namen sind exakt und international einheitlich.

Die Volksnamen der Kräuter führen oft zu Mißverständnissen, da sie nicht nur von Land zu Land und Sprache zu Sprache unterschiedlich sind, sondern sogar innerhalb einer Region variieren können. Am Ende des Buches gibt es eine Liste sämtlicher im Buch erwähnter Kräuter mit deutschen und lateinischen Namen.

Probleme beim Selbstsammeln

Aussterbende Heilkräuter

Abgesehen von all diesen Punkten, die man wissen und beachten muß, ist das Selbstsammeln von Heilkräutern heute sehr problematisch, weil sehr viele der bekannten Heilpflanzen vom Aussterben bedroht sind. Unkontrolliertes massenhaftes Abreißen vermindert ihre Zahl noch mehr. Deshalb stehen viele seltene Kräuter – besonders Alpenkräuter und Moorpflanzen – unter Naturschutz und dürfen überhaupt nicht mehr gepflückt werden. Natürlich ist der Grund für die bedrohliche Artenverminderung unserer Flora heute nicht darin zu suchen, daß zu viele Menschen Kräuter sammeln. Die Ursache ist vielmehr das Vordringen unserer Zivilisation in die letzten Winkel unberührter Bergmatten, Wälder, Grassteppen, Moore, Flußauen und Heidelandschaften. Die Lebensräume unzähliger Pflanzen wurden dadurch so drastisch eingeschränkt, daß sie keine Überlebenschance mehr haben. Dasselbe gilt ja bekanntlich auch für die Tiere, die völlig abhängig sind von einer für ihre Bedürfnisse intakten Pflanzenwelt.

Der weitaus wichtigste Grund für die dramatische Umstrukturierung und Verarmung unserer Pflanzenwelt ist aber die jahrzehntelange Bewirtschaftung unserer Felder mit Kunstdüngern und chemischen Pflanzenschutzmitteln. Es ist ganz eindeutig zu beobachten, daß da, wo mit diesen unbiologischen Mitteln Feldwirtschaft betrieben wird, die Heilkräuter verschwinden. Auf solchen Äckern wächst weder Ackerschachtelhalm noch Kamille, noch Kornblume. In gedüngten Wiesen gedeiht kein Baldrian und keine Schlüsselblume. *(Kunstdünger und Pestizide)*

Eine echte Gefahr besteht heute darin, daß wir Kräuter an ungeeigneten Stellen sammeln, wo sie entweder durch die Pestizide und Gifte der Landwirtschaft, durch Schwermetalle in der Nähe vielbefahrener Straßen und Autobahnen, durch Chemikalien in den Flüssen und Bächen oder durch andere niedergeschlagene Umweltgifte verdorben sind. Eigentlich kann man nur noch in ganz abgelegenen Gegenden und im Hochgebirge gefahrlos sammeln; sonst tut man sich einen größeren Gefallen, Kräuter in der Apotheke zu kaufen, die genauestens auf Rückstände und Umweltgifte geprüft wurden. *(Wo sammeln?)*

Ein bedeutender Teil der heute arzneilich verwendeten Heilpflanzen wird kommerziell angebaut. Dies hat zwar den Nachteil, daß die innere Chemie und die Beschaffenheit der Wirkstoffe in einer solchen Pflanze sehr wahrscheinlich von der der wildwachsenden Schwester abweicht, weil sie, wie bereits ausgeführt, abhängig ist vom Standort und den natürlichen Gegebenheiten. Auf der anderen Seite wächst eine Pflanze im feldmäßigen Anbau unter kontrollierten Bedingungen und kann – sofern vernünftig und biologisch bewirtschaftet wird – weitgehend von Umweltgiften verschont werden. Manchmal gelingt es im Anbau sogar, Pflanzen mit besonders hohem Wirkstoffgehalt zu züchten und dadurch dem Ideal einer standardisierten Droge näherzukommen. (Der Apotheker nennt getrocknete und geschnittene Kräuter ›Droge‹. Früher gab es ja auch noch die ›Drogerie‹, in der viele Kräuter verkauft wurden – heute führen die wenigen Drogerien, die es noch gibt, kaum mehr Kräuter.) Die Kontroverse darüber, ob dieser Vorteil oder jener Nachteil überwiegt, ist offensichtlich so leicht nicht zu entscheiden und wird Kräuterexperten und Heilmittelindustrie gewiß noch geraume Zeit beschäftigen. Dennoch können nicht alle Heil- *(Kommerzieller Anbau)* kräuter, die wir brauchen, angebaut werden, weil manche sich, wie bereits angedeutet, nur sehr schwer züchten lassen. Sie müssen wie eh und je wild gesammelt werden. Der Beruf des Kräutersammlers hat also gute Chancen, wieder sehr gefragt zu werden.

Kräuteranbau im Garten

Eine sehr gute Art, sich mit Kräutern zu beschäftigen, sie selbst zu ernten und zu verwerten, ist der Anbau im eigenen Garten. Freilich eignet sich nur eine relativ beschränkte Gruppe von Pflanzen dazu. Diese sind häufig mehr als Küchenkräuter bekannt, obwohl viele von ihnen durchaus ernst zu nehmende arzneiliche Wirkungen haben. Es ist eben – wie so oft im Leben – nur eine Frage der Einstellung: Nennen wir eine Pflanze ein Gewürz- oder Küchenkraut, so definieren wir sie als etwas, was unseren Speisen eine gewisse würzige Geschmackskomponente verleiht (Beispiel: Kümmel, Petersilie, Melisse). Nennen wir sie ein Heilkraut, so definieren wir sie als etwas, was arzneiliche, also heilende Wirkung hat (Beispiel: Johanniskraut). Nennen wir eine Pflanze Unkraut, wird sie als unerwünscht, lästig und vernichtungswürdig kategorisiert (Beispiel: Brennessel). Nennen wir sie eine Gemüsepflanze, wird sie zur Bereicherung unseres Speiseplanes angebaut (Beispiel: Weißkohl).

Gewürzkraut

Heilkraut

Unkraut

Gemüsepflanze

Tatsächlich sind viele Kräuter alles gleichzeitig. Würzkraut, Heilkraut, Unkraut und Gemüse. Paradebeispiel ist die Brennessel: Getrocknet und pulverisiert geben Brennnesselblätter der Salatsauce eine raffiniert herbe Note. Das ganze Kraut als Tee wirkt harntreibend und entschlackend. Gemüse aus Brennesselblättern schmeckt ausgezeichnet, ist aber auch stark nierenwirksam. Gärtner reißen sie aus, weil sie an vernachlässigten Stellen des Gartens ungezügelt wuchert, Kinder hassen sie, weil sie ihnen an den Beinen brennt, wenn sie im Sommer durch die Wiesen laufen. Und dennoch ist eben dieser brennende Schmerz, den Brennesselblätter auf der Haut verursachen, heilkräftig. Früher wurde die Brennessel sehr effektiv als lokale Reiztherapie bei rheumatischen Schmerzen verwendet, indem man schmerzende Gelenke damit bestrich und schlug. Welche Kräuter sich zur Züchtung im Garten eignen, wird bei der Beschreibung der einzelnen Pflanzen jeweils angegeben.

Trocknen der Kräuter und Aufbewahrung

Nehmen wir einmal an, wir hätten in unberührter Natur wunderschön duftende Kräuter gesammelt. Was fangen wir nun damit an? Sofern wir sie nicht frisch verbrauchen, werden sie in der Regel getrocknet. Dies ist ein sehr schonendes Konservierungsverfahren, das sich seit Jahrtausenden bewährt hat. Den Kräutern wird zwar das Wasser entzogen, die Mehrzahl der Wirk- und Begleitstoffe bleibt jedoch erhalten. Freilich ist auch das richtige Trocknen von Kräutern nicht ganz einfach. Sie müssen immer in trockenem Zustand, also nicht bei Regen oder feucht von Tau geerntet und im Schatten bei einer Temperatur nicht über 40° C, an luftiger Stelle getrocknet werden. Direkte Sonneneinstrahlung würde die Kräuter ausbleichen und Wirkstoffe zerstören, weshalb sie auch nach Beendigung des Trocknungsvorganges in lichtgeschützten dunklen Gläsern und Behältern aufbewahrt werden müssen. *Trockenvorgang*

Am besten trocknen Kräuter auf einem Holzrost über einem ausgespannten Leintuch, locker aufgelegt, wobei sie mindestens alle zwei Tage gewendet werden müssen. Diese Methode ist dem Bündeln und Aufhängen in Büscheln vorzuziehen, da dabei die Stengel und Blätter immer ein wenig gequetscht werden, daher weniger schnell trocknen und öfter Schimmel ansetzen oder unansehnlich werden. Ist das Kraut so trocken, daß es raschelt und bei Berührung leicht zerbricht, wird es mit den Händen, einem Messer oder einer Schere auf etwa 1 cm Länge zerkleinert. Bei kleinen Blüten und Blättchen erübrigt sich dieser Arbeitsgang manchmal, dagegen muß man Stengel, die oft sehr hart werden, teilweise recht mühevoll zerschneiden. Natürlich trocknen hauchdünne, zarte Blütenblätter schneller als fleischige Blätter, Früchte oder gar

Wurzeln. Für Wurzeln empfiehlt es sich, mit einem Trockenschrank oder Dörrapparat zu arbeiten, da der Trocknungsvorgang sonst unter Umständen viele Wochen dauert und die Gefahr von Schimmelbefall wächst.

Haltbarkeit Getrocknete Kräuter können in der Regel etwa zwei Jahre lang aufbewahrt werden, solange kann man sie als ›frisch‹ bezeichnen. Hat man wirklich einen Vorrat einmal nicht verbraucht, kann man ältere Kräuter immer noch sehr gut zu Kräuterbädern verwenden.

Behältnisse Drogen (= getrocknete und geschnittene Kräuter) müssen trocken und in möglichst luftdicht schließenden Behältern gelagert werden. Dosen aus Keramik, Holz oder Blech eignen sich dafür, am besten sind dunkle Glasgefäße. **Keine Plastikdosen!** Von Plastikbehältern raten wir ab, da die ätherischen Öle Verbindungen mit dem Kunststoff eingehen. Auch aromasichere, mehrfach geschichtete Papierbeutel, wie sie für Schwarztee, Kaffee und Kräutertees üblich sind, genügen für eine kurzzeitige Aufbewahrung, sofern sie sorgfältig verschlossen werden.

Beschriftung Nie darf beim Umgang mit selbstgeernteten Kräutern vergessen werden, Tüten und Behälter mit dem Namen des Krautes beziehungsweise der Mischung sorgfältig zu beschriften und das Datum der Lagerung zu notieren. Für einen Apotheker gibt es eine große Todsünde, derer er sich schuldig machen kann: das ist, ein Gefäß oder eine Tüte, die mit irgendeiner Substanz gefüllt ist, nicht zu beschriften. Wer in gewissem Sinne sein eigener Apotheker werden will, muß sich ebenfalls an diese Grundregel halten!

Gemessen am Aufwand an Zeit, Arbeit, Platzerfordernissen und dem notwendigen Sammeln an Erfahrung, lohnt sich das Anbauen, Trocknen und Weiterverarbeiten von selbstgesammelten und -geernteten Kräutern sicher nicht. Es ist etwas, womit man sich aus Interesse und Freude an der Sache beschäftigt. Dann natürlich lohnt es sich doch, denn man lernt viel. Wenn Sie im Grunde nur wissen möchten, wie Sie die Kräuter richtig anwenden, ist das alles nicht notwendig. Denn es gibt überall gute Kräuter-Fachgeschäfte. In Deutschland bekommen Sie mit Sicherheit die beste Qualität in Apotheken. Denn die

Apotheke unterliegt den strengsten Vorschriften, was die Lagerung und Qualitätsprüfung der Kräuter betrifft. Außerdem werden Sie dort fachkundig beraten und erhalten genaue Instruktionen auch über die Wirkung.

Verschiedene Arten der Anwendung

Obwohl der Kräutertee die bekannteste Zubereitungsart ist, ist er keineswegs die einzige und in allen Fällen beste Art der Anwendung für Heilkräuter. Es gibt eine unglaubliche Fülle von Anwendungsmöglichkeiten, was in den folgenden Kapiteln besprochen wird. Für den Erfolg Ihrer Therapie kommt es allerdings darauf an, die richtige zu wählen: Viele Kräuter sind am wirksamsten als Tinktur, das heißt in Form eines alkoholischen Extraktes (Beispiel: Arnika).

    Manche Kräuter wirken am stärksten als Kräuterbad oder Inhalation, besonders solche, die viel ätherisches Öl enthalten (Beispiel: Thymian).

    Wieder andere eignen sich besonders zur äußerlichen Anwendung, etwa als Salbe (Beispiel: Ringelblume) oder öliger Auszug (Beispiel: Johanniskraut). Es gibt Kräuter, die innerlich genommen gefährlich und äußerlich angewandt heilend wirken (Beispiel: Arnika).

    Manche Kräuter oder Kräuterzubereitungen wirken am stärksten als feuchter Wickel oder Umschlag (Beispiel: Schwedenbitter), wieder andere als trockene Auflage (Beispiel: Kamille).

    Diverse Kräuter sind am kräftigsten, wenn sie als Frischsaft, Salat oder Frischgemüse verzehrt werden (Beispiel: Brennessel). Gelegentlich hat ein und dieselbe Pflanze verschiedene Wirkungen, je nach Art der Extraktion, wenn sie zum Beispiel als Tee mit Wasser, ein anderes Mal als Tinktur mit einem Alkohol-Wasser-Gemisch und ein drittes Mal mit Pflanzenöl extrahiert wird (Beispiel: Johanniskraut). All dies sind überprüfbare Erfahrungswerte aus der jahrtausendealten Tradition der Kräuterheilkunde. Wer bei Kräutern nur an Tee denken kann, streift nur ihre Oberfläche.

Marginalien: Kräutertee · Tinktur · Bad – Inhalation · Salbe – öliger Auszug · Umschlag · Trockene Auflage · Frische Kräuter

Die innerliche Anwendung: der Kräutertee

Um mit dem einfachsten zu beginnen, sollten im folgenden einige Grundregeln der Teezubereitung erklärt werden. Pharmazeutisch betrachtet ist Tee ein wäßriger Extrakt aus Pflanzenteilen, wobei die Wirkstoffe in sehr feinen Dosierungen im heißen Wasser gelöst werden. Wenn Sie Ihre Kräuter mit kochend heißem Wasser überbrühen, nennt der Pharmazeut das eine Heißwasser-Infusion. Wenn Sie die Kräuter mit kaltem Wasser übergießen und sie einige Stunden oder über Nacht stehen lassen, um sie danach auf Trinktemperatur zu erwärmen, ist das eine Kaltwasser-Infusion. Bei manchen Kräutern ist es erforderlich, sie auf diese etwas langwierige Weise zu extrahieren, um nicht durch zu große Hitze bestimmte Stoffe, auf die es besonders ankommt, zu zerstören (Beispiel: die Schleimstoffe der Malve, siehe Seite 122 f.). Gelegentlich wird dadurch auch vermieden, giftige oder unerwünschte Wirkstoffe zu lösen (Beispiel: Viscotoxine in der Mistel). Manchmal müssen harte Teile wie Wurzeln, Rinden oder Hölzer extrahiert werden, indem sie zuerst in kaltem Wasser eingeweicht und danach aufgekocht werden. Diese Extraktionsmethode nennt man ein Dekokt. Bei sämtlichen Rezepturen und Anwendungen in diesem Buch wird die jeweils beste Art der Zubereitung genau angegeben. In den Fällen, wo kein Zubereitungshinweis angemerkt ist, benutzen Sie immer die einfache Heißwasser-Infusion.

Prinzipiell können Kräuter frisch oder getrocknet zu Tee verwendet werden, wobei die Grundregel gilt: Je dünner und weicher die Pflanzenteile, desto kürzer die Extraktionszeit; je härter und schwerer durchdringbar die Pflanzenteile, desto länger die Extraktionszeit und/oder desto heißer die Extraktion.

Wollen Sie einen Holunderblütentee mit köstlichem Aroma erhalten, genügt das Überbrühen mit kochend heißem Wasser und drei Minuten ziehen lassen. Um einen Nieren-Blasen-Tee mit den relativ harten Hauptbestandteilen Zinnkraut und Wacholderbeeren genügend zu extrahieren, muß man schon zehn Minuten ziehen lassen. Möchte man einen starken Tee aus Hagebuttenfrüchten bereiten, sollte man sie zehn Minuten lang im Wasser aufkochen, da besonders die Kerne extrem hart sind. Hier wird die Extraktion durch höhere Temperatur intensiviert. Braucht man einen wirksamen Leber-Galle-Tee, der zum größten Teil aus bitteren Wurzeln, wie Angelika und Wegwarte besteht, empfiehlt es sich, den Tee über Nacht in kaltem Wasser anzusetzen und am Morgen kurz zum Kochen zu bringen. In diesem Beispiel wird besonders die Dauer der Extraktion erhöht. In fertigen Teemischungen sind meistens härtere und weichere, also leichter und schwerer ausziehbare Teile zusammen gemischt, man wählt dann eine mittlere Extraktionszeit.

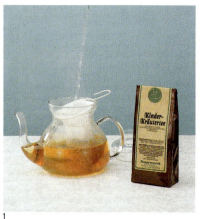

1

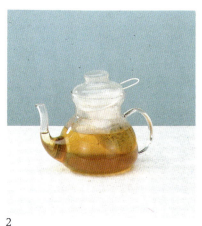

2

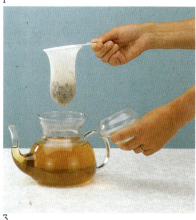

3

Heißwasser-Infusion

1. Kräuter ins Teenetz geben, Netz in die Kanne hängen, mit kochend heißem Wasser überbrühen
2. zugedeckt ziehen lassen
3. nach Ablauf der Extraktionszeit Teenetz mit den Kräutern herausnehmen

Zubereitung Am einfachsten wird Tee zubereitet mit Hilfe eines baumwollenen Teenetzes, das an einem Drahtbügel in Tasse oder Kanne gehängt und einige Male leicht hin und her bewegt wird. Damit erübrigt sich das Absieben der Kräuter zum Schluß der Extraktionszeit, sie werden mit dem Netz herausgehoben. Von der Verwendung eines Tee-Eis raten wir ab, da die Kräuter darin meist zu eng gepackt sind, um nach der Volumenvergrößerung vom Wasser noch ausreichend durchspült zu werden. Es geht uns ja nicht nur um die Färbung des Tees, sondern darum, daß die wichtigsten Wirkstoffe in Lösung gehen. Eine dunkle Färbung mag bedeuten, daß viele Stoffe aus den

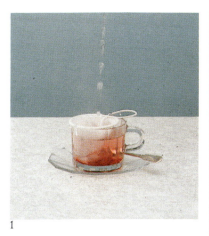

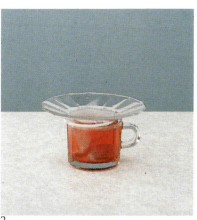

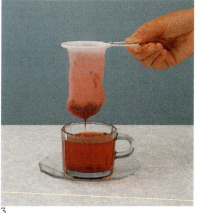

1 1–2 Teelöffel Kräuter ins Teenetz geben, Netz in die Tasse hängen, überbrühen
2 zugedeckt ziehen lassen
3 nach Ablauf der Extraktionszeit Teenetz mit Kräutern herausnehmen

Kräutern gelöst wurden, nicht unbedingt aber diejenigen, auf die es für die jeweilige Therapie ankommt.

Eine weitere wichtige Grundregel ist, den Tee während er zieht mit einem Deckel (oder eventuell mit einem Unterteller) zuzudecken. Ätherische Öle und andere Wirkstoffe sind besonders flüchtig und können auf diese Weise nicht so leicht entweichen. Auch sammeln sie sich in Kondenströpfchen an der Unterseite des Deckels und sollten dem Extrakt durch Abschütteln wieder zugefügt werden.

Tee zudecken!

Als Grundregel für die Dosierung gilt: ein bis zwei gut gehäufte Teelöffel Kräuter auf eine Tasse (= 150 ml) Wasser. Das Wasser spielt beim Tee eine dreifache Rolle:

Dosierung

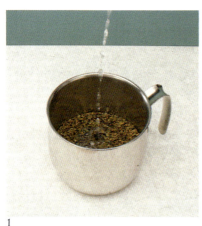

1

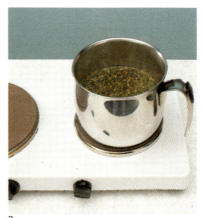

2

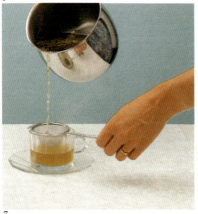

3

Kaltwasser-Infusion

1. Kräuter in einem Topf mit kaltem Wasser übergießen, über Nacht ziehen lassen
2. am nächsten Morgen Kräuter im Wasser nur leicht erhitzen
3. abseihen und trinken

Das Trinken zunächst ist es das Extraktionsmedium, dann ist es der Trägerstoff (das heißt, es transportiert die gelösten Stoffe), und drittens wirkt es im Körper als Spülungsmittel. Die Darmzotten können die Teelösung samt ihren Arzneistoffen sehr leicht und schnell assimilieren, selbst bei Krankheitszuständen, wo Nahrung nicht mehr aufgenommen werden kann. Außerdem ist es in der Naturheilkunde eine bekannte Tatsache, daß die meisten Menschen zu wenig trinken. Um eine ständige Spülung der Verdauungs- und Gewebesäfte zu gewährleisten, muß man täglich mindestens zwei bis drei Liter Flüssigkeit zu sich nehmen. Bei Arzneitees ist die optimale Art der Einnahme das schluckweise Trinken von heißem oder warmem Tee in Zeitabständen von etwa 15 Minuten. So erhält der Körper alle Viertelstunde einen subtilen Anreiz zu reagieren und wird dadurch veranlaßt, eine Gesundheitsstörung aus eigener Kraft auszugleichen. Am praktischsten ist es, morgens eine entsprechende Menge Tee zuzubereiten und ihn tagsüber in einer Thermoskanne vorrätig zu halten.

Teemischungen Da jedes Heilkraut anders zusammengesetzt und aufgebaut ist, ist es sinnvoll, verschiedene Kräuter zu Teemischungen zu kombinieren. Sie wirken dann gewissermaßen von verschiedenen Seiten aus auf eine bestimmte Funktionsstörung im Körper und kreisen sie ein. Ein klassischer Hustentee beispielsweise enthält zwar lauter Kräuter, die auf Lunge, Bronchien und Schleimhäute wirken, aber der eine Bestandteil wirkt schleimlösend, der andere reizlindernd, der dritte auswurffördernd, der vierte abschwellend, der fünfte die Abwehrkraft steigernd, der sechste desinfizierend. Hier beweist sich die Kunst des Kräuterfachmanns oder Apothekers: in der optimalen Rezeptur! Ein Tip zur praktischen Anwendung: die Mischung vor Gebrauch kräftig durchschütteln oder ›umrühren‹.

Geschmacksverbesserung Auch wenn die arzneiliche Wirkung Priorität hat, streben wir danach, unseren Tees einen möglichst angenehmen Geschmack zu verleihen: Denn was nützt es, wenn ein Tee zwar wirksam ist, aber so abscheulich schmeckt, daß man es nicht über sich bringt, ihn regelmäßig zu trinken. Etwa bei einem Leber- und Gallentee müssen die vielen bitterstoffhaltigen Bestandteile durch geschmacksfreundliche, wenig gezielt wirkende Kräuter wie Brombeer- und Himbeerblätter ausgeglichen werden (siehe Kapitel 17). Üblicherweise achtet man sogar auf die Optik einer Teemischung und gibt sogenannte Schmuckdrogen, wie Ringelblumen und Kornblumenblüten, dazu, um der Mischung ein wenig Farbigkeit zu verleihen. Auch hier sind Können und Erfahrung gefordert – ähnlich wie bei einem routinierten Koch.

Alle Tees, mit Ausnahme derer, bei denen es besonders angemerkt ist, können nach Geschmack gesüßt werden. Als gesundheitsbewußte Zeitgenossen werden wir Zucker meiden und dafür Honig, Ahornsirup oder Frucht-Dicksaft benutzen. Oft gibt ein Spritzer frisch gepreßter Zitronen- oder Orangensaft den letzten geschmacklichen Schliff. Warum sollten wir nicht alles tun, um uns unsere tägliche Arznei zum Genuß werden zu lassen? *Süßen von Tee*

Alle im Buch angegebenen Tee-Rezepturen sind auf 100 Gramm berechnet. Dies entspricht der üblichen Größe einer Teetüte und ist die richtige Menge für eine kurzfristige Therapie. Hier und da empfehlen wir auch einfache Tees aus einem, zwei oder drei Kräutern. Dann erübrigt sich eine Rezeptur. Sie mischen einfach die genannten Kräuter zu gleichen Teilen. Wenn Sie im Laufe der Zeit mehr Erfahrung gesammelt haben, können Sie die Mengen entsprechend ihrem Geschmack und Ihren Bedürfnissen variieren. *Rezepturen*

Im großen und ganzen haben wir immer mit offenen, losen Kräutern gearbeitet, da sie am natürlichsten sind. Dennoch mag es für viele Menschen ein großer Vorteil sein, einen Instanttee zu verwenden. Ein solcher sofortlöslicher Tee erfordert nicht mehr an Zubereitung, als einfach nur heißes oder kaltes Wasser über das Teepulver zu gießen. Viele Jahre lang haben wir derartige Instanttees abgelehnt, weil sie bislang immer auf der Basis von Zucker aufgebaut waren. Erst in allerjüngster Zeit gelang es in der Schweiz, einen neutralen Eiweißträgerstoff für sofortlösliche Tees zu entwickeln. In einem speziellen Verfahren werden die Kräuterextrakte auf diese neuartige Trägersubstanz aufgesprüht. Sie ist geschmacklos und enthält so gut wie keine Kalorien, weshalb auch Diabetiker einen *Sofortlöslicher Tee* solchen Instanttee ohne Belastung von Broteinheiten benutzen können. Und natürlich ist der Hauptvorteil für diejenigen, die es eilig haben, viel unterwegs sind oder sich ihren Tee am Arbeitsplatz zubereiten möchten, daß er blitzschnell zubereitet ist.

Die äußerliche Anwendung: Bäder, Umschläge, Inhalation, Kompressen

Verschiedene Bäder

Für viele Beschwerden ist ein Kräuterbad die wirksamste Art der Anwendung. Je nach Problemstellung ist einmal das Vollbad, ein andermal das Teilbad das richtige, beispielsweise Sitz-, Arm- oder Fußbad. Die Zubereitungsart ist im Prinzip die gleiche wie beim Tee, nur daß bedeutend größere Mengen an Kräutern und Wasser erforderlich sind und man generell einen sehr starken Extrakt zubereitet. Je nach Größe der Badewanne oder des Badegefäßes nimmt man ein bis drei Hände voll Kräuter auf ein bis drei Liter Wasser. Auch hier kann man mit Hilfe von heißem oder kaltem Wasser entweder eine Infusion oder ein Dekokt mit längerer oder kürzerer Einweichzeit zubereiten. Nach Ablauf der Extraktionszeit wird der Kräuterextrakt durch ein großes Küchensieb (die Kräuter bleiben darin) direkt in die Badewanne oder das Badegefäß abgegossen. Passen Sie dabei bitte auf, daß Sie sich nicht verbrühen! Wenn Sie keinen Helfer haben, der das Sieb halten kann, ist es besser, den Kräutersud erst durch das Sieb in einen zweiten Topf zu gießen und dann erst ins Badegefäß. Danach wird der konzentrierte Kräuterextrakt durch zulaufendes Badewasser in der entsprechenden Temperatur verdünnt. (Überall, wo wir solche Behandlungen empfehlen, werden Mengen und Extraktionsart genau angegeben.)

Sitzbad

Sitzbäder haben sich als außerordentlich hilfreich erwiesen, nicht nur in Fällen von Bauchkrämpfen und Unterleibskrämpfen, sondern auch bei chronischen Niereninfektionen, Vaginalinfektionen etc. Die beste Wirkung wird hier erzielt, wenn man eine spezielle Sitzbadewanne benutzt. Sitzt man darin, so werden nur Bauch und Gesäß bis hoch zur Nierengegend vom warmen oder heißen

Wasser umspült, während Oberkörper, Beine und Füße aus dem Wasser herausragen. Ein so altmodisches Ding wie eine Sitzbadewanne gibt es heute nur noch in sehr wenigen Haushalten, dennoch mag es sich für manche Menschen lohnen, eine anzuschaffen. Man bekommt sie in Sanitätsgeschäften. Sie können Ihr Sitzbad aber auch in einer normalen Badewanne nehmen, indem Sie sich einfach ins warme Wasser setzen, anstatt wie üblich zu liegen.

Für andere spezielle äußerliche Anwendungen – Kräuterduschen, sowie Waschungen und Spülungen von bestimmten Körperteilen – wird der Kräuterextrakt im Prinzip auf dieselbe Weise zubereitet. Die Bilddemonstration in Kapitel 5 auf Seite 78 zeigt als Beispiel eine Wundwaschung. *Waschungen*

Kräuter-Inhalationen werden als einfache Infusionen zubereitet, siehe Bilddemonstration in Kapitel 7, Seite 108. Hier ist es wichtig, schnell zu arbeiten und davor alles Nötige parat zu haben, denn in diesem Fall wirken ausschließlich die ätherischen Öle, die sich im Wasserdampf lösen; sie wären längst verflogen, wollten Sie zehn Minuten abwarten, bevor Sie sie inhalieren. *Inhalation*

Daneben gibt es auch noch sehr speziell wirkende Anwendungsarten von Kräutern wie etwa trockene oder feuchte Umschläge und Kompressen. Wo wir solche empfehlen, beschreiben wir jeweils die Vorgehensweise und bringen Sie Ihnen meist auch in einer Bilddemonstration nahe, damit Sie keine Angst davor haben, etwas falsch zu machen. *Spezielle Anwendungen*

Die Tinkturen

Kräuter-Tinkturen sind immer alkoholische Extrakte von frischen oder getrockneten Kräutern mit einem Alkoholgehalt zwischen 40 und 70 Prozent. In der Regel ist eine solche alkoholische Extraktion nach etwa zehn Tagen abgeschlossen. Tinkturen können sowohl innerlich als auch äußerlich angewendet werden. Sie können eine Behandlung mit Kräutertee verstärken oder ersetzen, etwa wenn eine besonders schnelle Linderung erforderlich ist oder wenn die Teebereitung mit großen Schwierigkeiten verbunden ist (auf Reisen, im Krankenhaus etc.). Da Tinkturen tropfenweise eingenommen werden, sind sie sehr genau zu dosieren. Auch haben sie gegenüber getrockneten Kräutern den großen Vorteil, daß sie leichter als diese zu lagern sind und nicht verderben. Da die Tinkturen durch den Alkohol konserviert werden, sind sie über mehrere Jahre haltbar.

Vorteil der Tinktur

Ein weiterer Vorteil von hochwertigen Kräutertinkturen, die man in der Apotheke kauft, ist auch, daß sie immer standardisiert sind. Das heißt, daß der Inhalt an aktiv wirkenden Arzneisubstanzen nicht von Flasche zu Flasche variiert, sondern immer gleich hoch ist. Bei getrockneten Kräutern oder einer Kräutermischung ist eine solche Standardisierung nicht erreichbar, da Pflanzen auch bei besten Anbaumethoden den natürlichen Schwankungen des Wachstums unterworfen sind, sei es durch Gegebenheiten des Standorts oder durch günstige oder ungünstige Witterung, Sonneneinstrahlung etc. Der Wirkstoffgehalt kann hier nicht immer identisch sein, wenngleich das deutsche Arzneibuch eine Mindestmenge vorschreibt. Bei der Herstellung einer Kräutertinktur können die natürlichen Schwankungen ausgeglichen werden.

Einnahme der Tinktur

Kräutertinkturen, die innerlich eingenommen werden, kann man direkt auf die Zunge träufeln oder sie in Wasser, Saft oder Kräutertee verdünnen. Bei der äußerlichen Anwendung von Tinkturen und alkoholischen Extrakten richten Sie sich bitte immer genau nach den jeweiligen Angaben (verdünnt oder unverdünnt, direkt auf die Haut oder mit Salbenunterlage etc.).

Der Unterschied zwischen Pflanzentinktur und homöopathischer Tinktur

Es gibt immer wieder Verwirrung darüber, was der Unterschied zwischen einer Kräuter- oder Pflanzentinktur und einer homöopathischen Tinktur ist. In der Tat unterscheiden sich die beiden voneinander nicht nur bezüglich der dahinterstehenden Grundidee, sondern auch in der Art ihrer Herstellung. Die normale Pflanzentinktur wird im Verhältnis 1:10, das heißt ein Teil Pflanze zu 10 Teilen Wasser/Alkohol-Gemisch, hergestellt. Die homöopathische Tinktur wird ausschließlich aus frischen Kräutern im Verhältnis 1:1 oder 1:2, also ein Teil Pflanze zu ein oder zwei Teilen Alkohol/Wasser gewonnen. Diesen Extrakt nennt man Urtinktur. Von hier aus wird die homöopathische Tinktur nun weiterverdünnt im Verhältnis 1:10. Das heißt D1 (D steht für Dilution) ist ein Teil Urtinktur verdünnt oder – wie die Homöopathen sagen – verschüttelt mit 10 Teilen Alkohol/Wasser, D2 ist ein Teil D1-Tinktur verschüttelt mit 10 Teilen Alkohol/Wasser und sofort. Ab der Potenz D23 ist aufgrund dieses Verfahrens kein einziges Molekül des ursprünglichen Pflanzenextraktes mehr enthalten, also kann in der Homöopathie von Wirkstoffgehalt im materiellen Sinn keine Rede sein.

    Dennoch sind homöopathische Arzneien wirksam, wie viele von Ihnen sicherlich schon erfahren haben. Seit ihrer Erfindung durch den deutschen Arzt Samuel Hahnemann (1755 – 1843) war die Homöopathie Stein des Anstoßes für die ›Materialisten‹, die ihr jedwede Wirksamkeit (außer eines Placebo-Effektes) absprachen. Andererseits hatten Hahnemann selbst und ausgebildete Homöopathen vieler Generationen hervorragende Heilerfolge gerade mit den höheren Potenzen. Heute ist die Wissenschaft Gott sei Dank an einem Punkt angekommen, wo sie mit Hilfe von äußerst komplizierten technischen Geräten nachweisen kann, daß unvorstellbar kleine Verdünnungen von Substanzen durch Lichtimpulse, die sie abgeben, ›wirken‹. Solche Wunder vollziehen sich tagtäglich in unserem eigenen Körper! Hypophysenhormone zum Beispiel wirken noch in Mengen von einem tausendstel Milligramm (!), und Adrenalin, das ›Streß-Hormon‹ der Nebennieren, wirkt noch in Verdünnungen von 1:1 000 000 000 000 (in Worten: eins zu einer Trillion) regulierend auf die Funktionen unserer Organe und Gewebe.

    Warum also sollte es nicht möglich sein, daß Pflanzen oder Mineralien unserem Körper auf dieselbe Weise Heilimpulse vermitteln?

Marginalien: Pflanzentinktur — Homöopathische Tinktur — Wirksamkeit

Obwohl Homöopathie und Kräuterheilkunde häufig genau dieselben Heilpflanzen verwenden, gibt es oft Unterschiede in den Indikationen, also den Anwendungsgebieten. Das liegt daran, daß die Homöopathie eine ganz andere Methode hat, die Heilwirkung einer Pflanze zu bestimmen. Auch die Diagnosestellung erfolgt ganz anders. Auf Grund der oben erklärten hohen Verdünnungen können in der Homöopathie auch hochgiftige Pflanzen, Tiere und Mineralien zum Heilen eingesetzt werden. Die Phytotherapie arbeitet noch mehr mit materiellen Wirkstoffen, also im Vergleich zur Homöopathie mit etwas gröberen Substanzen, und ist auch nicht annähernd so schwer zu erlernen wie das äußerst komplexe Gebiet der klassischen Homöopathie. Dennoch sind die Grenzen zwischen beiden Systemen fließend, zumal wir heute so feinstoffliche Pflanzenanwendungen kennen, wie sie etwa die Bach-Blüten-Therapie darstellt. Vielleicht ist es berechtigt, die Bach-Blüten-Therapie als eine Fortentwicklung der Homöopathie zu bezeichnen; sie schließt aber auch den Kreis zur überlieferten Kräuterkunde. In früheren Zeiten hatte man, wie bereits erwähnt, eine andere, mehr intuitive Einstellung zu Heilpflanzen und benutzte sie oft nur, um sie dem Kranken ins Bett oder unter die Kleider zu legen. Materiell gesehen hat der Kranke also oft nichts davon abbekommen, wohl aber auf der feinstofflichen Ebene der Schwingungen.

Alkohol in Naturarzneien?

Zum Schluß noch ein Wort zur Verwendung von Alkohol in Naturarzneien, wie Tinkturen, Kräuterelixieren und Kräuterweinen. Die Tatsache, daß Alkohol in verschieden hohen Konzentrationen seit Jahrhunderten als optimales Medium zur Zubereitung von pflanzlichen Arzneimitteln gilt, spricht für sich selbst. Aus der Sicht des Pharmazeuten ist Alkohol nicht nur ein ausgezeichnetes Extraktionsmittel zur Wirkstoffgewinnung, sondern auch ein Mittel zur Wirkstoffstabilisierung. Denn Alkohol hat die Fähigkeit, enzymatische oder hydrolytische Reaktionen in

Wirkstoffstabilisierung

Pflanzenextrakten, ebenso die Aktivitäten von Mikroben zu unterbinden. Neben diesen Funktionen als Lösungs- und Konservierungsmittel spielt Alkohol aber auch als Trägersubstanz für den Wirkstofftransport im menschlichen Organismus eine Rolle. Wissenschaftlich gesichert ist ebenfalls, daß Alkohol die Permeabilität (Durchdringbarkeit) der Magenschleimhaut erhöht und durch verschiedene andere Mechanismen in der Darmwand die Resorption (Aufnahme) von kleinen Mengen chemisch labiler Pflanzeninhaltsstoffe fördert. Bei verschiedenen Indikationen ergänzt und unterstützt er zusätzlich die Wirkung an den Zielorganen.

Weiterhin ist experimentell gesichert, daß Alkohol in niedrigen Dosen die Abwehrlage des retikulo-endothelialen Systems (= Immunabwehrsystem) verbessert und erstaunlicherweise sogar vor der Gefahr der Koronarsklerose und des Herzinfarktes zu schützen vermag. Umfangreiche epidemiologische Studien haben nämlich ergeben, daß Abstinenzler weitaus häufiger an Herzinfarkt sterben als andere Menschen und daß eine Alkoholmenge von einem bis etwa 40 Gramm pro Tag das Infarktrisiko erheblich verringert. Das entspricht etwa zwei Gläsern Wein pro Tag. – Bei der Einnahme von alkoholhaltigen Arzneimitteln geht die Dosierung nie über vier bis acht Gramm pro Tag hinaus. (Tinkturen werden tropfenweise eingenommen, Tonika teelöffelweise). Nach Manfred Köhnlechner sind dem gesunden männlichen Erwachsenen am Tag 50–60 Gramm Alkohol zuträglich, dem gesunden weiblichen Erwachsenen 20–30 Gramm (50–60 Gramm Alkohol etwa 1,5 Liter Bier oder eine Flasche Wein).

Zwei Gläser Wein pro Tag

Nach dieser allgemeinen Einführung zum Thema ›Wie geht man mit Heilkräutern um?‹ wäre es eigentlich eine gute Idee, zunächst einmal das letzte Kapitel zu lesen, denn in Kapitel 17 geht es darum, an Kräutern Spaß zu haben und zu genießen, was man daraus machen kann. Und wenn Sie erst einmal an der Welt der Kräuter Interesse gefunden und sie durch eigene Erfahrungen verlebendigt haben, werden Sie sehen, wieviel Freude das machen kann!

5. Kapitel

Der erste Schritt zur Heilung: Reinigung, Entschlackung, Entgiftung

*»Gesundheit erbitten sich die Menschen
von den Göttern;
daß es aber in ihrer eigenen Hand liegt,
diese zu erhalten, daran denken sie nicht,
sondern indem sie durch Unmäßigkeit
das Gegenteil davon bewirken,
werden sie vermöge ihrer Lüste selbst zu
Verrätern an ihrer Gesundheit.«*

DEMOKRIT

Darmreinigung

Nach Dr. Otto Buchinger, dem deutschen Pionier des Heilfastens, ist Fasten »der königliche Weg der Heilung«. Ein anderer Naturheilarzt, Dr. Xaver Meier, Erfinder der ›Meierkur‹, sagt: »Alle Krankheit beginnt im Darm.« Beide weisen zurück auf die uralte Erfahrung der Menschheit, daß unsere Gesundheit in erster Linie abhängt von dem, was wir essen, von der Intaktheit der Verdauung und des inneren Stoffwechsels, also von unserem inneren ›Reinheitsgrad‹. Gerade in den USA wurden in den letzten zehn Jahren mit Hilfe sogenannter Colonics (= Darmspülungen) großartige Erfolge erzielt. Man benutzt dazu ein medizinisches Gerät, das ähnlich einem Einlauf den gesamten Dickdarm mit Wasser durchspült und ihn nach und nach von sämtlichen festgesetzten, verhärteten und verkrusteten Speise- und Kotresten reinigt. Nicht nur das subjektiv empfundene Gefühl der Erleichterung nach einer solchen Anwendung, sondern auch objektiv nachweisbare, vielfache Besserungen bei Allergien, Kopfschmerzen, rheumatischen Schmerzen, neurasthenischen Zuständen usw. beweisen die Richtigkeit einer solchen radikalen Darmreinigung.

Heilfasten

Gott sei Dank sind heute verschiedene Formen von Fastenkuren wieder richtig modern geworden. Sie reichen von Fünf-Tages-Kuren zur Gewichtsreduktion bis zu drei- bis vierwöchigem Heilfasten. In jedem Fall enthält man sich jeder festen Nahrung und nimmt nur Obst- und Gemüsesäfte und vor allem Kräutertees zu sich. In zahlreichen Fastenkliniken wurde beobachtet, daß so unterschiedliche Beschwerden wie zu hoher oder zu niedriger Blutdruck, Migräne, Hämorrhoiden, unregelmäßige Periode, Akne, Depressionen oder chronischer Gelenkrheumatismus ›von selbst‹ verschwinden, wenn der Körper von Giften und Ablagerungen aller Art gesäubert wird. Die allgemeine Abwehrlage des Körpers verbessert sich in der Regel nach einer Fastenkur, so daß sich die physiologischen Regulationsmechanismen im Körper wieder durchsetzen können.

Segen des Fastens

Wer je in seinem Leben eine totale Fastenkur durchlebt hat, der weiß, in welch erstaunlichem Ausmaß auch unsere Emotionen und unser Denkvermögen bestimmt werden von dem, was wir zu uns nehmen und was unter Umständen als belastendes Element in unserem Blut kreist. Und er weiß auch, wie erleichtert, geklärt, erfrischt und aufgeheitert man sich fühlen kann, wenn man eine solche radikale Reinigung vollzogen hat. Deutlicher kann man nicht erfahren, wie innig Körper und Psyche miteinander verwoben sind!

Während einer Fastenperiode sind ausleitende und blutreinigende Teemischungen angezeigt, daneben aber auch solche, die speziell die Leber, die Nieren oder den Kreislauf anregen. So kann man kleine Krisen während einer Fastenkur ausgleichen und die Effizienz des Fastens um ein Vielfaches verstärken.

Natürlich gibt es auch die Möglichkeit, bei normaler oder besser bei überwiegend vegetarischer Frischkost eine reinigende Kur mit Kräutern durchzuführen.

Die Frühjahrskur

In der Tradition der Kräuterheilkunde nimmt die altbewährte Frühjahrskur eine wichtige Stellung ein. Früher, als die Menschen als Bauern und Landarbeiter und generell wegen ihrer überwiegend körperlichen Arbeit noch näher an der Natur lebten, war der Winter eine Zeit der Besinnung, der Ruhe und des Faulseins. Sobald der Frühling ins Land zog, wurden die Menschen wieder aktiv und geschäftig. Dann mußte auch der Körper auf die neue Aktivitätsphase vorbereitet werden. Man verwandte dazu schon immer die ersten jungen Triebe und Schößlinge von Kräutern, Bäumen und Wildgemüsen, deren stoffwechselanregende Wirkung noch durch wiederholte Sauna- oder Dampfbäder verstärkt wurde.

Falsche Lebensweise — Wir heutige Menschen passen unsere Lebensweise kaum mehr den Naturrhythmen an. Manager, Sekretärin und Buchhalter sitzen in ihren Büros, ob es Winter oder Frühling ist, und leiden gleichermaßen an zu wenig körperlicher Bewegung. Arbeiter und Facharbeiter beginnen im Betrieb zu denselben Zeiten, ob die Sonne früh oder spät untergeht. Dennoch aber reagiert unser Körper mit seinem vegetativen System auf Witterungsumschwünge und Saisonwechsel. In diesen Zeiten ist er sensibler als sonst und anfälliger gegen Erkältungskrankheiten. Also sollten wir ihm alle Hilfe angedeihen lassen, die es ihm erleichtert, sich auf die neue Jahreszeit einzustellen.

Die Brennessel
(Urtica dioica)

In unseren Augen ist das stärkste ›blutreinigende‹ Kraut die Brennessel. Sie treibt Gifte aus dem Körper, indem sie Stoffwechselschlacken löst und gleichzeitig die Nieren zu

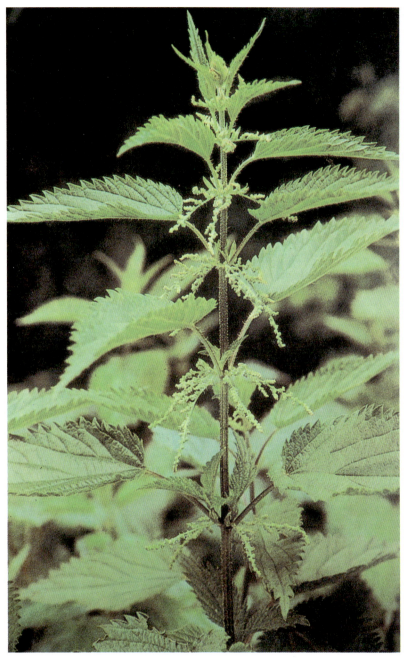

Brennessel
Urtica dioica

vermehrter Wasserausscheidung anregt. Darüber hinaus putzt Brennesseltee aus frischem oder getrocknetem Kraut auch den gesamten Verdauungstrakt und aktiviert die Abwehrkräfte. Wir empfehlen ihn auch als längerfristige Umstimmungstherapie bei Allergien, bei unreiner Haut und als Begleittherapie zur Ausleitung bei allen Erkrankungen des rheumatischen Formenkreises und Gicht. Wir kennen mehrere Fälle, wo nur durch tägliches Trinken von Brennesseltee während der Monate November bis April im Laufe von ein bis zwei Jahren Heuschnupfen ganz ausgeheilt wurde. Daß Brennesseltee diuretisch (entwässernd) wirkt, kann man leicht an sich selbst beobachten, auch ist der Urin in den ersten Tagen der Anwendung oft dunkler gefärbt und riecht streng. Menschen, die zur Steinbildung neigen, sollten regelmäßig Brennesseltee trinken, um Nierengries frühzeitig auszuscheiden. Eine Parallele zur harntreibenden Wirkung besteht darin, daß die ausgewachsene Pflanze einen herben urinähnlichen Geruch hat.

Innerliche Anwendung

Brennesselgemüse

Eine Labsal für den Organismus ist es, im Frühling die jungen zarten Blättchen der Brennessel als Gemüse zu essen. Sie brennen dann noch nicht und können wie Spinat mit gehackten Zwiebeln in Butter angedünstet und mit etwas Sahne verfeinert werden. Dieses Gericht, mit Kartoffeln serviert, schmeckt nicht nur ausgezeichnet, es tut auch den Verdauungsorganen spürbar wohl. Allerdings sollte man hier nicht des Guten zuviel tun. Wir kennen einen jungen Mann, der in seiner Euphorie für die Brennessel-Frühjahrs-Kur fünf Tage hintereinander Brennesselgemüse aß und daraufhin eine heftige Nierenkolik bekam.

Keine Übertreibung!

Das war eine klare Überdosierung! Brennesselgemüse darf man nicht öfter als einmal pro Woche essen und das auch nur im Frühling, solange die jungen Blätter noch zart schmecken.

Brennesseltee

Der Tee wirkt weniger intensiv, weshalb er auch ohne Bedenken für ein halbes Jahr täglich getrunken werden kann, sofern nicht Ödeme (Wasseransammlungen) behandelt werden sollen, die durch eingeschränkte Herz- oder Nierentätigkeit entstanden sind. Allerdings sollte man auch hier auf die richtige Dosierung achten: Sie liegt bei drei bis fünf Tassen pro Tag.

Gegenanzeige: Ödeme

In unserer Apotheke hatten wir einmal eine Kundin, die sich uns eines Tages mit einem häßlichen, roten Ausschlag im Gesicht und am ganzen Körper präsentierte. Auf die Frage, welche Medikamente sie einnehme, antwortete sie stolz: »Nichts als Brennesseltee.« Auf die folgende Frage, wieviel davon sie täglich trinke, kam die Antwort: »Drei Liter.« Wiederum ein klarer Fall von Überdosierung! Auch wenn wir mit einer Brennesselkur unseren Körper dazu veranlassen wollen, Gifte auszuscheiden, so soll dies doch nicht in unkontrollierter Weise geschehen, sondern langsam und Schritt für Schritt.

Die Brennessel enthält auch viel Eisen, und ihre Einnahme fördert daher die Blutbildung. Kombiniert mit Schwedenbitter-Kräuterelixier (siehe Kapitel 8) ist Brennesseltee eine höchst wirksame Waffe gegen Gifte aller Art, die durch Nahrung und Umweltverschmutzung in unseren Körper gelangen.

Brennessel zur Blutbildung

Äußerliche Anwendung

Auch äußerlich findet die Brennessel spezielle Anwendung. Zum einen kann man aus ihren Wurzeln durch alkoholischen Auszug ein Haarwasser herstellen, das den Haarboden stark durchblutet und Schuppen beseitigt, zum anderen ist es durchaus sinnvoll, Gelenk- und Muskelschmerzen sowie Muskelverkrampfungen durch Bestreichen oder Schlagen mit einem Bündel Brennesselkraut zu behandeln. Der Effekt ist, ähnlich wie bei anderen ableitenden Methoden der Naturheilkunde – zum Beispiel beim Kantharidenpflaster (Spanischfliegenpflaster) oder Baunscheidtieren (Hautreizverfahren nach Dr. Karl Baunscheidt [1809–1874]; die Nadeleinstichstellen werden mit einem reizenden Öl, zum Beispiel Baunscheidtöl, eingerieben) – ein intensives Brennen der Haut mit zeitweiliger Rötung und Schwellung. Das Gewebe wird sehr stark

Haarwasser

Ableitende Methoden

durchblutet, und etwaige Ablagerungen und Entzündungen, die den rheumatischen Schmerz hervorgerufen haben, werden von innen heraus beseitigt. Eine solche Therapie ist zwar nicht jedermanns Sache, aber in der Naturheilkunde spielen derartige biologische Ableit- und Umstimmungsverfahren eine wichtige Rolle.

Der Löwenzahn
(Taraxacum officinale)

Schon in der Antike wurde Löwenzahn als Arzneipflanze hochgeschätzt, in Kräuterbüchern des Mittelalters wird er ausführlich beschrieben; im 13. und 14. Jahrhundert ging er als ›Herba urinaria‹ in die Chroniken ein. Neben seinen harntreibenden Eigenschaften ist er ein wirksames Mittel bei Verdauungsbeschwerden wie Völlegefühl und Blähungen. Manche Kräuterexperten schreiben ihm besondere Wirksamkeit auf die Bauchspeicheldrüse zu.

Ende April, Anfang Mai, noch bevor die Bäume anfangen zu blühen, sind die Wiesen übersät von den leuchtendgelben Blüten des Löwenzahns. Besonders in Bayern, wo es sehr viele Viehweiden gibt, ist das Bild der gelb gesprenkelten Wiesen überwältigend.

Innerliche Anwendung

Der Löwenzahn steht der Brennessel in seiner allgemein entschlackenden Wirkung kaum nach. Auch er zählt zu den Frühlingskräutern, deren Heilkraft man am besten ausnutzt, indem man ihn frisch verzehrt. Die Gewohnheit, die jungen, frisch austreibenden Blätter des Löwenzahns als Salat zu essen, stammt aus Frankreich, wo Feinschmecker schon immer den interessanten, zart bitteren Geschmack dieses Wildsalates hochschätzten. Daß den Franzosen auch seine wassertreibende Wirkung bekannt war, beweist der volkstümliche französische Name ›Pissenlit‹. Die deutschen Nachbarn im Saarland nennen ihn ebenfalls ›Bettseicher‹. Heute kann man kultivierten

Löwenzahn-salat

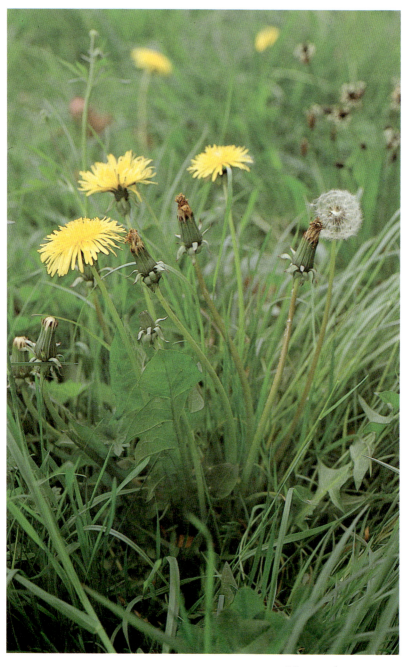

Löwenzahn
Taraxacum officinale

Löwenzahn sogar schon in zwei Sorten auf dem Markt kaufen. Der wilde schmeckt allerdings etwas kräftiger und bitterer.

Nachgewiesen ist unter anderem auch, daß Löwenzahn die Produktion von Gallensaft anregt und Störungen des Gallenabflusses beseitigt.

Im Kapitel 8 über Schwedenbitter wird ausführlich erklärt, daß alles Bittere die Leber anregt. Löwenzahn ist dafür ein sehr gutes Beispiel, denn er enthält vornehmlich Bitterstoffe.

Für Galle und Leber — Gerade wenn der Körper entschlackt werden soll, nimmt die Leber eine Schlüsselstellung ein, denn sie ist als größtes Drüsenorgan das Stoffwechsellabor unseres Körpers, in dem entschieden wird, welche Stoffe ausgeschieden, gespeichert, deponiert, umgewandelt oder neu aufgebaut werden.

Ganz besondere Aufmerksamkeit verdient unsere Leber allerdings, wenn wir eine Fastenkur machen, denn dann hat sie gewissermaßen die Aufgabe, sämtliche verschmutzten und vernachlässigten Winkel unseres Organismus zu entrümpeln.

Tee aus Wurzeln und Kraut — Dabei braucht sie solide Unterstützung, zum Beispiel durch einen Tee aus Löwenzahnkraut und -wurzeln. Da der Geschmack dieses Tees nicht eben angenehm ist, empfiehlt es sich, ihn mit anderen Kräutern abzurunden und zu einer blutreinigenden und leber- und galleanregenden Mischung zu erweitern.

Die Wirkrichtung des Löwenzahns ist generell stoffwechselanregend und -umstimmend; daher wird der Tee heute auch als Begleittherapie bei Ischias, Hexenschuß, Rheuma und Arthritis eingesetzt.

Im Volkswissen ist verbreitet, daß Stengel und Blüten des Löwenzahns giftig seien. Das ist falsch, mag aber vielleicht dadurch erklärbar sein, daß die Stengel der Pflanze, wenn man sie abreißt, einen weißen klebrigen Milchsaft ausscheiden, der auf Kleidern und Fingern braune Flecken hinterläßt. Tatsächlich sind jedoch alle Teile der Pflanze – *Alle Teile heilkräftig* — Blätter, Stengel, Blüte und Wurzel – heilkräftig und sehr bekömmlich.

Das Zinnkraut
(Equisetum arvense)

Die dritte Pflanze im Bunde der großen Blutreiniger ist das Zinnkraut. Es heißt so, weil es früher zum Putzen von Zinngefäßen verwendet wurde. Andere Namen sind Katzenschwanz und Ackerschachtelhalm, Bezeichnungen, die sich aus der Optik des filigran-buschigen Krauts und seinem bevorzugten Standort ableiten.

> Es gibt im wesentlichen zwei Arten von Zinnkraut: *Equisetum arvense* wächst auf Äckern und ist heilkräftig. Das größere *Equisetum palustre* wächst im Sumpf und in nassen Wiesen und ist giftig. Es ist also außerordentlich wichtig, die Arten richtig voneinander zu unterscheiden!

Zinnkraut ist, ähnlich wie Moose und Farne, ein sehr archaischer Bewohner unserer Erde. Es vermehrt sich ungeschlechtlich durch Sporen und trägt keine Blüten. Bei diesem Kraut lohnt es sich, es genau zu betrachten und zu befühlen, denn es verrät uns schon durch seine strenge Gliederung und die starre und harte Struktur seine Fähigkeiten: Zinnkraut enthält mehr Mineralien als die meisten Pflanzen und ist besonders reich an Silicium (= Kieselsäure), das unser Körper in ausreichender Menge braucht, um gesunde Knochen, Knorpel, Fingernägel und Haare aufzubauen. Auch für die Haut und bei der Wundheilung ist Kieselsäure wichtig. Stengel und Blätter des Krauts bestehen aus lauter ineinander gesteckten kurzen Hülsen, die durch eine Art Gelenk und eine eng darüber gestülpte Scheide miteinander verbunden sind. Das Blatt ist gewissermaßen reduziert auf die mittlere Blattader. Dieses eigenartige Kraut stellt offensichtlich eine Parallele zum harten, strukturgebenden Element im menschlichen Körper, dem Skelett dar. Es ist ein Abbild der Wirbelsäule mit ihren vielen kleinen gelenkig verbundenen Knochenstücken und des Gelenks im allgemeinen. Nimmt es wunder, daß diese Heilpflanze auch auf die Organe wirkt, die mit dem

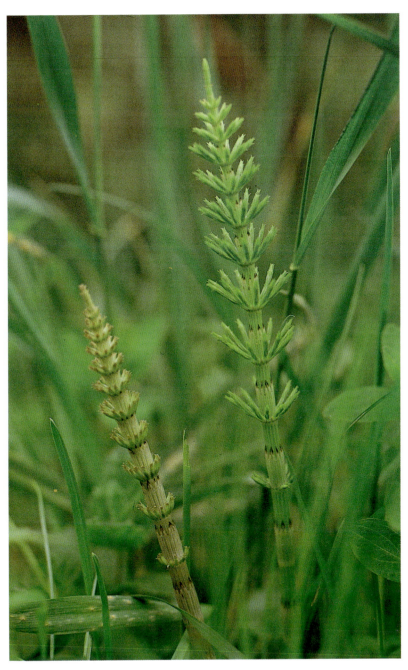

Zinnkraut oder Ackerschachtelhalm
Equisetum arvense

Knochensystem in engster Verbindung stehen: den Nieren? Wann und wo immer Knochen und Gelenke zu schwach sind und degenerative Prozesse stattfinden, findet sich der Ausgangspunkt der Erkrankung in einem Energiedefizit der Nieren. Schwache Nieren sind psychisch mit Angst verbunden, und Angst läßt einem ›die Knochen weich werden‹.

Innerliche Anwendung

Es ist also nicht abwegig, chronische Leiden des Bewegungsapparates wie Rheuma, Gicht, Arthritis und Arthrose mit nierenanregenden, harntreibenden und ausleitenden Heilpflanzen zu behandeln, auch wenn die Medizin heute der Auffassung ist, sie auf Autoimmunisierungsprozesse und Stoffwechselentgleisungen zurückführen zu müssen. Chronische Leiden des Bewegungsapparats

Tee aus Zinnkraut ist ideal zur Durchspülung bei bakteriellen und entzündlichen Erkrankungen der Nieren und der ableitenden Harnwege, ebenso bei Nierengrieß. Auch zur Beseitigung von Wasseransammlungen, zum Beispiel nach Traumen, ist Zinnkrauttee geeignet, sofern diese Ödeme nicht Folgen von eingeschränkter Herz- und Nierentätigkeit sind.

Zinnkrauttee

Gegenanzeige: Ödeme

Äußerliche Anwendung

Die Wirkung auf entzündete oder für Infekte anfällige Nieren kann noch gesteigert werden, wenn man zweimal wöchentlich ein Zinnkraut-Sitzbad nimmt. (Wie es gemacht wird, wird in Kapitel 13, Seite 241 f. beschrieben.)

Sitzbad für die Nieren

Die äußere Anwendung von Zinnkraut-Dekokt ist auch als unterstützende Behandlung bei schlecht heilenden Wunden anerkannt. Besonders bei großflächigen Hautschäden, bei Ekzemen und eitrigen Wunden an Füßen und Beinen, an denen alte Menschen oft leiden, haben sich Bäder, Waschungen oder Umschläge mit Zinnkraut hervorragend bewährt.

Wunden und Hautschäden

Zunächst wird in jedem Fall eine Handvoll Zinnkraut in ein bis zwei Liter Wasser zehn Minuten lang aufgekocht. Dann gießt man den Kräutersud durch ein Küchensieb und läßt ihn auf Körpertemperatur abkühlen. Je nach Körperteil, an dem sich die offene Stelle befindet, macht man mit dem Dekokt einen feuchten Umschlag (genauso, wie es für den Arnika-Umschlag in Kapitel 15, Seite 282 f., und Kapitel 8, Seite 142 f., gezeigt und beschrieben wird) oder ein Bad – gut beim offenen Bein – oder eine Wundwaschung. Dafür stellt der Patient sein Bein in eine große Waschschüssel oder in das Duschbecken – oder hält den betroffenen Körperteil über ein Waschbecken –, und ein

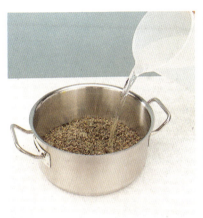

1

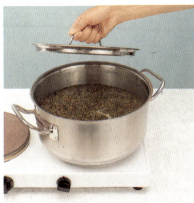

2

Kräuterbad (Zinnkraut-Sitzbad)

1 Kräuter mit kaltem Wasser ansetzen, mehrere Stunden oder über Nacht ausziehen lassen
2 zum Kochen bringen und zugedeckt ziehen lassen
3 Kräuter absieben und Dekokt in die Badewanne oder Sitzbadewanne gießen, mit körperwarmem Wasser auffüllen

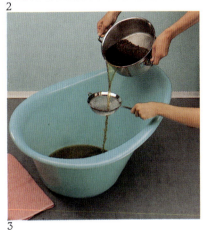

3

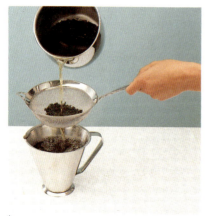

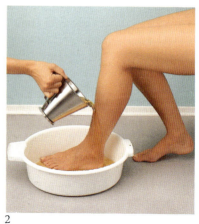

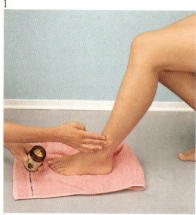

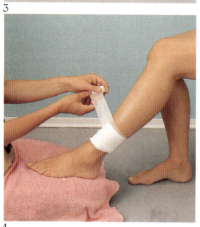

Wundwaschung mit Kräuterdekokt

1. nach Ablauf der Extraktionszeit Kräuter absieben, Kräutersud auf Körpertemperatur abkühlen lassen
2. sehr langsam über die Wunde gießen
3. Wunde und Wundränder mit Ringelblumensalbe bestreichen oder eine mit Salbe bestrichene Mullbinde auflegen
4. Wunde neu verbinden

Helfer gießt das Kräuterdekokt aus einem Schnabelgefäß sehr langsam über die Wunde.

Ist alle Flüssigkeit verbraucht, wird die Wunde vorsichtig mit Ringelblumensalbe bestrichen, besonders an den Wundrändern (siehe auch Kapitel 16). Noch besser ist es, etwas Salbe auf ein Mulläppchen zu streichen und die Wunde damit zu bedecken. Danach wird ein neuer Verband angelegt.

Diese kombinierte Wundbehandlung aus feuchtem Umschlag oder Wundwaschung mit anschließendem Bestreichen mit Ringelblumensalbe hat schon in vielen langwierigen und hoffnungslosen Fällen geholfen.

Weitere Kräuter zur Blutreinigung

Bärlauch, Birkenblätter, Schlüsselblume, Holunderblüten

Neben den drei beschriebenen Klassikern der Blutreinigung gibt es noch etliche andere Kräuter, die im selben Sinne wirken und eine Teemischung zu Wohlgeschmack abrunden: Bärlauch, Birkenblätter, Schlüsselblume und Holunderblüten. Die beiden letzteren sind liebliche, köstlich duftende Frühlingsboten, die nur im Mai für ein paar Wochen frisch zu ernten sind (siehe Kapitel 6 und 13). Auch Birkenblätter werden nur verwendet, solange sie noch ganz zart und hellgrün sind. Bärlauch ist ein wilder Verwandter des Knoblauchs (mit ebenso intensivem Geruch!); sein Erscheinen beschränkt sich ebenfalls auf Mai bis Anfang Juni.

Daraus bereitet man entweder eine Tinktur, die trägen und schwachen Verdauungsorganen wieder auf die Sprünge hilft, oder man ißt wiederum die Blätter des Bärlauchs frisch und fügt sie kleingeschnitten dem Salat bei. Die reinigende und aktivierende Wirkung von Bärlauch ist wirklich verblüffend.

Auch Schwedenbitter-Kräuterelixier darf natürlich an dieser Stelle nicht vergessen werden als ein höchst wirksames Mittel zur Blutreinigung und Entschlackung, das am besten verdünnt in einer Tasse Kräutertee eingenommen wird. (Ausführlicheres über das Schwedenbitter-Kräuterelixier in Kapitel 8.)

Teerezepturen für die Frühjahrskur

Zum Schluß des Kapitels über Reinigung, Entschlackung und Entgiftung führen wir unsere besten Teerezepte für die Frühjahrskur an. Natürlich ist es auch sinnvoll, sie zu jeder anderen Zeit im Jahr zu trinken, wenn man fühlt, daß man es nötig hat.

Der Fastentee ist eine Mischung, die wir besonders für jede Art von Heilfasten empfehlen. Da beim Fasten Blutdruck und Kreislauf manchmal vorübergehend etwas labil sind, haben wir Weißdorn hinzugefügt, um diese Tendenz auszugleichen. *Fastentee*

Von diesem Tee sollte man etwa fünf Tassen pro Tag trinken.

Fastentee

Weißdornblätter mit Blüten	21,0 g
Brennesselblätter	19,0 g
Schachtelhalmkraut	18,0 g
Brombeerblätter	16,0 g
Mariendistelsamen	13,0 g
Goldrutenkraut	11,0 g
Kornblumenblüten	2,0 g

Für Menschen, die eine ›Schlankheitskur‹ machen möchten, haben wir noch einen speziellen Tee entwickelt, der sich als begleitende Maßnahme mit jeder Diät zur Gewichtsreduzierung kombinieren läßt. Er entwässert und entschlackt kräftig und auf natürliche Weise, ohne dem Organismus im geringsten zu schaden, was bei chemischen Präparaten oft der Fall ist, besonders, wenn solche entwässernde Mittel von schlankheitsbegierigen Menschen zum ›Abnehmen‹ mißbraucht werden. Bedenken Sie bitte auch beim Gebrauch des folgenden Tees, daß er kein Wundermittel zum Schlankwerden sein kann. Es führt nun einmal kein Weg um die physiologische Tatsache herum, daß der Körper Fettdepots nur dann abbaut, wenn er weniger Nährsubstanzen aufnimmt, als er verbraucht. *Schlankheitstee*

Tee zur Begleitung einer Schlankheitskur

Birkenblätter	20 g
Himbeerblätter	20 g
Schlehenblüten	15 g
Hauhechelwurzel	15 g
Artischockenkraut	10 g
Goldrutenkraut	10 g
Hagebuttenfrüchte	5 g
Ringelblumenblüten	5 g

Auch von dieser Teemischung sollten täglich etwa fünf Tassen getrunken werden.

Für Menschen, die aus persönlichen oder medizinischen Gründen Übergewicht abbauen möchten oder müssen, ist es von entscheidender Bedeutung, den Organismus dahingehend zu unterstützen, daß er nicht nur die Massen angesammelter Fettzellen, sondern auch die darin deponierten Toxine und Stoffwechselschlacken abbauen und ausscheiden kann. Ohne eine subtile, aber wirksame, ständige Anregung kann ein träge gewordener Stoffwechsel diese Arbeit nicht leisten. Bekanntlich hängt der Erfolg einer Schlankheitskur ganz wesentlich davon ab, ob es gelingt, eine generelle Säuberung, Umstimmung und Vitalisierung des Organismus und damit auch einen psychischen Aufschwung zu erreichen.

Blutreinigungstee

Der folgende Tee ist ideal für alle, die sich eine ständige Reinigung ihres Organismus zur Pflicht machen. Die Dosierung liegt bei drei bis fünf Tassen pro Tag.

Blutreinigungstee

Löwenzahnwurzel mit Kraut	26 g
Himbeerblätter	21 g
Brennesselblätter	19 g
Birkenblätter	18 g
Holunderblüten	13 g
Ringelblumenblüten	2 g
Kornblumenblüten	1 g

Dieser herrliche Frühjahrstee ist besonders wirksam und fein im Geschmack, wenn er aus frischen Kräutern zusammengestellt wird.

> Bei allen drei vorgenannten Teemischungen ist zu beachten, daß sie nicht geeignet sind zur Ausschwemmung von Wasseransammlungen im Gewebe (Ödeme), die eine Folge von eingeschränkter Herz- oder Nierentätigkeit sind.

Tee bei Hautleiden

Auch unreine Haut gehört in den Indikationsbereich der Blutreinigung. Es ist bekannt, daß zwischen Nieren einerseits und Haut und Schleimhäuten andererseits eine intensive Wechselbeziehung besteht. Unreine Haut und chronische Hauterkrankungen kommen von innen und können durch äußerlich angewandte Salben allerhöchstens beruhigt, nicht aber geheilt werden. Die Hauterkrankung an sich ist als Symptom einer krankhaften Stoffwechsellage zu verstehen und bessert sich oft durch Anregung der ausscheidenden Organe Leber und Nieren.

Tee für Hautleiden und unreine Haut

Brennesselkraut	15 g
Schachtelhalmkraut	15 g
Goldrutenkraut	15 g
Löwenzahnwurzel mit Kraut	15 g
Weiße Taubnesselblüten	10 g
Mädesüßkraut	10 g
Labkraut	10 g
Hagebuttenfrüchte	5 g
Ringelblumenblüten	5 g

Dieser Tee sollte in einer Dosierung von drei bis fünf Tassen pro Tag über mehrere Wochen getrunken werden.

Tee bei Akne

Akne ist eine sehr häufige Form von unreiner Haut, sie stellt aber insofern einen Sonderfall dar, als sie auf einem hormonellen Ungleichgewicht beruht. In aller Regel verschwindet sie daher nach Ablauf der Pubertät ebenso allmählich, wie sie gekommen ist. Dennoch möchten wir an dieser Stelle auch dafür eine Teemischung anführen:

Akne-Tee

Frauenmantelkraut	40 g
Weiße Taubnesselblüten	30 g
Wildes Stiefmütterchenkraut	30 g

Wenn Sie zwei bis drei Tassen dieser Rezeptur über mehrere Wochen trinken, wird Ihre Haut sich deutlich verbessern.

In den meisten Fällen von Hautkrankheiten und Störungen des Hautbildes können deutliche Besserungen erzielt werden, wenn man entweder die Ernährung umstellt auf frische, lebendige, vitalstoffreiche Kost, ein Heilfasten oder eine längerfristige Blutreinigungskur durchführt.

Den Glücklichen, die einen sauberen, nicht mit Pestiziden oder Autoabgasen verunreinigten Garten besitzen, empfehlen wir in jedem Falle, die unkomplizierten Frühlingskräuter zu kultivieren. Meist genügt es, sie einfach als ›Unkraut‹ wachsen zu lassen und frisch für Blutreinigungstees zu verwenden. Praktisch heißt das, daß Sie im Mai und Juni morgens in ihren Garten gehen, hier und dort ein paar Blätter pflücken, etwa von der Brennessel (mit einem Gartenhandschuh), vom Birkenbaum, vom Brombeerstrauch, ein paar Weißdornblüten zupfen und eine Blütendolde vom Holunder brechen. Die Mischung kann täglich ein bißchen anders sein. Ihre ›Ernte‹ geben Sie in einen Krug, übergießen sie mit kochendem Wasser und lassen drei bis höchstens fünf Minuten ziehen. Danach haben Sie einen köstlich duftenden, aromatischen Tee, der Sie wahrlich anregt, entschlackt und verjüngt.

6. Kapitel
Die Abwehrkraft stärken

»Lisch das Feuer, solange es glimmt.«

LEO TOLSTOI

Über lange Zeit glaubten die Ärzte, die Übertragung von Bakterien und Viren sei die Ursache für Erkältungskrankheiten und ansteckende Krankheiten im allgemeinen. Folge davon war ein verheerender Mißbrauch von Antibiotika, der allen Industrienationen, allen voran aber dem amerikanischen Volk einen irreparablen Gesundheitsschaden zugefügt hat – mit *Candida albicans* (Sproßpilz, wichtigster Erreger der übertragbaren Pilzerkrankung Soor) und mit einer enormen Zunahme von Allergien als Spätfolgen.

Mißbrauch von Antibiotika

Der wilde Drang, diese feindlichen Mikroorganismen zu töten, zu zerstören und von sich fernzuhalten, treibt auch heute noch im Bewußtsein vieler Patienten und Mediziner sein Unwesen, obwohl wir heute wissen, daß der Faktor, der darüber entscheidet; ob wir angesteckt werden oder nicht, keineswegs die Anwesenheit von Bakterien und Viren ist, sondern die Abwehrlage unseres Organismus. Und dies sagte schon vor 100 Jahren der französische Forscher und Physiologe Claude Bernard: »Der Erreger ist nichts, das Milieu ist alles.« Das bedeutet: Der Erreger ist unwichtig, was zählt, ist der Boden, auf dem er gedeihen kann.

Abwehrlage des Organismus

Im Zeitalter von Aids und Krebs sind wir endlich zu der Erkenntnis gekommen, daß unsere Gesundheit auf Dauer von der Reaktionsfähigkeit unseres Immunsystems abhängt.

Das Immunsystem des menschlichen Körpers

Das Immunsystem unseres Körpers ist ein präzise funktionierendes Abwehrsystem, das gewährleistet, daß der Organismus nicht ständig von Fremdkörpern und Krankheitskeimen, wie Bakterien, Viren, Pilzen und Parasiten, überflutet wird. Die ›Feinde‹ kommen nicht nur von außen: auch innerhalb des Körpers gibt es abgestorbene oder entartete Zellen (Krebszellen), die das Immunsystem ausschalten muß. Ohne unser Immunsystem könnten wir nicht leben und ohne es gäbe es auch keinen Heilungs- oder Genesungsprozeß. Das ist der Grund, warum die gefährlichsten Krankheiten unserer Zeit diejenigen sind, bei denen das körpereigene Abwehrsystem selbst unterwandert, schwerwiegend geschwächt oder vollkommen zerstört wird.

Spezifisches Immunsystem

Unser Immunsystem wird unterschieden in das spezifische und das unspezifische Immunsystem. Das spezifische Immunsystem bildet einen speziellen Antikörper gegen einen ganz bestimmten Eindringling. Da es ein ›Gedächtnis‹ hat und in der Lage ist, eine Zelle an ihrer Oberfläche als körperfremden Feind zu identifizieren, ist es auch bei einer wiederholten Infektion mit diesem Erreger in der Lage, ihn sofort unschädlich zu machen. Das ist der Grund, weshalb wir zum Beispiel Kinderkrankheiten nur einmal im Leben bekommen. Auch Impfungen wirken über diesen Mechanismus. Bei einer sogenannten aktiven Impfung werden durch eine absichtlich herbeigeführte Infektion mit abgeschwächten Erregern bestimmte Antikörper ausgebildet. Ganz so einfach ist es aber nun auch wieder nicht, denn es gibt unter den Krankheitserregern nicht nur Soldaten, die sofort erkannt werden, sondern auch Spione und Spezialagenten. Zu diesen gehören die Viren, die ihre Oberfläche verändern, also gewissermaßen in immer neuen Verkleidungen erscheinen. Ja, sie benutzen sogar körpereigene Zellen als trojanisches Pferd, um sich in den Körper einzuschleichen und sich darin zu vermehren. Diesen Erregern gegenüber ist das spezifische Immunsystem machtlos. Auch hat es einen wesentlichen Nachteil:

Es arbeitet langsam. Bei Erstinfektionen erreicht es seine volle Wirksamkeit erst nach fünf bis vierzehn Tagen.

Wird aber der Körper durch Viren und Krankheitskeime bedroht, die – wie im Falle von Erkältungskrankheiten – die Krankheit bereits 18 bis 48 Stunden nach Ansteckung zum Ausbruch bringen, muß ein Blitzkrieg gegen sie geführt werden. Dazu ist nur das unspezifische Immunsystem in der Lage. Seine ›Hauptagenten‹ sind ›speziell trainierte‹ weiße Blutkörperchen, die sogenannten Makrophagen. Diese überwachen gewissermaßen als ständige Schutztruppe das Eindringen von Krankheitskeimen und fressen sie kurzerhand auf. Je schneller die Eindringlinge beseitigt werden, desto geringer ist die Gefahr, daß die Krankheit ausbricht, das heißt, daß sich Entzündungen, Schmerzen oder Beschwerden einstellen.

Unspezifisches Immunsystem

Der Sonnenhut
(Echinacea purpurea oder *angustifolia)*

In der Pflanzenheilkunde gibt es eine Reihe von Heilkräutern, die ganz speziell eine Stärkung eben dieser körpereigenen Abwehrfunktionen bewirken. Die bekannteste Heilpflanze ist heute der Sonnenhut. Besser bekannt als ihr deutscher Name ist die botanische Bezeichnung *Echinacea purpurea* oder *Echinacea angustifolia*. Aufgrund neuester Forschungsergebnisse wird auch *Echinacea palliola* verwendet. Obwohl sie nicht zu den traditionellen Kräutern der Volksheilkunde gehört, sondern uns erst seit relativ kurzer Zeit bekannt ist, weiß man eine Menge über ihre Wirkmechanismen, da über Echinacea in den letzten Jahrzehnten sehr intensiv geforscht wurde.

Echinacea stammt aus Nordamerika. Die Blätter und Wurzeln dieser Pflanze wurden schon immer von den Indianern als Arznei zur Heilung von Wunden aller Art benutzt. In Europa gibt es den Sonnenhut nicht wild, dafür wird er in vielen Gärten als hübsche und sehr dekorative Staude gezogen, die viele Monate lang in Blüte steht. Für medizinische Zwecke wird er in großen Mengen angebaut. Man verwendet entweder die Wurzel oder die ganze

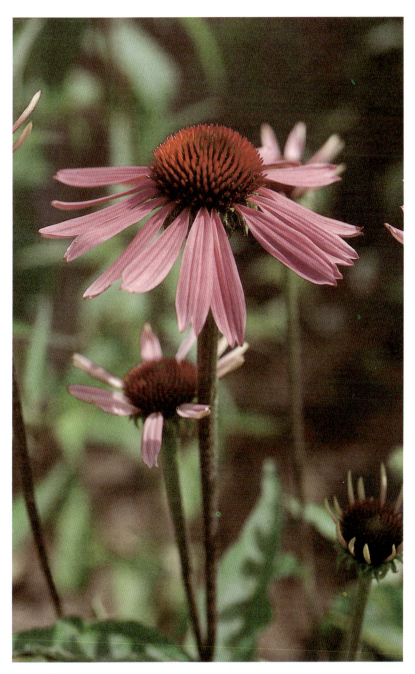

Sonnenhut
Echinacea purpurea

Pflanze (Herba) und extrahiert sie in Alkohol, denn der wäßrige Extrakt (Tee) bringt im Vergleich dazu nur sehr unbefriedigende Ergebnisse.

Innerliche Anwendung

Der Sonnenhut ist in der Lage, das unspezifische Immunsystem zu aktivieren und zu kräftigen. Sowohl anhand von Tierexperimenten als auch in zahlreichen klinischen Untersuchungen konnte nachgewiesen werden, daß der Frischpflanzenextrakt aus dem Kraut und der Wurzel der Echinacea die Schlagkraft der weißen Blutkörperchen erhöht. Dadurch gelingt es oft, den Ausbruch einer Krankheit ganz zu verhindern oder wenigstens ihre Dauer erheblich zu verkürzen bzw. die Heftigkeit der Symptome abzuschwächen. Wann immer eine Erkältung oder Grippe im Anzug ist, sollte man als Basistherapie Echinacea-Tinktur einnehmen. Sie überzeugt als ein natürlich wirkendes Immunstimulans, das auf indirektem Wege Erkältungskrankheiten und Infektionen entgegenwirkt, indem es die körpereigenen Abwehrkräfte aktiviert. Wichtig ist deshalb, bei einem grippalen Infekt ebensoschnell zu reagieren wie unsere Killerzellen, und sie durch Einnehmen der Echinacea-Tropfen zu unterstützen. Noch besser ist es, bereits vor einer Ansteckung das unspezifische Abwehrsystem in Hochform zu bringen, zum Beispiel wenn im Büro alle um Sie herum schnupfen und niesen, wenn in der Schule viele Kinder fehlen oder wenn sich bei Wetterumschlag ein Familienmitglied besonders schlapp fühlt. Reine Echinacea-Tinktur ist das Mittel der Wahl. Oft wird Echinacea-Extrakt auch mit anderen Pflanzentinkturen gemischt oder in homöopathischen Kombinationspräparaten verwendet.

Basistherapie Echinacea-Tinktur

Grippaler Infekt

Wenn Sie Echinacea-Tinktur vorbeugend einnehmen, ist die Dosierung dreimal täglich 20 Tropfen.
Sehr hilfreich ist dieses Mittel auch auf weiten Reisen. Wird dabei das vegetative Nervensystem durch Zeitumstellung und Schlafmangel besonders belastet und der

Reisebegleiter

> Wenn Sie bereits erste Anzeichen einer Erkältung verspüren, warten Sie keine Stunde länger, und nehmen Sie zunächst 50 Tropfen Echinacea-Tinktur, danach stündlich 10 Tropfen. Diese Einnahme sollten Sie ein bis drei Tage weiterführen, bis sich die Symptome deutlich gebessert haben, dann können Sie die Dosis auf dreimal täglich 20 Tropfen reduzieren, bis der Infekt völlig überwunden ist. Es sind keinerlei Nebenwirkungen bekannt, auch nicht bei Dauergebrauch.

Körper zusätzlich starken Temperaturschwankungen und Klimawechseln ausgesetzt, holt man sich sehr leicht eine ›Erkältung‹. Haben Sie aber Ihre Echinacea-Tinktur dabei, sind Sie dagegen gewappnet!

Eigene Erfahrungen

In den letzten Jahren hatten wir immer wieder große Erfolge mit Echinacea-Präparaten bei unseren Kindern. Wann immer sie berichteten, daß in Schule oder Kindergarten viele Kinder Schnupfen und Husten hatten, verabreichten wir ihnen Echinacea-Tropfen, und in all den Jahren hatten wir keinen einzigen Fall einer richtigen massiven Erkältung in unsrer Familie.

Früher war ich (Peter) immer sehr anfällig für Erkältungskrankheiten, wenn ich unter Streß stand. Jedesmal, wenn ich eine längere Geschäftsreise ins Ausland plante, vorher noch viel erledigt werden mußte und sämtliche Arbeiten und Aktivitäten auf diesen bestimmten Termin zuliefen, bekam ich Erkältungssymptome: Fieberbläschen an den Lippen, beginnenden Schnupfen mit Kopfdruck, Anfälle von leichtem Fieber und Schüttelfrost und ein ganz bestimmtes Gefühl von Abgeschlagenheit. Mit der Zeit lernte ich immer besser, mit dieser Situation umzugehen. Wenn es mich am Anfang eine ganze Woche gekostet hatte, die Krise zu überwinden, brauchte ich später, als ich Echinacea-Tinktur benutzte, nur noch drei bis vier Tage und schließlich nur noch einen Tag, um mit den

Streßfolgen fertig zu werden. Mit Hilfe der Echinacea-Tropfen, die ich immer griffbereit habe, kann ich heute auch Zeiten von intensivem Streß ziemlich gut handhaben, ohne daß mir mein Immunsystem einen Strich durch die Rechnung macht.

Im übrigen kann man derartige Beobachtungen nicht nur an sich selbst machen: Amerikanische Psychologen haben neuerdings wissenschaftlich nachgewiesen, daß es eine sogenannte Psycho-Immunität gibt. Zunächst einmal wurde eindeutig festgestellt, daß intensiver physischer oder emotionaler Streß die Abwehrkraft des Körpers ungünstig beeinflussen. Darüber hinaus haben entsprechende Versuche gezeigt, daß ein schlecht funktionierendes, inaktives Immunsystem, wie etwa das eines Krebspatienten, vitalisiert und mobilisiert werden kann, wenn man täglich bestimmte Gedankenmuster und positive Emotionen übt. Es ist also keineswegs die Ausgeburt eines mit Science fictions überfütterten Hirns, sich intensiv und anschaulich vorzustellen, wie die eigenen weißen Blutkörperchen ein Heer von Krebszellen umstellen, Lichtsignale aussenden, um Verstärkung aus den eigenen Reihen zu holen und die Feinde schließlich zerstören, indem sie diese einfach verschlingen und verdauen. Dies sind Methoden der Psycho-Immunologie, die durchaus ihre Wirkung haben! Durch Pflanzenarzneien kann man sie noch zusätzlich verstärken.

Psycho-Immunität

Weitere Maßnahmen zur Aktivierung des Immunsystems

Erkältungskrankheiten und grippale Infekte kündigen sich im allgemeinen an durch Schnupfen, Halsschmerzen, Heiserkeit, Husten und ein allgemeines Gefühl der Müdigkeit und Zerschlagenheit. Häufig, besonders bei Kindern, kommen noch Ohrenschmerzen dazu (Mittelohrentzündung); manchmal sind diese Symptome begleitet von mehr oder weniger hohem Fieber. Neben der Abwehrkraftsteigerung durch Echinacea-Tropfen gibt es natürlich noch einige andere Heilkräuter und Behandlungstricks,

Krankheitssymptome

Hilfreiche Tees die demselben Zweck dienen. Hier sind vor allem Teemischungen zu nennen, aber auch verschiedene Bäder mit Kräuterzusätzen.

Erkältungstee I

Hagebuttenfrüchte mit Samen	20 g
Holunderblüten	15 g
Kamillenblüten	15 g
Lindenblüten	15 g
Brombeerblätter	10 g
Salbeiblätter	10 g
Weidenrinde	10 g
Hibiskusblüten	5 g

Tee für Kinder Die zweite Rezeptur für einen Erkältungstee ist besonders wohlschmeckend und daher sehr gut für Kinder geeignet. Ein Teelöffel Honig kann die Wirkung noch verstärken. Der Tee wirkt entzündungshemmend und fördert das Schwitzen.

Erkältungstee II

Lindenblüten	20 g
Königskerzenblüten	20 g
Holunderblüten	20 g
Hagebutten	20 g
Thymiankraut	20 g

Äußerliche Maßnahmen

Erkältungsfußbad Wenn man in der kalten Jahreszeit nasse Füße bekommen hat, sich durchgefroren fühlt und durch und durch fröstelt, ist ein heißes Fußbad mit Linden- und Holunderblüten eine Wohltat. Dazu werden die beiden Kräuter gemischt und eine Tasse voll davon mit kochend heißem Wasser überbrüht. Zehn Minuten ziehen lassen; danach wird die Kräuterinfusion in ein Fußbadebecken oder einen Waschbottich gegossen und mit warmem Wasser aufgefüllt, so daß das Wasser bis an die Waden reicht. Dann stellt man die Füße für zehn bis fünfzehn Minuten hinein, was als äußerst angenehm empfunden wird. Anschließend werden die Füße leicht abgetrocknet und warme Wollsocken übergezogen.

Aus der Fußzonen-Reflextherapie wissen wir, daß sich auf unseren Fußsohlen höchst empfindliche Punkte befinden, die sogenannten Reflexzonen, die durch Massage oder thermische Reize stimuliert werden können und die energetisch mit sämtlichen Organen des Körpers in enger Verbindung stehen. Daher ist es nicht verwunderlich, daß abwehrkraftstimulierende Kräuter sehr effektiv über die Fußsohle auf den Organismus einwirken, oft sogar stärker als ein Tee. Ideal ist es, beides zu kombinieren und während des Fußbades zwei Tassen Holunder-Lindenblüten-Tee mit Honig zu trinken. Beide Kräuter wirken stark schweißtreibend. Das entscheidende bei diesen beiden Maßnahmen ist die Anregung des natürlichen Ausscheidungsmechanismus Schwitzen. Der Körper muß also im Anschluß an Bad und Tee Ruhe haben, um reagieren zu können.

<small>Fußzonen-Reflex-Therapie</small>

<small>Schweißtreibender Tee</small>

Die Linde
(Tilia platyphyllos und *Tilia cordata)*

Der Lindenbaum ist bei uns sehr verbreitet und bekannt, ranken sich doch um ihn zahlreiche romantische Lieder, Gedichte und Volkssagen. Aus heidnischer Zeit ist diesem Baum eine starke Symbolkraft geblieben. Heilkraft steckt vor allem in seinen Blüten, die man von beiden bei uns vorkommenden Arten, der Sommerlinde *(Tilia platyphyllos)* und der Winterlinde *(Tilia cordata),* ernten kann. Falls Sie die Lindenblüten selbst sammeln wollen, sollten Sie auf den richtigen Zeitpunkt achten: Wenn die Mehrzahl der Blüten sich gerade geöffnet hat, enthalten sie die meisten Wirkstoffe. Typisches Erkennungsmerkmal der Lindenblüten ist ihr lieblicher, honigartiger Duft und das pergamentartige Hochblatt, das zu jedem Blütenbüschel dazugehört.

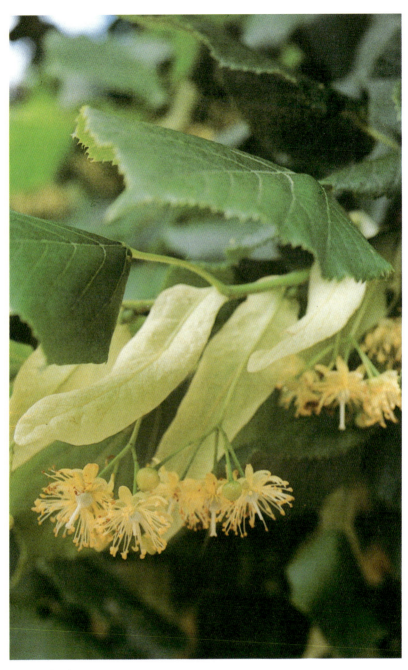

Sommerlinde
Tilia platyphyllos

Der Holunder
(Sambucus nigra)

Auch der Holunderbusch ist eine uralte, sagenumwobene Hauspflanze. Manchmal wird er sehr hoch und sieht mehr wie ein Baum aus. Er trägt seine großen, flachen Scheindolden mit den winzigen, weißlichen Blüten und dem intensiven, sehr eigenen Duft im Mai und Juni. Wenn sie nicht gesammelt wurden, um daraus ›Schwitztee‹ oder Holunderblütensirup zu kochen (siehe Kapitel 17, Seite 314 f.), werden im Herbst aus den Blüten schwarzglänzende runde Beeren, die mit Vorliebe von Vögeln gefressen werden. Ißt man die Beeren roh, wirken sie abführend, nicht aber, wenn man sie einkocht. Zusammen mit Birnenschnitzen und Zwetschgen zubereitet, ist Holunderkompott eine köstliche und gesunde, weil mineralreiche Nachspeise. In alten Zeiten galt der Holunderbusch als Sitz der Hausgötter, weshalb er noch heute an vielen Bauernhöfen zu finden ist, häufig an der Rückwand von Stall oder Scheune.

Innerliche Anwendung von Linden- und Holunderblüte

Holunder- und Lindenblüten werden fast immer zusammen verwendet. Sie sind hervorragende Heilmittel bei Erkältungskrankheiten. Auch sie regen die Abwehrkraft an und stimulieren den Körper zu vermehrter Ausscheidung durch Schwitzen. R. F. Weiss berichtet in seinem Kräuterbuch-Klassiker ›Lehrbuch der Phytotherapie‹ von einem Versuch, den zwei Kinderärzte aus Chicago, Dr. Traismann und Dr. Hardy, durchführten. Es handelte sich um eine vergleichende Studie, bei der »55 Kinder mit grippösen Krankheitszeichen nur mit Bettruhe, Lindenblütentee und höchstens zusätzlich mit ein bis zwei Tabletten Aspirin behandelt wurden. 37 Kinder erhielten außer diesen gleichen Maßnahmen noch Sulfonamide und 67 weitere ausschließlich Antibiotika. Nun zeigte es sich, zur eigenen

Tee

Vergleichsstudie

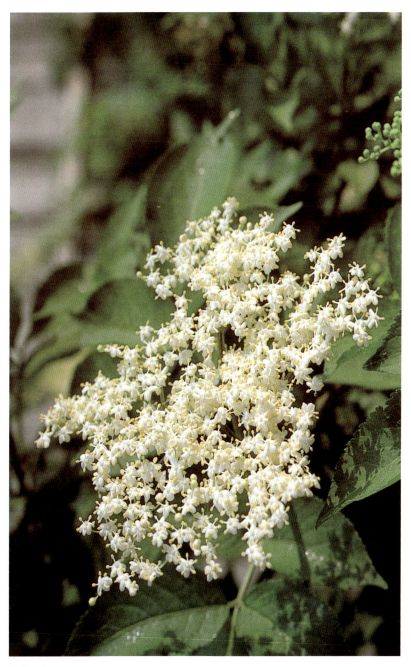

Holunder
Sambucus nigra

Überraschung der Autoren, daß die mit Lindenblütentee und Bettruhe behandelten Kinder deutlich am raschesten gesund wurden und am wenigsten Komplikationen bekamen, wie Mittelohrentzündung und dergleichen. Bei der chemotherapeutischen und antibiotischen Behandlung brauchten die Kinder längere Zeit, um den Infekt zu überwinden, und Komplikationen waren häufiger.

Die Autoren stellten abschließend fest: 10:1 für Lindenblütentee!«

Der Tee aus Linden- und Holunderblüten sollte so heiß wie möglich getrunken werden, wobei man erst nach zwei bis drei Tassen den Schwitzeffekt spürt. Der wohlschmeckende, honiggesüßte Tee eignet sich besonders gut für kleine Kinder und Säuglinge.   **Dosierung**

Im übrigen fördern zwei Tassen dieses Tees auch das Schwitzen in der Sauna, wenn man sie ½ bis ¼ Stunde vorher trinkt.

Der Thymian
(Thymus vulgaris)

Thymian ist eine der ganz alten Heilpflanzen. Er stammt aus den Mittelmeerländern und wächst bei viel Sonne auf trockenem, kargem und felsigem Boden. Bereits im Altertum bei den griechischen Ärzten Hippokrates, Theophrast und Dioskurides war er als Heilmittel hochangesehen. Im Mittelalter wurde Thymian in den Schriften des Alchemisten Albertus Magnus und der heiligen Hildegard von Bingen gerühmt. In Klostergärten wurde er über Jahrhunderte mit Sorgfalt angebaut. Seine schleimlösende und auswurffördernde Wirkung bei Husten und Bronchitis ist auch nach den Kriterien heutiger Wissenschaft bewiesen. Seine hustenreizlindernde und krampfstillende Wirkung ist sogar bei Keuchhusten anerkannt. Als Bad wirkt er daneben auch nervenstärkend und beeinflußt entzündliche Hautveränderungen sehr positiv. Thymian ist auch als würziges Küchenkraut beliebt, da es hilft, Speisen besser zu verdauen.

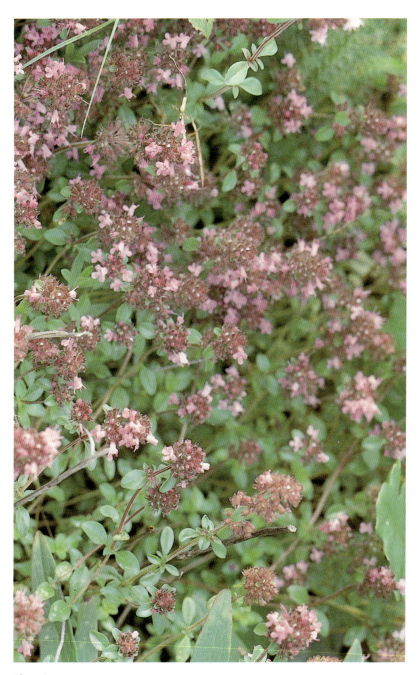

Thymian
Thymus vulgaris

Äußerliche Anwendung

Das Thymian-Vollbad ist ein ebenso altbewährtes Mittel, um Erkältungen im Anfangsstadium abzufangen. Für ein solches Erkältungsbad benutzt man entweder einen fertigen Thymian-Badeextrakt oder bereitet eine starke Infusion aus zwei Tassen getrocknetem Thymiankraut und zwei Liter kochend heißem Wasser. Das Kraut überbrühen, zehn Minuten bedeckt (!) ziehen lassen, abseihen, in die Badewanne gießen und mit warmem Wasser in Körpertemperatur auffüllen.

Nach dem Bad nicht abtrocknen, sondern im Bademantel oder in ein Badetuch gewickelt ins Bett legen und gut zudecken!

Erkältungsbad

Zubereitung

> **Eine halbe bis eine Stunde sollte der Körper Ruhe haben zum Nachschwitzen. Dies ist sehr wichtig, denn ohne diese zweite Phase wäre die ganze Prozedur umsonst.**
>
> **Da Thymian unter anderem auch kreislaufanregend wirkt, sollten Sie darauf eingestellt sein, unter Umständen nicht gleich nach dem Bad einschlafen zu können. Das Bad darf nicht öfter als einmal pro Tag durchgeführt werden.**

Während des Thymianbades werden durch das heiße Wasser die ätherischen Öle freigesetzt und durch sämtliche Poren der Haut absorbiert. Gleichzeitig gelangen die heilsamen Dämpfe über die oberen Atemwege an die entzündeten Schleimhäute des Nasen- und Rachenraumes, um dort ihre antibakterielle Wirkung zu entfalten. So wird auch akuter Schnupfen gelindert. Bei Husten und Bronchitis wirkt das Bad schleim- und krampflösend. Wir haben oft beobachtet, daß Kinder mit Bronchitis, Krupphusten oder Asthma besonders günstig auf Thymianbäder reagieren. Da der Körper die Wirkstoffe nicht wie bei der innerlichen Einnahme über die Verdauungsorgane aufnimmt, sondern sie mit seiner gesamten Hautoberfläche absorbiert, ist ein Kräuterbad oft erstaunlich wirksam. (Siehe auch Melissebad, Kapitel 9, Seite 150f.)

Atemwege-Therapie

Fieber natürlich behandeln

Heilungs-prozeß Fieber

Wenn eine massive Erkältung von Fieber begleitet wird, so ist dies als positives Zeichen eines intakten Abwehrsystems zu werten. Denn Fieber ist eine der wichtigsten und wirkungsvollsten Abwehrreaktionen des Körpers. Durch die Erhöhung der Körpertemperatur um 1°, 2° oder 3°C werden Viren und Bakterien vernichtet und damit der Heilungsprozeß eingeleitet. Es ist daher grundverkehrt, Fieber zu unterdrücken! In der biologischen Krebstherapie werden häufig sogar künstliche Fieberzustände hervorgerufen, um das Immunsystem zu aktivieren. Wie oft erlebt man als Apotheker im Nachtdienst, daß aufgeregte Väter und Mütter für ihre fiebernden Kinder drastisch wirkende

Keine fiebersenkenden Tabletten

fiebersenkende Mittel verlangen! Sie helfen dadurch zwar sich selbst, weil ihre Nachtruhe nicht mehr so oft gestört wird, aber dem Kind tun sie damit keinen Gefallen! Denn ein solches Mittel fällt dem Abwehrsystem des Kindes in den Rücken. Gerade Säuglinge und Kinder sind noch mitten in dem Prozeß, sich ihre Abwehrkraft zu erwerben.

Der Wadenwickel

Ärztliche Versorgung

Steigt das Fieber über 40°C, muß unbedingt ein Arzt hinzugezogen werden. Wenn es für den Gesamtorganismus zu belastend wird, kann man es durch die alte Methode der Wadenwickel ableiten, ohne die Selbstheilungskraft des Körpers zu behindern. Man tränkt zwei Leinentücher (Küchenhandtücher) mit kühlem Wasser und wickelt sie möglichst breit (vom Knöchel bis zum Knie) um die Waden des Patienten. Darüber wird ein trockenes Leinentuch und zuletzt ein Frottee- oder Wolltuch gewickelt. Wenn der Patient die Beine stillhält, erübrigt sich eine Befestigung. Den Wickel 20 Minuten wirken lassen – dann ist er meist trocken – und erneuern. Wadenwickel werden immer an beiden Beinen gleichzeitig gemacht. Wenn das Fieber auf 38,5°C gefallen ist, kann man damit aufhören. Die Bilddemonstration (auf Seite 100) zeigt Schritt für Schritt, wie es gemacht wird.

> Prinzipiell ist zu beachten: Zu Beginn des Wickels müssen die Füße warm sein. Niemals Kaltwasseranwendungen auf kalte Körperteile!

Eine einfachere Form des Wadenwickels ist die feuchte Socke: Baumwoll- oder Wollstrümpfe in kühles Wasser tauchen, ausdrücken und über die Füße ziehen. Darüber ein Paar größere trockene Strümpfe. Sobald es nicht mehr kühlt, wieder auszuziehen und erneuern.

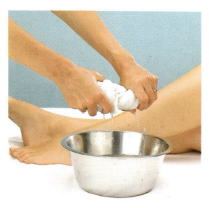

1

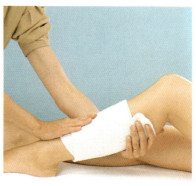

2

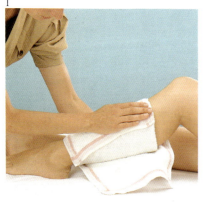

3

Wadenwickel bei Fieber

1 zwei kleine Leinentücher in kühles Wasser tauchen, auswringen
2 flach und breit um jede Wade legen
3 ein trockenes Leinentuch darüberwickeln, dann ein trockenes Frotteetuch

Getränke bei Fieber

Fiebernde Patienten haben keinen Appetit, dafür aber großen Durst. Man kann ihnen außer den empfohlenen Teemischungen auch Hagebuttentee mit Honig, Brennesseltee mit Honig und einem Spritzer Zitronensaft oder Vitamin-C-reiche Obstsäfte zu trinken geben (Sanddorn-, Acerolakirsche, Orangensaft). Sehr empfehlenswert sind auch ein bis zwei Gläser frisch gepreßter Rote-Bete- oder Karottensaft (Karottensaft muß einen Spritzer Sahne oder Öl dazubekommen, damit die Carotinoide an das Fett gebunden und so absorbiert werden können).

Ernährung bei akuten Infektionskrankheiten

Was die Ernährung während einer akuten Infektion betrifft, so galt lange Zeit der Grundsatz »Essen, um wieder zu Kräften zu kommen«. Heute wissen wir, daß Appetitlosigkeit eine sehr weise Reaktion unseres Körpers ist. Er konzentriert sich nämlich mit allen seinen Kräften auf die Krankheitsbekämpfung und schaltet von selbst um auf Fasten. Klug sind wir, wenn wir diese Appetitlosigkeit als Energiesparmaßnahme des Körpers erkennen und ihn nicht mit zusätzlichen Aufgaben, wie der Verdauung von Speisen, belasten.

Ernährung in der Rekonvaleszenz

Wenn der Organismus ›über den Berg‹ ist, stellt sich von selbst Lust auf Frisches, zum Beispiel Salat, Obst und Gemüse ein. Diese Lebensmittel enthalten Vitamine und Mineralien, die der Körper dann besonders braucht; sie regen durch ihre Ballaststoffe die Verdauung an. Sobald eine deutliche Besserung des Allgemeinbefindens eingetreten ist, sollten entgiftende Tees gegeben werden (siehe Kapitel 5). Auch das Kauen von kleinen Stücken echter Honigwabe führt dem Körper eine Menge wichtiger Vitalstoffe zu (Enzyme, Fermente, Vitamine, Hormone).

Maßnahmen zur Steigerung der Körpertemperatur

Verläuft eine Erkältung ohne Fieber, so ist es sinnvoll, den Körper durch eine zeitweilige Überwärmung im Kampf gegen die Erreger zu unterstützen. Dazu haben sich drei Methoden bestens bewährt: das Sauna- oder Dampfbad, das sogenannte Schlenzbad und das ansteigende Fußbad. Sauna- und Dampfbäder mit diversen Kräuterzusätzen kennt man schon Jahrtausende lang bei verschiedenen Völkern, beispielsweise den Eskimos, Finnen, Indianern und Japanern. Heute wie damals sind sie zur Abhärtung des Organismus und zur unterstützenden Behandlung von Erkältungskrankheiten aktuell. Reichert man den Sauna-Aufguß mit ätherischen Ölen von Thymian, Salbei, Fichtennadeln oder Latschenkiefern an, so wirken diese Öle direkt auf die gereizten Schleimhäute der oberen Luftwege.

Überwärmungsmethode

Das Schlenzbad

Das Schlenzbad (nach seiner Erfinderin Maria Schlenz) oder Überwärmungsbad ist eigentlich nur eine Steigerung des zuvor beschriebenen Thymianbades. Die Badetemperatur beträgt zu Beginn 36,5°C und wird allmählich durch Zugabe von heißem Wasser gesteigert bis auf 39°C. Die Badedauer beträgt 30 bis 60 Minuten, bei Kindern weniger. Wichtig ist, daß die Temperatur des Bades nicht fallen darf. Man kann sich dabei mit Bürste oder Luffahandschuh die Haut reiben, bis sie rot ist. Dies wirkt zusammen mit der Dauer des Bades auslaugend auf die Haut, wodurch die Ausscheidungsvorgänge sehr stark angeregt werden. Nach dem Bad wie beim Thymianbad verfahren: ins Bett legen, ruhen und schwitzen! Ein Zusatz von Thymian-Extrakt oder Latschenkiefernöl verstärkt die Wirkung.

Badetemperatur überwachen

Wem ein solches Überwärmungsbad zu anstrengend ist (der Kreislauf wird stark belastet), der kann sich nach demselben Prinzip ein sogenanntes ansteigendes Fußbad

Ansteigendes Fußbad

bereiten. Auch hier muß die Temperatur kontinuierlich steigen und darf nicht fallen. Die Badezeit beträgt 10 bis 15 Minuten. Danach die Füße warmhalten, hinlegen und schwitzen.

> Und hier noch ein wichtiger Hinweis:
> Alle drei dieser natürlichen Reiztherapien sind nur angezeigt bei allgemein gesundem Organismus. Patienten mit Herz-Kreislauf-Erkrankungen und Venenleiden dürfen sie nur mit Einverständnis des Arztes anwenden!

Für den Fall, daß diese abwehrkraftsteigernden Maßnahmen nicht ausreichen und Sie dennoch irgendwann eine richtige Erkältung bekommen, werden wir im folgenden Kapitel beschreiben, wie Sie die verschiedenen Erkältungssymptome mit natürlichen Mitteln behandeln können.

7. Kapitel
Erkältungskrankheiten natürlich behandeln

»Schwache Reize regen die Lebens- und Selbstheilkräfte des Organismus an; starke Reize hemmen sie, und stärkste Reize heben sie auf.«

Biologisches Grundgesetz, formuliert von
Rudolf Arndt und Hugo Schulz

Schnupfen

Akuter Schnupfen tritt meist als erstes Symptom einer Erkältung auf, manchmal bleibt er aber auch das einzige. Es handelt sich bei dieser Erkrankung um eine Entzündung der Schleimhäute in Nase, Stirnhöhlen und Nasennebenhöhlen.

Sie schwellen an und sondern extrem viel Sekret ab. Dadurch ist die Nase verstopft, das Atmen behindert und es entsteht Kopfdruck. Zusätzlich zu den bisher beschriebenen allgemeinen Therapiemaßnahmen empfiehlt es sich, eine milde Nasensalbe anzuwenden, die die irritierten Schleimhäute wenigstens zeitweise beruhigt und die Nasengänge öffnet.

Risiken chemischer Nasensprays

Vermeiden Sie unbedingt chemische Schnupfensprays, die oft drastische Nebenwirkungen haben. Sie enthalten einen Wirkstoffkomplex (Alpha-Sympathomimetika), der eine lokale Gefäßverengung provoziert und über diesen Mechanismus die übermäßige Sekretion stoppt. Das Problem ist nur, daß die durch den Nasenspray hervorgerufene Gefäßverengung sich in der Praxis nicht auf die Nasenschleimhaut beschränken läßt.

Die chemischen Wirkstoffe gelangen unvermeidlicherweise auch in die Atemwege und in den Magen-Darm-Trakt, von wo aus sie in den Blutstrom gelangen, und so kommt es zu einer systemischen, das heißt den ganzen Körper betreffenden Engstellung der Gefäße und damit zur Blutdrucksteigerung und Pulserhöhung, was gerade bei massiven Erkältungskrankheiten mit Fieber fatal ist. Weitere mögliche Nebenwirkungen sind Reizerscheinungen und nicht selten eine überkompensatorische Austrocknung der Nasenschleimhäute.

Nebenwirkungen

Wir haben Fälle gesehen, wo dadurch die Geruchs- und Geschmacksempfindungen für lange Zeit stark beeinträchtigt wurden. Erst durch viele mühevolle Spülungen mit Malveninfusion konnte der Normalzustand wiederhergestellt werden.

Hier haben wir ein gutes Beispiel für die mechanistisch-kurzsichtige Denkweise der Schulmedizin: Bei Schnupfen ist die Sekretion der Nasenschleimhaut stark erhöht, also wendet man lokal einen chemischen Stoff an, der sie reduziert. Daß die lokale Begrenzung praktisch nicht möglich ist, wird vernachlässigt und verharmlost (dasselbe gilt auch für Antibiotika).

Methode der Schulmedizin

In der Naturheilkunde dagegen versucht man nie, die selbstregulatorischen Mechanismen des Körpers zu unterbinden, sondern vielmehr, sie zu unterstützen. In diesem Beispiel dient nämlich die Schleimproduktion der Nase der Ausscheidung und Reinigung von Bakterien und Viren. Die Naturheilkunde ist bereit, mehr oder weniger große Umwege (unspezifische Reiztherapien) zu gehen, um den Körper zu der ihm angemessenen Gegenreaktion zu veranlassen.

Methode der Naturheilkunde

Die abgekürzten Wege mit drastisch wirkenden Mitteln führen zwar in der Regel zu direkteren und schnelleren Resultaten, auf lange Sicht gesehen wird jedoch die Abwehrkraft geschwächt und kommt nach Jahrzehnten völlig zum Erliegen.

Natürliche Schnupfensalbe

Eine gute Schnupfensalbe sollte ätherische Öle von Eukalyptus, Pfefferminze, Kiefernnadeln, Latschenkiefern und eventuell Kampfer enthalten. Sie kann eine große Hilfe sein, wenn Kinder wegen der behinderten Atmung nicht einschlafen können. Bei Säuglingen, wo sich ein massiver Schnupfen besonders dramatisch auswirkt, weil sie weder schlafen noch saugen können, empfehlen wir, auf Kopfkissen, Bettlaken und Bettdecke einige Tropfen Eukalyptusöl zu träufeln. Ein Luftbefeuchter mit diesem Zusatz in der Nähe des Babybettchens hilft ebenso gut.

Hilfe für Säuglinge

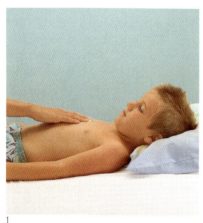
1

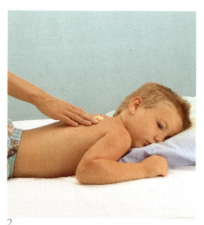
2

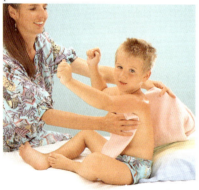
3

Brustwickel

1 Brust dick mit Erkältungssalbe einreiben
2 Rücken einreiben
3 Oberkörper mit einem vorgewärmten großen Frottee- oder Wolltuch umwickeln und befestigen

Brusteinreibung und Salbenwickel

Kinder ab etwa einem halben Jahr kann man auch mit einer milden Brustsalbe einreiben. Neben den oben für die Nasensalbe angegebenen ätherischen Ölen könnte eine solche Brusteinreibung außerdem noch Zypressenöl, Salbeiöl und Lavendelöl enthalten. Beim Schlafen lindern die ätherischen Öle den Sekretstau in der Nase, sie wirken aber auch bakterienhemmend bis tief hinunter in die Bronchien und durchwärmen den gesamten Brustkorb. Die Anwendung einer solchen Brusteinreibung wird zum einfachsten, aber sehr wirksamen Brustwickel bei Husten und Bronchitis: Die Salbe ziemlich dick auf Brust und Rücken des Patienten auftragen, dann mit einem vorgewärmten Frotteetuch fest einpacken oder alternativ ein warmes wollenes Unterhemd darüber ziehen. Den Wickel über Nacht einwirken lassen. Bei Kindern und Säuglingen ist dies eine der wirksamsten Behandlungen bei Husten und Schnupfen. Am nächsten Morgen fühlt das Kind eine deutliche Besserung. (Siehe Bilddemonstration.)

Hilfe für Kinder

Gerade bei der Behandlung von Säuglingen und Kindern finden wir es sehr wichtig, daß nicht nur natürliche und richtig dosierte Wirkstoffe verwendet werden, sondern daß auch die Träger- und Begleitstoffe einer Salbe reine und natürliche Substanzen sind. Dazu bieten sich pflanzliche Öle und Bienenwachs an.

Inhalation

Anwendung

Bei Schnupfen, Husten und Bronchitis kann eine Brustsalbe wie oben erwähnt auch sehr wirkungsvoll als Inhalationsmittel sein. Dazu löst man einen Teelöffel des Balsams in einer Schüssel mit heißem Wasser auf, setzt sich mit einem Badetuch über dem Kopf vor die Schüssel und atmet die Dämpfe ein. Um die Augen nicht zu reizen, ist es gut, sie dabei zu schließen. Die Inhalation sollte nicht länger als 10 bis 15 Minuten dauern und nicht öfter als zweimal täglich durchgeführt werden. Ihre wohltuende und lösende Wirkung ist verblüffend.

Ein Schnupfen ist zwar eine banale Erkrankung, kann aber zu einem gewaltigen Problem werden, wenn er nicht richtig ausgeheilt wird. Bei unseren zahlreichen Überseeflügen haben wir erlebt, daß eine unbewältigte Nebenhöhlenentzündung entsetzliche Kopfschmerzen beim Landen auslösen kann, weil der Druckausgleich in den Hohlräumen des Kopfes nicht vollzogen werden kann. Chronische Reizungen der Nasen- und Stirnhöhlen oder gar Eiterbildung in diesen Hohlräumen des Kopfes können sich zu ständigen Störfeldern des Lymph- und Immunsystems entwickeln und langfristig schwere Kopfschmerzen verursachen. Es lohnt sich daher, einen sich länger hinziehenden Schnupfen mit aller Sorgfalt auszukurieren.

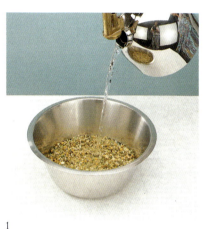

1

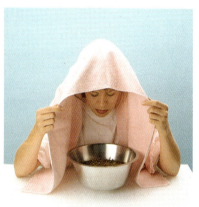

2

Kamillendampfbad/-inhalation

1 Kamillenblüten in eine Schüssel geben, mit kochend heißem Wasser überbrühen
2 ein Badetuch über den Kopf legen und mit geschlossenen Augen die heißen Dämpfe einatmen

Stirn- und Nebenhöhlenentzündung

Kamillendampf Ein probates Mittel bei Stirnhöhlenentzündung ist die Inhalation mit Kamillenblüten. Dafür wird eine Handvoll Kamillenblüten in einer Schüssel mit kochend heißem Wasser überbrüht. Man hängt sich ein Badetuch über den Kopf und atmet unter diesem ›Zelt‹ die heißen Dämpfe **Vorsicht!** ein. Bitte achten Sie darauf, daß Sie zu Beginn der Inhalation der dampfenden Schüssel mit dem Gesicht nicht zu nah kommen und sich verbrennen. Um Augenreizungen zu vermeiden, empfiehlt es sich, während der Inhalation die Augen geschlossen zu halten. Lieber vorsichtig ausprobieren! Übrigens ist genau diese Anwendung auch ideal zur Gesichtsreinigung bei unreiner Haut und Akne. Der Kamillendampf öffnet die Poren der Gesichtshaut und wirkt antibakteriell und heilend auf kleine Hautentzündungen und Pickel (siehe auch Kapitel 5, Seite 82 f.). Die Bilddemonstration zeigt wieder genau, wie es gemacht wird. Kamillenblüten wirken außerdem nicht nur krampflösend, sondern auch stark entzündungshemmend, besonders bei Entzündungen der Schleimhaut.

Bronchitis und Husten

Helfende Kräuter Ein weiteres oft sehr langwieriges Problem in Verbindung mit Erkältungskrankheiten ist Bronchitis und Husten. Für diese Indikation gibt es in der Kräuterheilkunde eine ganze Reihe von altbewährten Kräutern: Huflattich, Königskerze, Spitzwegerich, Salbei, Malve, Eibisch, Thymian, Süßholz, Schlüsselblume, Isländisch Moos und Ulmenrinde. Da wir heute ihre Inhaltsstoffe kennen, können wir ihre Wirkweise genau klassifizieren.

Anfangsstadium der Bronchitis

Zu Beginn einer Bronchitis sollte man Kräuter benutzen, die bakterienhemmend und entzündungswidrig wirken sowie mit Hilfe ihrer eigenen Schleimstoffe die entzündeten

Schleimhäute einhüllen und schützen. Dadurch lindern sie den oft quälenden Hustenreiz.

Eine Hustentee-Mischung mit dieser Zielrichtung ist sehr zu empfehlen:

Hustentee I bei beginnender Bronchitis

Spitzwegerichblätter	40 g
Huflattichblüten	20 g
Eibischwurzel	20 g
Malvenkraut	20 g

Der Huflattich
(Tussilago farfara)

Der Huflattich ist eines der frühesten Frühjahrskräuter, dessen strahlend gelbe Blüten oft schon im Februar und März zwischen den letzten Flecken von Schnee hervorlugen. Sie wachsen auf schuppigen, sehr kurzen Stielen und sind oft unauffällig im noch braunen Gras. Die großen, herzförmigen, grobgezähnten Blätter, deren Unterseite weißlich filzig ist, entwickeln sich erst viel später. Der Huflattich bevorzugt lehmige Böden und wächst meist auf Schutthalden, Ödland und Bahndämmen oder auf Böschungen zu Äckern und Feldwegen. Blüten (im Februar/ März) und Blätter (im Mai/Juni) werden fast ausschließlich aus wildem Bestand gesammelt.

Der botanische Name *Tussilago* ist abgeleitet vom lateinischen *tussis* = Husten, denn seit ältester Zeit wurde Huflattich für diese Beschwerden eingesetzt. Bitterstoffe und Schleimstoffe wirken in dieser Heilpflanze zusammen. Letztere lindern starken Hustenreiz, indem sie die entzündeten Schleimhäute der Bronchien einhüllen und schützen. Huflattich vermag auch den Schleim zu lösen und erleichtert damit das Abhusten in Fällen von chronischer Bronchitis und Staublunge. Auch bei Entzündungen und Katarrhen der Mund- und Rachenhöhle ist Huflattich zu empfehlen.

Inhaltsstoffe

Wirkung

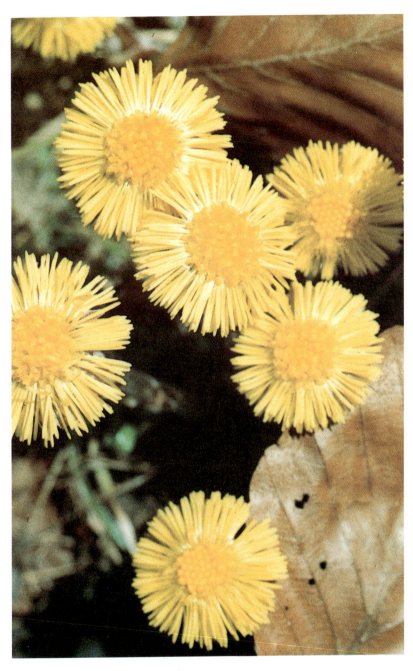

Huflattich
Tussilago farfara

Innerliche Anwendung

Meistens werden Huflattichblätter und -blüten in Teemischungen mit anderen Hustenkräutern gemischt. Das ist richtig; denn allein verwendet würde er unter Umständen überdosiert, besonders bei längerer Verwendung. Wissenschaftler der Phytopharmakologie und das deutsche Bundesgesundheitsamt haben erst vor kurzem eine heftige Kontroverse über die Unbedenklichkeit bestimmter Inhaltsstoffe des Huflattichs (die sogenannten Pyrrholizidinalkaloide) ausgetragen. Mit denselben Inhaltsstoffen gibt es auch bei der innerlichen Einnahme von Beinwell Probleme (siehe Kapitel 15, Seite 269 ff.). Obwohl es keine klinische Evidenz dafür gibt, daß diese Alkaloide bei üblicher Dosierung von Huflattich irgendwelche schädlichen Wirkungen zeitigen, ging eine solche Behauptung und Warnung vor kurzem durch die gesamte Presse. Wie immer ist auch hier der springende Punkt die sinnvolle Dosierung.

Blätter und Blüten zu Tee

Fortgeschrittenes Stadium der Bronchitis

Hier geht es in erster Linie darum, den Schleim zu lösen und zu lockern und damit das Abhusten zu erleichtern. Vergessen Sie nicht, daß auch Hustenreiz eine physiologisch sehr sinnvolle Reaktion unseres Körpers ist. Durch diese ruckartigen Spasmen der Bronchiolen (= feinste Verästelungen der Bronchien) und Bronchien befördert er den Schleim nach draußen. Also sollte man auch hier nicht den Hustenreiz unterdrücken durch starke codeinhaltige Mittel, sondern dem Körper helfen, den natürlichen Heilungsprozeß bis zum Ende durchzuziehen! Ein Tee dieser Wirkrichtung könnte sich so zusammensetzen:

Abhusten

Keine codeinhaltige Mittel

Hustentee II bei fortgeschrittener Bronchitis

Thymian	30 g
Königskerzenblüten	20 g
Anis	20 g
Schlüsselblumenwurzel	20 g
Süßholzwurzel	10 g

Die Königskerze
(Verbascum densiflorum, V. phlomoides)

Die Königskerze, auch Wollblume genannt *(Verbascum densiflorum* und *Verbascum phlomoides)*, zählt zu den sehr bekannten und hilfreichen Hustenkräutern und Schleimdrogen. Die Bezeichnung Wollblume leitet sich von den stark behaarten Blättern ab, die eine wollige oder samtartige Oberfläche haben. Sie sitzen als Rosette dicht am Boden, weiter oben an dem derben, senkrecht in die Höhe wachsenden, ebenfalls behaarten Stiel finden sie sich nur noch vereinzelt.

Die Königskerze heißt im Englischen Fackelkraut – zum einen sieht sie wirklich aus wie eine Kerze oder Fackel, zum anderen wurde sie früher als Fackel verwendet, indem man den im Winter vertrockneten Blütenstiel in Wachs oder Pech tauchte.

Die gelben, fünfblättrigen Blüten sitzen dicht an dicht an dem einzelnen oder manchmal erst weit oben verzweigten Stiel und blühen nicht alle gleichzeitig auf, sondern nach und nach, von unten nach oben.

Hat die Königskerze einen guten Standort an einer sonnigen Grasböschung gefunden, kann sie mannshoch werden. Wenn diese zweijährige Pflanze sich in Ihrem Garten von selbst angesiedelt hat, tun Sie gut daran, sie beim Rasenmähen auszusparen, damit Sie im August und September die Blüten ernten können.

Inhaltsstoffe Die Königskerze enthält in erster Linie Schleimstoffe, die die Entzündung der Schleimhäute und damit den Hustenreiz lindern. Saponine helfen, den in den Bronchien festsitzenden Schleim zu lösen, und erleichtern das Abhusten.

Wirkung Auch die Blüten dieses Heilkrauts ergänzen sich in Teemischungen hervorragend mit anderen ähnlich wirkenden Drogen.

Mit einer weiteren Hustentee-Mischung, die entzündungshemmend und schleimlösend wirkt und auch noch Heiserkeit mitbehandelt, haben wir ebenfalls sehr gute Erfahrungen gemacht:

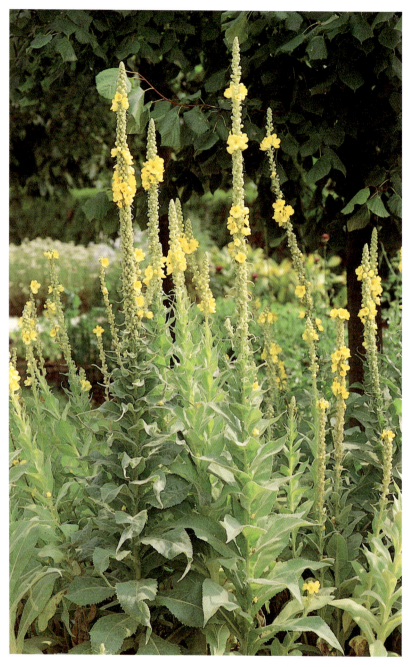

Königskerze oder Wollblume
Verbascum densiflorum

Hustentee III

Huflattichblätter	30 g	Anisfrüchte	10 g
Isländisch Moos	20 g	Königskerzenblüten	8 g
Eukalyptusblätter	12 g	Thymian	8 g
Kamillenblüten	12 g		

Die vollentwickelte Bronchitis

Kombinierte Behandlung

Im Falle einer vollentwickelten Bronchitis mit heftigem Husten ist es notwendig und vernünftig, mehrere Therapien und Anwendungen miteinander zu kombinieren: zum Beispiel Echinacea-Tropfen stündlich einnehmen, Hustentee über den ganzen Tag verteilt, Hustensirup alle zwei Stunden, Thymianbad am Abend vor dem Schlafengehen und ein Salben-Brustwickel über Nacht. Mit soviel sorgfältiger Behandlung ist eine Linderung und vollständige Ausheilung schnell erreichbar, wobei die natürlichen Reaktionen des Körpers nicht gestört werden.

Der Spitzwegerich
(Plantago lanceolata)

Eines der wichtigsten ›Hustenkräuter‹ ist der Spitzwegerich. Er ist nicht nur ein hilfreiches und vielseitiges Heilkraut, sondern er hat auch eine sehr interessante Geschichte. Seit undenklichen Zeiten gehört er zum Arzneischatz der südeuropäischen Völker und der Germanen. In seinem in lateinischen Reimen geschriebenen Kräuterbuch beschreibt im frühen 11. Jahrhundert der Heilkundige Macer die Heilwirkungen von Spitzwegerich. In diesem bedeutendsten Kräuterbuch des Mittelalters werden seine vielfältigen Heilwirkungen aufgezählt, unter anderem auch die Auflage der frischen, zerquetschten Blätter zur Blutstillung und Wundheilung. Daß dies den Tatsachen entspricht, bestätigt uns heute die wissenschaftliche Analyse der Pflanze: Sie enthält neben anderen Wirkstoffen Kieselsäure, Carotinoide und Aukubin. In der Volksheilkunde kennt man die Anwendung frischer zerquetschter

Vielseitige Wirkungen

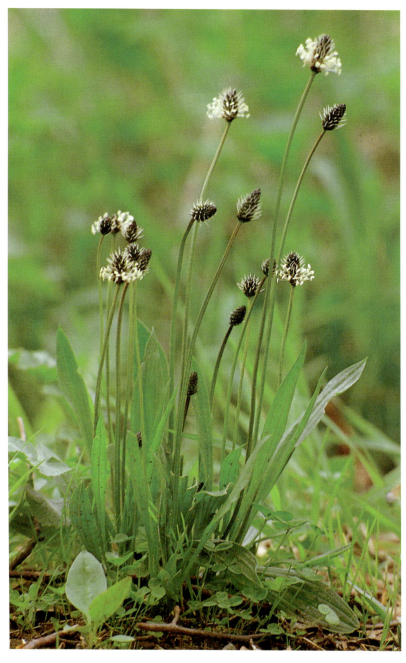

Spitzwegerich
Plantago lanceolata

Spitzwegerichblätter als Erste Hilfe bei Wunden und Verletzungen im Freien, wenn weder Desinfektionsmittel noch Pflaster, Verband oder wundstillende Watte greifbar sind.

Als die Europäer die Neue Welt eroberten, nannten die Indianer Nordamerikas die Wegerich-Arten die ›Spur des Weißen Mannes‹, da die Pflanzen den Siedlern überallhin folgten. Ihre bei Nässe klebrigen Samen haben sich wohl an Schuhe, Hufe und Wagenräder geheftet und wurden so zu ›Wegbegleitern‹ der Weißen.

Wegerich hat die Fähigkeit, sehr stark verdichteten Boden zu durchwurzeln und kann sich daher an viel betretenen oder befahrenen Stellen durchsetzen; seine Blätter sind außerordentlich zäh und lassen sich nicht so leicht zertrampeln. Wir haben schon mehrere Male Wegerich gesehen, der aus Teerstraßen oder Betonflächen herauswuchs und sich an Stellen seinen Weg ans Licht erkämpfte, wo keine andere Pflanze wachsen könnte.

Innerliche Anwendung

Umfassendes Mittel

Spitzwegerich ist ein umfassendes Hustenmittel, weil er schleimhautschützend, hustenreizlindernd, schleimlösend, bakterienhemmend und entzündungswidrig wirkt. Häufig wird er zu natürlichem Hustensaft verarbeitet. Spitzwegerich-Extrakt kommt hier in verhältnismäßig hoher Konzentration zur Verwendung. Natürlich achten wir darauf, für einen Hustensirup keinen Industriezucker zu verwenden, sondern ihn mit vollwertigen Süßungsmitteln wie Honig oder Rübensirup schmackhaft zu machen. Die Heilkraft der Pflanze wird optimal ausgenutzt, wenn man Tee mit Spitzwegerich als Hauptbestandteil und Spitzwegerich-Hustensaft, eventuell auch den frischen Preßsaft, kombiniert einnimmt.

Hustensaft

Besonders bei Kindern ist Spitzwegerich-Hustensaft sehr beliebt, weil er gut schmeckt. Wenn in unserer Familie ein Kind Husten hat, gelingt es uns nie, nur diesem Kind Hustensaft zu verabreichen, es wollen immer alle anderen auch ihren Löffel voll bekommen.

Aus Zufall haben wir auch entdeckt, daß zerriebene Spitzwegerichblätter sofort helfen, wenn man sich – wie unsere Kinder sagen – ›gebrennesselt‹ hat. Da dies unserer zweijährigen Tochter jedesmal passierte, wenn sie durch unseren großen Garten lief, versuchten wir sie damit zu trösten, daß wir ein kühlendes Spitzwegerichblatt auf der Hautstelle verrieben. Und siehe da, jedesmal hörte sie sofort auf zu weinen, und auch die Hautrötungen und Bläschen verschwanden innerhalb von zwei Minuten. Gerade, wenn man sich mit kleinen Kindern draußen in der Natur bewegt, kann man sich viele Tränen, Schmerzen und Unlustgefühle ersparen, wenn man diesen kleinen Trick kennt und anwendet. Und Spitzwegerichblätter wachsen ja wirklich überall.

Die chronische Bronchitis

Bronchitis kann sich ebenfalls leicht zu einer chronischen Erkrankung auswachsen, wenn sie nicht sorgfältig auskuriert wird. Kindern, die über Jahre sehr anfällig für Husten sind, bringt meist ein längerer Aufenthalt in den Bergen oder am Meer entscheidende Besserung. Ältere Menschen, und natürlich besonders häufig Raucher, werden oft von einer chronischen Bronchitis, dem sogenannten Altershusten, geplagt. Ein solcher Patient absolviert jeden Morgen ein langes Hustenkonzert, bis sich der sehr zähe Schleim endlich gelöst hat und die Lunge freigehustet ist. *Raucherhusten*

Altershusten

In diesen Fällen hat sich besonders gut ein Tee aus den Blüten und Wurzeln der Schlüsselblume bewährt oder auch eine Mischung aus Anisfrüchten und Isländisch Moos. Beim letztgenannten Tee müssen die Anisfrüchte vor dem Überbrühen aufgebrochen werden (siehe auch Kapitel 12, Seite 221). Für den Schlüsselblumentee macht man einen Kaltansatz aus einem Teelöffel Blüten und einer Tasse (150 ml) Wasser und bringt diese Mischung dann zum Sieden. Nach fünf Minuten Ziehen ist der Tee trinkfertig. Nur Menschen mit einer ›Primelallergie‹ sollten ihn nicht benutzen. Für beide Tees sind zwei bis drei Tassen pro Tag die richtige Dosierung. *Spezialtee*

Nicht bei Primelallergie

Halsentzündung, Heiserkeit, Kehlkopfentzündung

Angina

Erkältungskrankheiten und grippale Infekte werden häufig von Angina begleitet. Sie äußert sich durch Halsschmerzen besonders beim Schlucken, verursacht durch Rötung und Schwellung, unter Umständen sogar Eiterung der Gaumenmandeln und Gaumenbögen. Begleitsymptome sind immer Druckempfindlichkeit, Vergrößerung und Verhärtung der Lymphknoten im Kieferwinkel, oft auch Fieber. Die Schmerzen strahlen häufig aus in die Ohren und werden nicht selten von einer Mittelohrentzündung begleitet. Ohren, Nasen- und Rachenraum sind ohnehin aufs engste miteinander verbunden, denn sie bilden zusammen mit den Lymphknoten im Kopf- und Halsbereich den sogenannten Ersten Abwehrring. Man kann sich dies buchstäblich wie den äußeren Wall einer befestigten Burg vorstellen: Werden die Angreifer, das sind die Krankheitskeime, auf diesem Wall aufgehalten und überwältigt, ist die Gefahr ihres weiteren Vordringens in andere Organe gebannt. Der äußere Lymphring erfüllt also eine sehr wichtige Aufgabe.

Halswickel

Wenn eine Halsentzündung von Schwitzen oder Fieber begleitet ist, ist ein Halswickel zu empfehlen: Ein Leinentuch wird dafür mit kühlem Wasser durchnäßt, ausgewrungen und möglichst glatt um den Hals gelegt. Darüber kommt ein warmer Wollschal. Nach 20 bis 30 Minuten ist der Wickel trocken und wird abgenommen. Die Technik ist genau dieselbe wie beim Wadenwickel und wird in der Bilddemonstration auf Seite 100 genau gezeigt. Noch stärker wirkt ein Halswickel mit Schwedenbitter-Elixier. Bitte beachten Sie genau, wie er gemacht wird. (Siehe Kapitel 8, Seite 143 f. und Bilddemonstration.) Diese Wickel sind sehr wirkungsvolle Reiztherapien, die man mehrmals täglich durchführen kann. Dennoch sollte eine schwere Angina unbedingt vom Arzt überwacht werden.

Ärztliche Überwachung

Der Salbei
(Salvia officinalis, Salvia triloba und *Salvia montana)*

Es gibt eine Reihe von Salbei-Arten, für Heilzwecke eignen sich nur *Salvia officinalis, Salvia triloba* und *Salvia montana*. Wiederum haben wir es mit einer ganz alten Arzneipflanze zu tun, die wahrscheinlich von den Römern aus den Mittelmeerländern über die Alpen nach Mitteleuropa gebracht wurde. Bereits im Mittelalter wurde sie kultiviert und wegen ihrer Heilwirkung hoch geschätzt. Im Jahre 1688 erschien in Europa ein 414 Seiten starkes Buch nur über Salbei.

Innerliche Anwendung

Das Mittel der Wahl für Heiserkeit und Halsentzündungen (Laryngitis, Pharyngitis, Angina) ist Salvia officinalis. Dazu bereiten Sie eine Heißwasser-Infusion aus Salbeiblättern und lassen sie fünf Minuten ziehen. Wenn sie etwas abgekühlt ist, gurgeln Sie mit einer Tasse dieses Tees. Die dabei auftretende heilsame, aber besonders von Kindern oft als unangenehm empfundene zusammenziehende Empfindung im Rachen kann abgemildert werden, wenn man den Tee halb und halb aus Salbeiblättern und Kamillenblüten bereitet. Das Gurgeln muß alle ein bis zwei Stunden wiederholt werden, sonst nützt es nichts. Noch einfacher ist es, eine fertige Gurgellösung aus Salbei- und Kamilleextrakten zu benutzen. Auch Salbeipastillen können zwischen dem Gurgeln die Schmerzen reduzieren helfen.

    Gurgeln

    Pastillen

Erwachsene, die sich jedoch vor einer Radikalkur nicht scheuen, können mit unverdünntem oder leicht verdünntem Schwedenbitter gurgeln. Diese Kur hilft sehr schnell. Auf verschiedenen Reisen, wenn wir zwar keinen Salbeitee, wohl aber Schwedenbitter dabei hatten, hat er uns schon einige Male prompt aus der Patsche geholfen. (Vgl. Kapitel 8, Seite 141.)

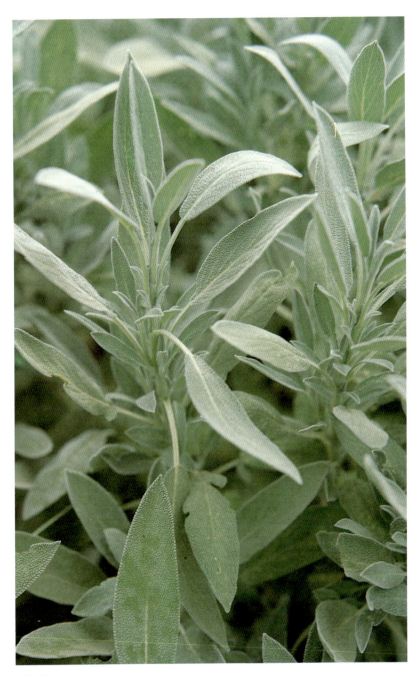

Salbei
Salvia officinalis

Salvia officinalis wirkt vor allem durch sein ätherisches Öl entzündungswidrig, bakterienhemmend und desinfizierend. Er ist das Kraut für sämtliche Entzündungen der Mund- und Rachenschleimhaut und des Zahnfleischs. Zahnfleischbluten, Zahnfleischschwund und Prothesendruckstellen werden durch Mundspülungen mit Salbeitee gebessert. Als Mundwasser tut Salbei auch zur Behebung von üblem Mundgeruch gute Dienste.

Mund- und Rachenraum

Daneben wird Salbei auch bei Magen-Darm-Katarrhen als blähungstreibendes und krampflösendes Mittel eingesetzt. Eine Tasse Salbeitee mehrmals täglich, eine halbe Stunde vor dem Essen, kann hier sehr gut und rasch helfen. Allerdings sollte man diesen Tee nur im Bedarfsfall, nicht ständig trinken. Eine wichtige Rolle spielt er auch in der feinen Küche. Die italienische Spezialität Spaghetti mit frischen Salbeiblättern ist bei uns zu Hause ein Lieblingsgericht. Salbei kann sehr gut im Garten angebaut werden.

Dosierung

Die Malve
(Malva neglecta, Malva sylvestris)

Die Malve ist auch unter den volkstümlichen Namen Käsepappel oder Käsekraut bekannt, weil ihre Knospen und Früchte wie kleine Käselaibe aussehen. Es gibt eine ganze Reihe von Malvenarten, die als dekorative Gartenblumen beliebt sind. Auch die wilden Arten blühen hübsch rosarot und suchen oft die Nähe des Menschen, da sie nährstoffreichen Boden brauchen. Verwendet werden Blätter und Blüten (gelegentlich auch das Kraut), die man sehr leicht selbst sammeln kann.

Innerliche Anwendung

Die Malve ist ein Heilkraut, das auf die Schleimhäute der oberen Luftwege und des Mund- und Rachenraumes heilend wirkt, da es außerordentlich viel Schleimstoff enthält und damit das entzündete Gewebe wie mit einem Schutzfilm überzieht. Trinkt man Malventee alleine, so spürt

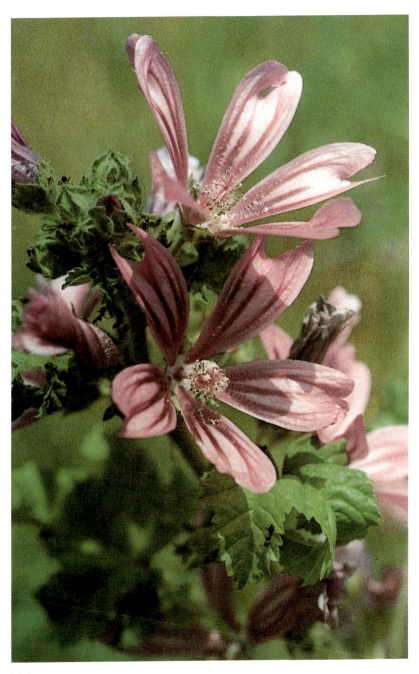

Malve
Malva sylvestris

man die weiche Wirkung im Mund und Rachen ganz deutlich. Wie oft haben wir an uns selbst und anderen erlebt, wie wunderbar Malve hilft bei Kehlkopfentzündungen mit rauher Stimme und Heiserkeit. Besonders wenn diese Symptome durch Überanstrengung der Stimmbänder verursacht wurden, schafft das Trinken oder Gurgeln von Malventee rasch Abhilfe. Menschen, die lange Zeit und vor vielen Menschen reden müssen, sowie Sänger jeder Couleur sollten deshalb immer vorsorglich Malventee trinken.

Kehlkopfentzündung

> Bei der Zubereitung der Infusion muß beachtet werden, daß sie nicht wie üblich mit kochend heißem Wasser gebrüht wird, sondern Blüten und Blätter über Nacht in lauwarmem Wasser ausgezogen werden, um nicht die heilsamen Pflanzenschleime zu zerstören!

In derselben Weise wirkt Malventee auch auf entzündete Magen- und Darmschleimhäute (als Begleittherapie bei Magenschleimhautentzündung, Darmentzündung, Magen- und Zwölffingerdarm-Geschwür; siehe Kapitel 12, Seite 205). Selbst eine harte Stuhlverstopfung kann durch den schleimstoffhaltigen Tee gelöst werden.

Weitere Anwendungsgebiete

Mittelohrentzündung

Ohrenschmerzen, die im Zuge einer Erkältung auftreten, entpuppen sich in den meisten Fällen als Mittelohrentzündung (Otitis media). Merkwürdigerweise verspürt man sie immer zuerst im Bett, wenn man ruhig liegt, entweder beim Einschlafen oder mitten in der Nacht. Dann können die Schmerzen so heftig sein, daß man sich nicht zu wundern braucht, wenn Kinder heftig klagen und Säuglinge ununterbrochen mit dem Kopf hin- und herschlagen. Bei solchen Beschwerden haben wir mehrmals ganz frappierende Erfolge mit Schwedenbitter-Umschlägen auf das kranke Ohr erlebt. In der ersten nächtlichen Notsituation

Schwedenbitter-Umschlag

dieser Art waren wir selbst durchaus mißtrauisch, ob unser guter Schwedenbitter wohl auch hier helfen würde. In Ermangelung einer passenderen Arznei oder Therapie (denn so etwas passiert natürlich immer auf Reisen, im Hotel oder im Zeltlager!) blieb uns nichts anderes übrig, als es eben zu probieren. Der Erfolg bis zum nächsten Morgen war durchschlagend. Die Schmerzen waren einfach weg. Natürlich war die Entzündung noch nicht ganz beseitigt, aber die akute Schmerzphase war überwunden. (Wie man einen Schwedenbitter-Umschlag macht, sehen und lesen Sie in Kapitel 8, Seite 142 ff.)

Zwiebelsäckchen

Kartoffelumschlag

Das traditionelle Hausmittel für Mittelohrentzündung ist das Zwiebelsäckchen, eine Ohr-Auflage aus einer feingehackten Zwiebel oder der Kartoffelumschlag aus frisch gekochten, zerdrückten Kartoffeln. Diese beiden Wickel sind zwar auch sehr wirksam, doch ist der Umschlag mit Schwedenbitter so bedeutend einfacher zu machen, daß wir ihn vorziehen.

Weitere Therapien

Arzt konsultieren

Zur fortführenden Behandlung einer Mittelohrentzündung empfiehlt sich eine Wiederholung der Umschläge über Nacht. Tagsüber ist es gut, einige Tropfen Johanniskrautöl ins Ohr zu träufeln. Vor allem muß die Entzündung von innen heraus geheilt werden durch Echinacea-Tropfen, Heilbäder etc. (siehe allgemeine abwehrstärkende Maßnahmen in Kapitel 6). Ohrenschmerzen sollte man nicht auf die leichte Schulter nehmen. Kräuter-Hausmittel helfen zwar, es sollte aber dennoch ein Arzt zu Rate gezogen werden, der zumindest den komplikationslosen Rückgang der Entzündung überwacht.

Der natürliche Weg

Es ist unsere Beobachtung, daß mit den in diesem und Kapitel 6 aufgeführten natürlichen Methoden eine Erkältung entweder ganz abgefangen werden kann oder – wenn es einen doch richtig erwischt hat – innerhalb von drei Tagen überwunden ist. Andererseits haben wir vielfach beobachtet, daß Patienten, die ein Antibiotikum bekommen, meist länger brauchen, bis sie sich wieder einigermaßen normal fühlen. Dazu kommt der entscheidende Nachteil, daß sie die Genesung nicht ihrer eigenen Abwehrkraft zuschreiben können und daher Gefahr laufen, sofort bei der nächsten Ansteckung wieder krank zu werden.

8. Kapitel

Schwedenbitter-Kräuterelixier: eine Kräuterarznei mit Geschichte und fast ein ›Allheilmittel‹

»Die Naturwissenschaft hat recht mit dem,
was sie aussagt,
sie hat aber unrecht mit dem,
was sie verschweigt.«

CARL FRIEDRICH VON WEIZSÄCKER

Die Natur hat den Menschen mit der Fähigkeit ausgestattet, vier verschiedene Geschmacksrichtungen zu schmecken: süß, sauer, salzig und bitter. Dies geschieht mit Hilfe verschiedener Geschmackspapillen auf der Oberfläche der Zunge, die in vier Geschmackszonen unterteilt ist. Süßes schmecken wir zum Beispiel nur mit der Zungenspitze, Bitteres nur am Zungengrund. Der Geruchssinn ist aufs engste mit dem Schmecken verknüpft.

Wir essen zuwenig Bitteres und zuviel Süßes

Analysieren wir unsere Nahrung, so stellen wir fest, daß wir zwar täglich Salziges, Saures und Süßes zu uns nehmen, der bittere Geschmack jedoch fast völlig fehlt. Ganz offensichtlich haben wir aus unserer Ernährung bittere Substanzen weitgehend eliminiert und sie durch Süßes ersetzt.

Unter kulturhistorischen Gesichtspunkten ist diese Tatsache sehr bedeutsam. So gibt es unter anderem einen Bericht über das öffentliche Leben im China des 18. Jahrhunderts, in dem beschrieben wird, wie sittenlos und anrüchig es sei, Zucker zu essen, und wie unmoralisch und verwerflich, dies gar auf offener Straße zu tun. Die Folge davon sei, so schreibt der Autor, sittlicher Verfall, Verweichlichung, Kraftverlust und Dekadenz, wohingegen bittere Nahrung dem Mann Kraft und Mut verleihe. Auch bei den nordamerikanischen Indianern wurde süße Speise als verweichlichend angesehen, und in der Lehre der Makrobiotik ist Zucker von allen Nahrungsmitteln am meisten Yin.

Bedenkt man, daß Zucker in unserer Gesellschaft ein regelrechtes Suchtmittel geworden ist, so scheint es uns lohnend, die Konsequenzen dieses Mißbrauchs genauer unter die Lupe zu nehmen. Denn daß bestimmte Ernährungsgewohnheiten über mehrere Generationen hinweg entscheidende Auswirkungen auf die physische und psychische Konstitution eines Volkes haben, steht außer Frage. In Deutschland konsumiert nach Angaben des Statistischen Bundesamtes jeder Bundesbürger durchschnittlich 100 g Zucker pro Tag; das entspricht ca. 40 Stück Würfelzucker!

Suchtmittel Zucker

Ganz sicher hat jeder von Ihnen eine süße Lieblingsspeise – einen Kuchen oder einen Nachtisch –, gewiß auch ein pikantes, sprich salziges Lieblingsgericht und bestimmt auch etwas Saures, das Sie besonders mögen. Was aber ist Ihr bitteres Lieblingsgericht? In unserer heutigen Ernährung gibt es nur noch einige wenige zartbitter schmeckende Gemüse und Salate; dazu gehören Brunnenkresse, Löwenzahn, Chicorée und Radicchio.

Bitterstoff-Salate

Die Tradition der Bittermittel

Bitterer Geschmack war früher ein integraler Teil der Nahrung vieler Naturvölker. Beim jüdischen Passah-Fest werden, dem Brauch früherer Zeiten folgend, bittere Kräuter gegessen. Die Indianer aßen viele extrem bittere Wurzeln, deren Geschmack so streng und würzig war, daß wir Heutigen sie gar nicht verdauen könnten. Sie würden auf unser Verdauungssystem als Gifte wirken. Bei den alten Naturvölkern waren freilich Stoffwechselkrankheiten völlig unbekannt.

Die in der europäischen Kräuterkunde überlieferte Frühjahrskur, bei der bittere und herbe Kräuter wie Löwenzahn und Bärlauch gegessen werden, ist als Reminiszenz auf frühere Geschmacksmuster zu werten. In Frankreich ist auch heute noch der Abschluß eines guten und reichlichen Mahles ein ›Digestiv‹ aus bitteren Kräutern wie Kalmuswurzel, Enzian und Angelika. Ebenso haben sich im europäischen Arzneischatz eine Reihe von Bittermitteln, Bitterschnäpsen und Bitterelixieren in unsere Zeit hinübergerettet. Solche Kräuterarzneien sind für unsere Gesundheit sehr wichtig, weil sie es ermöglichen, unseren Metabolismus (Stoffwechsel) wieder ins rechte Lot zu bringen. Denn daß das Fehlen des bitteren Geschmacksreizes auf Dauer ein Ungleichgewicht in unser Stoffwechselgeschehen bringt, liegt auf der Hand.

Bitterstoffe regen die Leber an

Stoffwechsellabor Leber

Bitterstoffe ganz allgemein wirken auf die Leber. Eine Parallele dazu ist sicherlich, daß die Leber den Gallensaft produziert, der eine extrem bittere Flüssigkeit ist. Wenn man erbrechen muß und der Brechreiz auch dann nicht aufhört, wenn der Magen bereits völlig entleert ist, erbricht man Galle – und schmeckt, wie ungeheuer bitter dieser grünliche Verdauungssaft ist. Auch im altchinesischen System der Medizin ist der bittere Geschmack der Leber zugeordnet, ebenso in der Astromedizin, die bei europäischen Ärzten und Alchemisten früherer Jahrhunderte einen selbstverständlichen Teil ihres Denkens bildete.

Lebenswichtige Funktionen

Wie wichtig die Leber für unsere Gesundheit ist, kann hier nur angedeutet werden. Zunächst einmal produziert sie Gallensaft. Dieses Sekret wird innerhalb der Leber durch ein Leitungssystem in die Gallenblase geführt, gesammelt und von dort in einem bestimmten Rhythmus, je nach Anforderung, in den Dünndarm entlassen. Dort ist der Gallensaft dafür verantwortlich, Fettstoffe aus unserer Nahrung aufzuspalten und zu emulgieren. Zu den komplizierten und vielfältigen Funktionen der Leber gehören auch die Speicherung von Glykogen (= Blutzucker), das wohldosierte Freisetzen von Glykogen ins Blut als Energie-Brennstoff, der Abbau von Eiweißen, die Speicherung von Kupfer, Eisen und anderen Spurenelementen für die Blutbildung, die Neubildung von Zellen und der Abbau von Giftstoffen (körpereigene und aufgenommene). Umweltgifte aller Art, Schwermetalle, Chemikalien und Pestizide aus Nahrung und Trinkwasser, synthetische Arzneimittel – mit all diesen fremden Substanzen muß unsere Leber fertig werden. Einfach gesagt: Sie ist das große Stoffwechsellabor unseres Körpers. Unser Leben hängt davon ab, daß die Leber optimal funktioniert.

Schwedenbitter-Kräuterelixier

Seit etwa 20 Jahren hat das Kräuterelixier Schwedenbitter wieder große Aktualität gewonnen, das die Leber und sämtliche Verdauungsorgane in sehr harmonischer Weise aktiviert. Dies ist in erster Linie Frau Maria Treben zuzuschreiben, die in ihrem Buch ›Heilkräuter aus der Apotheke Gottes‹ und in zahlreichen Kräuter-Vorträgen die Schwedenbitter-Rezeptur wieder bekannt gemacht hat. Auch wenn sie mit den Indikationen, die sie dem Elixier zuschrieb, gelegentlich über das Ziel hinausschoß, hat sie der Spezies der Bitterelixiere dadurch zu einem unerwarteten Wiederaufleben verholfen.

Seine Geschichte

Verfolgt man in der Pharmaziegeschichte die Spuren der Schwedenbitter-Rezeptur zurück, so findet man Varianten davon seit vielen hundert Jahren. Unter verschiedenen Namen wie ›Hiera picra composita‹, ›Tinctura Aloes composita‹ oder ›Species ad longam vitam‹ (= Arznei für ein langes Leben) erscheint sie seit dem Mittelalter immer wieder in den amtlichen Arzneibüchern. Paracelsus, der große Reformator der Medizin zu Beginn des 16. Jahrhunderts, formulierte die Rezeptur eines ›Elixier ad longam vitam‹ mit den Hauptbestandteilen Aloe, Myrrhe und Safran. Seit seiner Zeit werden die verschiedenen Ingredienzen nicht mehr als pastenartige Arznei verabreicht, sondern zu einem Elixier verarbeitet, also in Alkohol extrahiert.

Im 17. und 18. Jahrhundert hat angeblich der schwedische Arzt Dr. Samst die Rezeptur des Schwedenbitters aus Überlieferungen seiner Familie aufgegriffen und neu niedergeschrieben. Dr. Samst wurde, wie es heißt, 104 Jahre alt und starb keineswegs an Altersschwäche, sondern er kam bei einem Reitunfall ums Leben. Auf Dr. Samst führt der Name ›Schweden‹-Bitter zurück, und von ihm stammt auch die 43 Punkte umfassende ›alte Handschrift‹, die die verschiedensten Leiden aufführt, bei denen das Schwedenbitter-Kräuterelixier helfen kann.

250 Jahre später gelangte diese Schrift in Frau Trebens Hände. Ihre persönliche Heilung von den Folgen einer schweren Typhuserkrankung mit Hilfe dieses Kräuterelixiers war das Schlüsselerlebnis, das sie veranlaßte, sich in späteren Jahren intensiv mit volksheilkundlichen Kräuterrezepturen zu beschäftigen.

Seine Zusammensetzung

Das Charakteristische der Vorläuferrezepturen ebenso wie der heutigen Varianten ist die gekonnte Kombination der verschiedenen Kräuter und Substanzen. Hier gilt in besonderem Maße, daß das Ganze mehr ist als seine Teile, also das fertige Kräuterelixier mehr bewirkt als alle seine Einzelbestandteile zusammengenommen. Denn natürlich liegt die Kunst auch bei pflanzlichen Arzneimitteln darin, Substanzen miteinander zu kombinieren, die sich vorteilhaft unterstützen, anstatt sich als Antagonisten in ihrer Wirkweise zu beeinträchtigen. Bei der Rezeptur des Schwedenbitters ist die Zusammensetzung der Drogen über Jahrhunderte ausgereift.

Die Engelwurz oder Angelika
(Angelica archangelica und *Angelica silvestris)*

Einer der wichtigsten Bestandteile des Schwedenbitters ist die Angelikawurzel. Die Engelwurz, wie sie auch genannt wird, zählt zu der Gruppe der sogenannten Amara aromatia, wie der Apotheker diejenigen Bitterdrogen nennt, die neben Bitterstoffen auch noch ätherische Öle enthalten. Sie alle, und im besonderen die Engelwurz, regen die Produktion und Sekretion von Magen-, Gallen- und Bauchspeicheldrüsensaft an und verbessern dadurch den Appetit. Botanisch gehört Angelika zu den Doldenblütlern, die oft sehr schwer auseinanderzuhalten sind.

> Es ist schon passiert, daß die gelegentlich mannshoch wachsende Angelika mit dem sehr giftigen Wasserschierling verwechselt wurde, weshalb wir dringend davon abraten, sie selbst zu sammeln, es sei denn man ist ein echter Kenner der Materie.

Dazu kommt noch, daß das Ausgraben einer solchen Wurzel eine verhältnismäßig mühselige Angelegenheit ist; obendrein bereitet die langfristige Lagerung von Angelikawurzel Probleme, da sie mehr als andere Kräuter anfällig für Schädlingsbefall ist. Das Selbstausgraben lohnt sich nur für besondere Liebhaber, die den starken, herbaromatischen Geschmack der frischen Angelikawurzel mögen und täglich ein Stückchen davon zur allgemeinen Kräftigung kauen – ganz ähnlich, wie die Asiaten das mit Ginsengwurzel tun.

Die Heimat der Angelika ist Europa und Asien; hauptsächlich wächst sie in den nördlichen Regionen. Zwar kommt sie bei uns wild in Flußauen, feuchten Wiesen und Wäldern vor, der hohe Bedarf für medizinische Zwecke und für die Likörindustrie (zur Herstellung von Magenbittern und Bitterschnäpsen) wird aber aus Kulturen gedeckt. Auch im Garten kann sie an einem schattigen und feuchten Standort gedeihen.

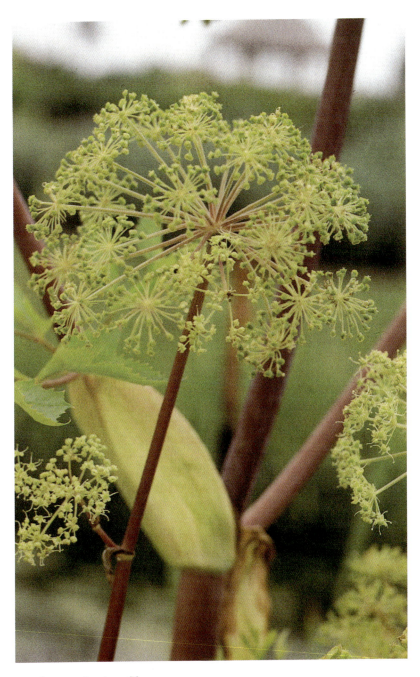

Engelwurz oder Angelika
Angelica archangelica

Innerliche Anwendung

Alle Symptome schlechter Verdauung können mit Angelika-Tee oder -Tinktur behandelt werden. Angelika stärkt den Magen, wirkt desinfizierend im Darm, beseitigt Blähungen und löst Krämpfe. Der Tee wird am besten im Kaltansatz zubereitet: Ein Teelöffel Droge pro Tasse in kaltem Wasser ansetzen, wenn möglich mehrere Stunden stehen lassen, dann zwei Minuten lang aufkochen, zwei Minuten ziehen lassen und abseihen. Angelikawurzel wird fast immer mit anderen Magen- und Verdauungskräutern gemischt.

Tee

Wenn Sie die Wurzel allein verwenden wollen, darf sie nicht überdosiert werden, für Dauergebrauch ist sie ungeeignet. Für eine Kur sind dreimal täglich eine Tasse Tee vor den Mahlzeiten oder dreimal täglich 20 Tropfen Tinktur das richtige.

Dosierung

Andere Bestandteile des Schwedenbitter-Kräuterelixiers

Eine ähnliche Wirkung wie die Angelikawurzel hat die Wurzel der Eberwurz (*Carlina acaulis*, im Volksmund Silberdistel), die ebenfalls Bestandteil des Schwedenbitter-Elixiers ist. Sie besitzt bakteriostatische Eigenschaften und wirkt auf den Magen. Daneben hat sie auch noch harntreibende Wirkung.

Eberwurz

Auch Zitwerwurzel *Curcuma zedoaria,* auch Gelbwurz genannt, regt die Sekretion von Magen- und Gallensaft an.

Zitwerwurz

Eine weitere sehr wichtige Bitterpflanze ist Rhabarber *(Rheum palmatum).* Seine Wurzeln werden bei Entzündungen des Magens und Darms eingesetzt und wirken außerdem als mildes Abführmittel.

Rhabarber

Myrrhe ist der luftgetrocknete Milchsaft eines afrikanischen Baumes, des *Commiphora molmol.* Diese harzhaltigen Körnchen wirken innerlich bei Darminfektionen und Blähungen und werden auch äußerlich als adstringierende und desinfizierende Substanz verwendet.

Myrrhe

Aloe Von der Aloe *(Aloe capensis* und *ferox)* wird der eingedickte Saft aus den Blättern verwendet. In dieser Zubereitung regt Aloe die Darmtätigkeit an.

Manna Die Manna-Esche *(Fraxinus ornus)* liefert uns einen Milchsaft, der an der frischen Luft getrocknet wird, ähnlich dem Saft aus kanadischem Ahorn, den wir durch Einritzen der Rinde gewinnen. Manna ist ein sehr mildes Abführmittel, das sogar kleine Kinder und Babys gut vertragen. Es verringert die Resorption von Flüssigkeit im Dünndarm und regt so die Darmperistaltik an.

Sennesblätter Eine weitere Droge mit abführender Wirkung in der traditionellen Schwedenbitter-Rezeptur sind Sennesblätter *(Folia sennae)*. Insgesamt kommen jedoch die abführenden Drogen wegen ihrer Kombination mit den Bitterstoffen in der Gesamtwirkung des Elixiers nur verhältnismäßig schwach zur Geltung.

Safran Safran ist mehr als Gewürz bekannt. Er ist extrem teuer, weil es sich dabei nur um einen winzigen Teil der Blüte von *Crocus sativus* handelt, nämlich um den ziegelroten Narbenschenkel, dem weiblichen Organ der Blüte, das aus jeder Blüte einzeln herausgezupft wird. (Um 1 kg Safran zu gewinnen, braucht man 70 000 bis 80 000 Blüten.) Safran ist ein Heilmittel, das beruhigend und krampflösend auf den Magen wirkt, mithin die Magennerven sediert.

Theriac Eine weitere Komponente des Schwedenbitter-Elixiers ist Theriac *(Electuarium theriacale)*. Dabei handelt es sich um eine Pulvermischung aus sieben Drogen und Gewürzen (Angelikawurzel, Cimicifugawurzel, Baldrianwurzel, Zimtrinde, Zitwerwurzel, Kardamomen, Myrrhe).

Kampfer Kampfer wird ähnlich wie Manna aus dem Stamm des Kampfer-Baumes *(Cinnamomum camphora)* gewonnen und wirkt durchblutungsfördernd.

Zubereitung

Alle diese Kräuter und Natursubstanzen werden gemischt und mit zunächst 80 prozentigem Alkohol ausgezogen. Nach Ablauf der zehntägigen Extraktionszeit wird mit Wasser auf etwa 40 Prozent Alkoholgehalt verdünnt. In

Deutschland ist es aus der Tradition heraus weit verbreitet, daß sich viele Menschen dieses Kräuterelixier selbst zubereiten. Das heißt, sie kaufen die fertige, pulverisierte Kräutermischung und setzen sie mit Kornschnaps an. Nach zehn Tagen und täglichem Schütteln können die Kräuter abgepreßt werden, und das Elixier ist gebrauchsfertig.

Wie Schwedenbitter helfen kann

Innerliche Anwendung

Die Erfahrung zeigt, daß dieses Schwedenbitter-Elixier ein breit gefächertes Anwendungsspektrum besitzt. Zuallererst ist es im althergebrachten Sinne ein sehr effektives Mittel zur ›Blutreinigung‹. Dieser Begriff wurde von Gesundheitsbehörden und Schulmedizin für lange Zeit verpönt, weil er nicht mehr in das moderne Verständnis der Medizin paßt, praktisch hat er jedoch nach wie vor Bedeutung.

Blutreinigung

> ›Blutreinigung‹ wäre zu definieren als Befreiung des Körpers von überflüssigen Stoffwechselzwischen- und Abfallprodukten (= Schlacken) durch Einwirkung auf die Stoffwechselfunktion im gesamten Körper, in Säften, Geweben und Zellen, verbunden mit Anregung der großen Ausscheidungsorgane Nieren, Leber und Darm.

Die Kräuter, die in der Volksheilkunde gemeinhin als blutreinigend eingeordnet werden, entsprechen exakt diesem Wirkungsspektrum: Sie aktivieren die Stoffwechselvorgänge, regen die Leber zu vermehrter Entgiftungstätigkeit an und fördern gleichzeitig die Ausscheidungsprozesse der Nieren und des Darms. Der Protagonist dieses Wirkungskomplexes ist das Schwedenbitter-Elixier, was aus der Auflistung seiner Bestandteile und ihrer Wirkweisen klar hervorgeht.

Wirkungsspektrum

Wirkung kurmäßiger Einnahme	Die Praxis zeigt denn auch, daß durch eine kurmäßige Einnahme von Schwedenbitter sowohl rheumatische Schmerzen als auch Abgespanntheit, Unlustgefühle und Müdigkeit stark vermindert werden. Nicht umsonst begann Schwedenbitter seine neue Karriere als Selbstmedikationsmittel, das heißt eine Arznei, die sich die Patienten selbst kaufen, weil sie daran glauben, gute Erfahrungen damit machen und sie weiterempfehlen – und nicht als Arzneimittel, das von Ärzten verordnet und empfohlen wird. Bei rheumatischen Beschwerden, zur Umstimmung bei Allergien und zur allgemeinen Entschlackung emp-
Kurdauer	fiehlt sich eine kurmäßige Anwendung über acht bis zehn Wochen zweimal im Jahr.
Verdauungsstörungen	Ist die Indikation Blutreinigung mehr auf die Prophylaxe ausgerichtet, so verlangt das Anwendungsgebiet Verdauungsstörungen konkrete, spürbare Erleichterungen bei einem ganzen Komplex von Symptomen: Völlegefühl, Blähungen, Druckschmerz im Bauch, Bauchkrämpfe, Verstopfung, daneben auch Unverträglichkeit bestimmter Speisen (zum Beispiel von Fett), Übelkeit, Sodbrennen, Appetitlosigkeit, gelegentlich auch anfallsweise heftige Kopfschmerzen nach den Mahlzeiten. Weil Magen, Leber, Gallenblase, Pankreas (= Bauchspeicheldrüse), Dünndarm und Dickdarm so eng zusammenwirken, sind an solchen Beschwerden immer alle Verdauungsorgane und -drüsen beteiligt. Ausfall oder Störung eines Organs hat bereits Rückwirkungen auf alle anderen. Die Beschwerden kommen je nach Nahrungsangebot in wechselnder Stärke und Dominanz zustande durch mangelnde Zusammenarbeit dieser Organe. Das Resultat ist schließlich mangelnde Quantität, Qualität und verschobene Mischung der Verdauungsenzyme. Ein wesentlicher Faktor hierbei ist auch psychische Anspannung und Streß, was bei Frauen allerdings weit häufiger die Ursache der Beschwerden ist als bei Männern.
Klinische Studie	Über die Therapie von Verdauungsstörungen mit Schwedenbitter-Elixier gibt es eine klinische Studie (Doppelblindversuch). Sie weist nicht nur nach, daß Dyspepsie (= Verdauungsstörung) mit den oben erwähnten Symptomen durch das Elixier gebessert wird, sondern auch, daß

das Präparat ohne Nebenerscheinungen sehr gut verträglich ist. Die richtige Dosierung ist morgens, mittags und abends ein Teelöffel vor dem Essen. Hat man schwer und reichlich gegessen, ist es sinnvoll, ein bis zwei Teelöffel des Elixiers nach dem Essen einzunehmen.

Dosierung

Für uns ist Schwedenbitter besonders unentbehrlich auf Reisen, wenn wir häufig erst spät abends ungewohnte Speisen und große Mahlzeiten zu uns nehmen. Der Schluck Schwedenbitter garantiert uns dennoch eine angenehme Nachtruhe.

Reisebegleiter

Schwedenbitter macht seinem Namen alle Ehre und schmeckt tatsächlich extrem bitter. Nach den Richtlinien des deutschen Arzneibuchs hat er einen Bitterwert von 1000. Im Vergleich dazu hat frisch gepreßter Artischockensaft einen Wert von nur 30. Daher ist es ratsam, Schwedenbitter in einer Tasse Kräutertee, Wasser oder Saft zu verdünnen.

Unser Tip: Ein Glas Orangensaft mit zwei Teelöffeln Schwedenbitter schmeckt wie Campari-Orange – ein interessanter Longdrink!

Longdrink

Durch eine Vielzahl wissenschaftlicher Versuche ist eine ganze Menge über die Wirkweise der Bitterstoffe bekannt. Während man lange Zeit glaubte, die vermehrte Sekretion von Speichel und Magensaft käme nur durch Stimulation des vegetativen Nervensystems, also auf reflektorischem Wege, zustande, weiß man heute, daß die Magenschleimhaut direkt durch Kontakt mit dem Bittermittel zu beschleunigter Säureproduktion angeregt wird. Dadurch wird gewissermaßen eine Kettenreaktion in Gang gesetzt, die als Sofortwirkung eine verbesserte Nahrungsausnützung und Resorptionssteigerung bewirkt. Die Aufklärung dieses Wirkmechanismus ist insofern von Bedeutung, als dies die Frage beantwortet, ob man Bittermittel schmecken muß, damit sie wirken, oder ob sie auch helfen, wenn man sie, beispielsweise in einer Kapsel eingeschlossen, in den Magen bringt. Die Antwort ist ja, sie wirken auch, wenn man sie nicht schmeckt. Zwar ist zu vermuten, daß die Wirkung stärker ist, wenn sie über beide Wege ablaufen kann, aber für Patienten, die sich nicht überwinden können, ein bitteres Elixier einzunehmen, sind Schweden-

Wirkweise der Bitterstoffe

> Die einzige Kontraindikation (Gegenanzeige) für die innerliche Einnahme von Schwedenbitter ist Durchfall. In diesem Falle ist es wirklich wichtig, Schwedenbitter sofort abzusetzen, da der Durchfall sonst noch verschlimmert würde. Auch Menschen, die leicht zu Durchfall neigen, müssen mit der Dosierung sehr vorsichtig sein. Unter Umständen ist für sie ein Teelöffel Elixier pro Tag das richtige.

bitter-Kapseln die ideale Alternative. Sie enthalten den sprühgetrockneten Vollextrakt der Kräuter. Schwedenbitter-Kapseln stellen eine moderne Nahrungsmittelergänzung dar, die die verdauungsanregende Wirkung der Bitterstoffe mit den Vorteilen einer leichten und unkomplizierten Einnahme verbindet. Ein weiterer Pluspunkt für manche Menschen ist die Tatsache, daß das Kapsel-Präparat keinen Alkohol enthält. Menschen, die aus medizinischen oder persönlichen Gründen jedwede Zufuhr von Alkohol vermeiden müssen, brauchen also trotzdem nicht auf die Hilfe der ›Schwedenkräuter‹ zu verzichten.

Äußerliche Anwendung

Lokale Entzündungen

Daneben kann Schwedenbitter auch äußerlich angewendet werden, womit wir verblüffende Erfolge erlebt haben: Überall da, wo lokal begrenzte Entzündungen zu behandeln sind, ist Schwedenbitter hilfreich, entweder nur durch Betupfen oder in Form eines Umschlags. Zur Desinfektion und Kühlung von Mücken- und Insektenstichen genügt es, auf die Hautstelle etwas Elixier aufzutupfen; ebenso bei Fieberbläschen an der Lippe oder eitergefüllten Hautpickelchen (bei unreiner Haut oder Akne), die sich so sehr schnell – innerhalb eines Tages – zurückbilden. Auch bei Windpocken haben wir die Erfahrung gemacht, daß die Bläschen durch Betupfen mit Schwedenbitter viel rascher verkrusten.

Als die beiden Töchter unserer besten Freunde diese Kinderkrankheit bekamen, konnten wir ihnen aus der Erfahrung mit unseren eigenen Kindern heraus den Rat geben, die Pöckchen mehrmals am Tage mit Schwedenbitter zu betupfen. Die ›Lebensdauer‹ der einzelnen Windpocke schrumpfte dadurch von normalerweise drei auf einen Tag zusammen, womit der gesamte Verlauf des akuten Hautausschlages bedeutend abgekürzt wurde. (Windpocken erscheinen nicht alle mit einem Schlag, sondern ›erblühen‹ nach und nach, so daß das Abtupfen mehrere Tage lang wiederholt werden mußte.)

<small>Windpocken</small>

Der Schwedenbitter-Umschlag ist in unserer Familie buchstäblich zum Allheilmittel geworden. Zum Beispiel erinnern wir uns alle daran, wie unsere damals fünfjährige Tochter in Kalifornien am Swimmingpool auf eine Biene trat und heftig in die Fußsohle gestochen wurde. Wir griffen sofort nach unserer Schwedenbitter-Flasche und betupften die Einstichstelle. Schnellstmöglich wurde ein Wattebällchen – ein Papiertaschentuch geht auch – mit Schwedenbitter getränkt und an die leicht angeschwollene Stelle gedrückt, wobei das Kind bereits aufhörte zu weinen. Nach zehn Minuten spielte sie wieder friedlich mit den anderen, es war kaum mehr eine Schwellung zu sehen, und unser Mädchen hatte ganz offensichtlich keine Schmerzen mehr. Hätten wir es nicht selbst gesehen, so hätten wir damals nicht geglaubt, daß Schwedenbitter so schnell und wirkungsvoll helfen kann, denn ein unbehandelter Bienenstich schmerzt normalerweise bis zu sieben Tage, und das Gewebe schwillt dick an. Später haben wir während eines Sommerlagers in den USA Dutzende von Wespenstichen mit Schwedenbitter behandelt – mit immer gleich gutem Ergebnis.

<small>Insektenstiche</small>

Durch Beobachtung haben wir herausgefunden, daß es bei Insektenstichen besonders wichtig ist, sofort zu reagieren und die Schwedenbitter-Kompresse so schnell wie möglich auf die betroffene Stelle aufzulegen. Hat das Gift sich erst weiter im Gewebe verteilt und eine schmerzhafte Schwellung verursacht, dauert es länger, bis sie wieder abgeklungen ist, während sie sonst gar keine Gelegenheit hat, sich zu entwickeln.

In Malaysia haben wir persönlich mit zwei liebenswürdigen Damen gesprochen, die uns eine unglaubliche Geschichte erzählten. Die Mutter hatte der Tochter das Leben gerettet, weil sie so geistesgegenwärtig war, die Tochter, die im Garten plötzlich von mehreren Hornissen gestochen wurde, sofort mit Schwedenbitter zu begießen. Ohne weitere Nachwehen oder sonstige Behandlung konnten die beiden das Ereignis bald vergessen.

Gurgelwasser

In Kapitel 7, Seite 120, wurde erwähnt, daß man bei Halsentzündung und Heiserkeit mit dem Elixier gurgeln kann. Drei Eßlöffel auf ein Glas Wasser ist hier die Dosierung. Wer es fertigbringt, mit unverdünntem Schwedenbitter zu gurgeln, kann einen noch rascheren Rückgang der Entzündung erwarten.

Augenkompressen

Im Kapitel 10, wo wir verschiedene Ursachen für Kopfschmerzen besprechen, erwähnen wir unter anderem auch überanstrengte Augen. Wenn Sie gelegentlich dieses Problem haben, sollten Sie es mit einer Schwedenbitter-Augenkompresse versuchen. Legen Sie sich flach auf den Rücken, sobald Sie die Gelegenheit dazu haben (im Büro oder in der Mittagspause), und legen Sie zwei Wattebäuschchen oder Augenpads, die Sie mit purem Schwedenbitter befeuchtet haben, auf die geschlossenen Augen. Drücken Sie sie leicht an, und lassen Sie sie für zehn Minuten einwirken. Sie werden schon nach fünf Minuten die wunderbar erfrischende und kühlende Wirkung dieser Augenkompresse spüren.

Mandel- und Mittelohrentzündung

Der Schwedenbitter-Halswickel bei Mandelentzündung und Heiserkeit und der Umschlag auf das entzündete Ohr bei Mittelohrentzündung wurden schon im Kapitel 7, Seite 119, erwähnt.

Wunden

Kleinere infizierte Wunden, die schmerzhaft pochen, und schlecht heilende Wunden bringt ein Schwedenbitter-Umschlag auf den Weg der Heilung. Die generell entzündungswidrige Wirkung des Schwedenbitter-Umschlags hat sich auch bei rheumatischen Gelenkschmerzen bewährt.

Gelenkschmerzen

Bauchweh

Wenn eines unserer Kinder über Bauchweh klagt, ist die erste Maßnahme immer ein Schwedenbitter-Umschlag über Nacht. In der Regel ist am nächsten Morgen wieder alles in Ordnung.

Klagt jemand über Kopfschmerzen, so muß er sich für fünfzehn Minuten hinlegen und bekommt einen mit Schwedenbitter getränkten Waschlappen auf die Stirn oder – wenn sich der Schmerz mehr im Hinterkopf befindet – in den Nacken.

Kopfschmerzen

In der äußerlichen Anwendung regt Schwedenbitter-Elixier die Durchblutung an und ist so in der Lage, Gefäßverkrampfungen und -verengungen zu lösen. (Über die vielfältigen Ursachen der Kopfschmerzen siehe auch Kapitel 10.)

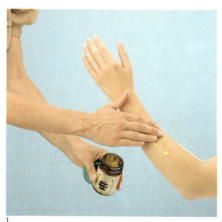
1

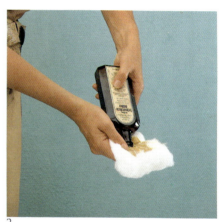
2

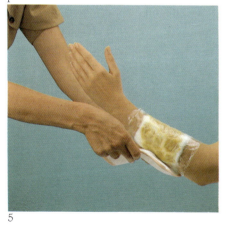
5

Schwedenbitter-Umschlag

1 die betroffene Hautpartie dick mit Ringelblumensalbe einstreichen
2 ein Stück Watte passender Größe mit dem Kräuterextrakt durchfeuchten
3 Watte auflegen

Wie man einen Schwedenbitter-Umschlag macht

Unverdünnte Anwendung

Und so wird ein Schwedenbitter-Umschlag gemacht (siehe Bilddemonstration): Für die äußerliche Anwendung verwendet man das Elixier grundsätzlich unverdünnt. Da die alkoholhaltige Flüssigkeit bei längerer Einwirkung die Haut austrocknen würde, ist es notwendig, sie vorsorglich dagegen zu schützen. Man streicht daher zunächst die

Ringelblumensalbe

Hautpartie, die bedeckt werden soll, mit Ringelblumensalbe ein (mehr darüber im Kapitel 16). Durch diese schützende Fettsalbe kann der Haut kein Schaden entstehen, auch wenn der Umschlag viele Stunden einwirkt. Dann

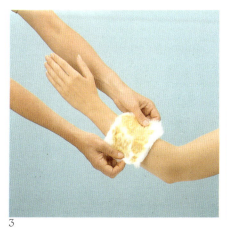

3

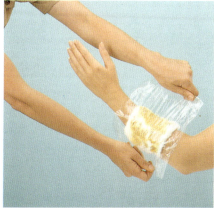

4

4 ein etwas größeres Stück Frischhaltefolie darüberlegen
5 mit einem Frottee- oder Wolltuch passender Größe abdecken
6 mit einer Binde befestigen

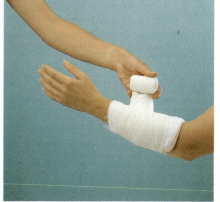

6

nimmt man ein Stück Watte in der Größe der zu behandelnden Körperstelle und durchfeuchtet sie mit dem Elixier.

Die Watte darf nur feucht, nicht tropfnaß sein. Diese feucht-kühle Kompresse legt man nun auf und bedeckt sie mit einem etwas größeren Stück Plastikfolie (Frischhaltefolie aus der Küche).

Anschließend wird der Umschlag mit einem warmen Tuch abgedeckt und mit Hilfe eines Verbandes oder Schals befestigt.

> Achtung! Da die dunkelbraune Flüssigkeit kräftig färbt, sollte man immer durch sorgfältiges Abdecken verhindern, daß Kleider oder Bettwäsche verfleckt werden. Falls es doch einmal passiert, ist es kein Problem, die Flecken durch normales Waschen wieder zu entfernen.

Es gibt einen Geheimtip, wie man sich die Handhabung des Umschlags, besonders wenn eine größere Körperpartie behandelt werden soll, sehr erleichtern kann: mit Babywindeleinlagen. Eine Babywindeleinlage besteht aus einer weichen, saugfähigen Zellstoffseite, die mit einer dünnen feuchtigkeitsstoppenden Plastikfolie verschweißt ist. **Umschlag-Tip**

Wenn man die Windel zum Auflegen des Elixiers benutzt, erübrigt sich das Abdecken mit Plastikfolie. Der Umschlag sollte mindestens eine Stunde einwirken, in den meisten Fällen ist es am besten, ihn über Nacht zu tragen; im Schlaf behindert er am wenigsten.

In der äußerlichen Anwendung wirkt Schwedenbitter-Elixier kühlend, entzündungshemmend, zusammenziehend, desinfizierend und lokal durchblutungssteigernd. Aus pharmakologischer Sicht läßt sich dies auf die Bestandteile Kampfer und Myrrhe zurückführen, wodurch freilich die umfassende und vielseitige Wirkung der äußerlichen Anwendungen des Schwedenbitters nicht ausreichend erklärt ist. **Wirkung des Umschlags**

Schwedenbitter hilft auch Tieren

Über Schwedenbitter-Elixier bekamen wir schon aus aller Welt die eigenartigsten Erfolgsberichte, darunter auch einige, denen zufolge Pferde, Hunde und Katzen von schweren Krankheiten geheilt wurden.

Weltweite Verbreitung — Die Renaissance des Schwedenbitter-Kräuterelixiers und seine Verbreitung in vielen Ländern der Erde ist ein ganz eigenes Phänomen. In Deutschland wird es als Hausmittel in Apotheken angeboten, in Frankreich, Holland und Belgien von Tausenden von Menschen als tägliches Tonikum verwendet, in den USA empfiehlt es unter anderem ein Cherokee-Medizinmann aus North-Carolina allen seinen Patienten, in Malaysia wird es begeistert weiterempfohlen und in Indien von Naturheilärzten verordnet.

Die oben angeführte überlieferte Rezeptur des Schwedenbitters hat neben der allgemein verdauungsanregenden auch eine abführende Wirkung, die auf der Beimischung anthrachinonhaltiger Drogen beruht. Jedoch brauchen nicht alle Menschen, die eine wirksame Verdauungshilfe wünschen, auch diesen laxierenden Effekt. Ja, es ist sogar ratsam, die erwähnten anthrachinonhaltigen Abführdrogen nicht als Dauertherapie zu verwenden; die Gründe dafür werden im Kapitel 12 sehr ausführlich erklärt. Deshalb haben wir aus der traditionellen Rezeptur eine moderne Variation entwickelt, deren Wirkung zwar nahezu identisch ist mit der ›alten‹ Rezeptur, aber die heute obsoleten Bestandteile nicht mehr enthält. Sie setzt sich aus folgenden Kräutern zusammen: Enzianwurzel, Zitwerwurzel, Manna, Eberwurzwurzel, Angelikawurzel, Zimtrinde, Kardamom, Safran und Kampfer. Der alkoholische Extrakt dieser reduzierten Kräutermischung vermittelt ebenso die wichtigen, allgemein verdauungsfördernden Bitterstoffe und wirkt auf milde Weise laxierend – das hat eine klinische Untersuchung bewiesen. Für die getesteten Patienten war die darmanregende Wirkung völlig ausreichend und angenehm. Unter Vermeidung der Anthrachinone beruht sie nur auf Manna und seiner Kombination mit Bitterstoffen.

9. Kapitel
Heilkräuter für das Nervensystem

*»Was sich im Körper abspielt,
ist nicht das Wesentliche,
deshalb verlangt die Fähigkeit zu heilen mehr
als nur das bloße Wissen um den Körper.«*

Cherokee-Heiler THUNDER ROLLING

Mehr als je zuvor brauchen wir heute natürliche Alternativen zu den Millionen schwerwirkender chemischer Beruhigungsmittel, die pro Jahr in Deutschland verschrieben und eingenommen werden. Denn Streßanfälligkeit, Hektik und Gereiztheit sind auf die Dauer nicht mit Tranquilizern zu beheben und Ruhe und Schlaf nicht mit starken Betäubungsmitteln zu erzwingen. Daß wir mit dem unverantwortlichen Mißbrauch synthetischer Betäubungsmittel in eine totale Sackgasse gelangt sind, bestreitet heute auch niemand mehr.

    Tranquilizer

Gottlob hat die Kräuterheilkunde (Phytotherapie) auch auf diese Probleme Antworten: Streß, nervöse Unruhe, Gereiztheit und Schlafstörungen sind Beschwerden, die meist zusammen auftreten und offensichtlicher als alle anderen Krankheiten seelisch und geistig bedingt sind.

Im Laufe der vorangegangenen Ausführungen ist vielleicht unsere Einstellung zu Krankheit im allgemeinen schon transparent geworden. Grundsätzlich sind wir der Auffassung, daß ausnahmslos jede Krankheit seelisch bedingt ist. Langjährige Erfahrungen mit feinstofflichen Therapiemethoden wie Atemtherapie, Yoga, Energie-Massage etc. haben uns gelehrt, daß jede Mißemotion, jede Irrita-

    Seelische Bedingtheit

tion, jedes Unbehagen sich physisch niederschlägt als Widerstand, Spannung oder Verkrampfung, und sei sie noch so klein. Je konstanter Mißstimmungen, Minderwertigkeitsgefühle und Ängste auf die Seele einwirken beziehungsweise von ihr erzeugt werden, um so mehr verfestigen sich diese Spannungen im Körper. Irgendwann bewirken sie ein Energiedefizit in bestimmten Organen oder Organsystemen, und schließlich manifestiert sich das, was wir ›funktionelle Störung‹ und endlich ›organische Krankheit‹ nennen. Ob die energetische Unausgeglichenheit als Magengeschwür, geschwächte Abwehrkraft, Schlafstörung oder Krebs zum Ausdruck gebracht wird, spielt letztlich keine Rolle. Tatsache ist und bleibt, daß jedes Individuum sich seine Krankheiten selber schafft und tatsächlich auch nur selbst heilen kann. Nicht umsonst hat das Wort ›heilen‹ mit ›Heil‹ und ›heiligen‹ zu tun. Unser letztgültiges Ziel kann es nur sein, uns selbst ganz und heil zu machen.

Nervöse Beschwerden

Alle Altersstufen

Unter nervösen Beschwerden leiden junge, alte und Menschen mittleren Alters gleichermaßen, ja sogar Kinder und Säuglinge machen keine Ausnahme. Zum Beispiel: Der junge Mensch, der sich bei seinen Arbeitskollegen nicht anerkannt fühlt, reagiert mit Unrast und Nervosität. Der Familienvater, der sich im Beruf ständig überfordert fühlt, bekommt heftige, wiederkehrende Kopfschmerzen. Die alleinstehende Mutter macht sich über ihre finanziellen Probleme so viele Sorgen, daß sie den Appetit verliert und es ihr bei jedem Essen den Magen zuschnürt. Der Großvater, der sich regelmäßig über den Hund des Nachbarn aufregt, bekommt regelmäßig nervöse Herzbeschwerden. Das Schulkind, das sich vor Schularbeiten schrecklich unter Druck fühlt, bekommt Bauchschmerzen, und das Baby, das sich nicht angenommen und ›gut aufgehoben‹ fühlt, reagiert vor jedem Einschlafen mit einem Schreikrampf. Obwohl natürlich kein Medikament, welcher Art auch immer, die Lösung der seelischen Konflikte ersetzen kann, können sie alle auf natürliche Weise Hilfe und Erleichterung finden durch Kräuter, die lösen, beruhigen und entspannen.

An erster Stelle stehen hier Melisse, Baldrian und Johanniskraut. Weitere Favoriten sind Hopfen, Passionsblume, Hafer und Lavendel. — **Helfende Kräuter**

Die Melisse
(Melissa officinalis)

Die Melisse ist nicht nur ein gut wirksames, sondern auch ein sehr angenehm duftendes und wohlschmeckendes Kraut. Des Duftes wegen heißt es auch Zitronenmelisse. Es wächst bei uns nicht wild, sondern wird als Gartenpflanze auf guten nährstoffreichen Böden in sonniger Lage angebaut. Blühende Melisse zieht Bienen in großen Scharen an. Beim Selbsternten ist es wichtig, die Blätter vor dem Blühen zu zupfen, da sie nach der Blüte nicht mehr so angenehm duften. Frische Melissenblätter sind ein köstliches Gewürz für Salate, Saucen, Suppen und Gemüsegerichte und schon alleine deshalb lohnt es sich, diesem vielseitigen Kraut einen Platz im Garten einzuräumen. Medizinisch verwendet werden die Blätter. Sie enthalten in erster Linie ätherisches Öl, daneben auch Gerbstoffe, Bitterstoffe und Flavonoide. — **Erntetip**

Innerliche Anwendung: der Melissentee

Melisse wird verwendet als Tee, Tinktur und Badezusatz. Bei Nervosität und nervös bedingten Einschlafstörungen hilft Melissentee, der ausnahmsweise einmal höher dosiert werden sollte: pro Tasse drei Teelöffel Melissenblätter. Vergessen Sie nicht, während der Tee fünf Minuten lang zieht, Tasse oder Kanne mit einem Deckel zuzudecken und danach die am Deckel kondensierten Tröpfchen wieder in den Tee zu schütteln! Denn für die sedative und spasmolytische Wirkung ist vor allem das ätherische Öl verantwortlich, das beim Überbrühen sofort extrahiert wird und sich sonst verflüchtigen würde. — **Dosierung**

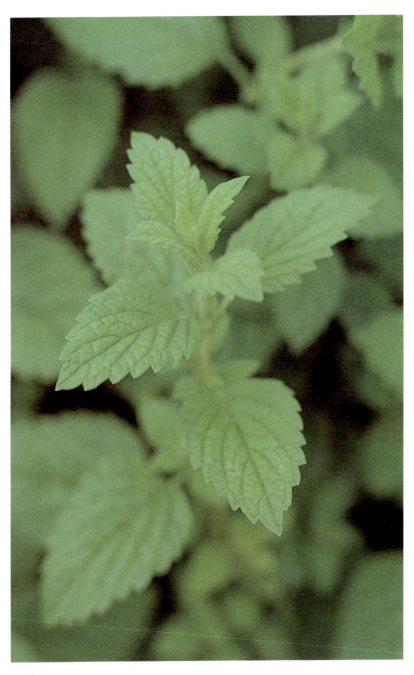

Melisse
Melissa officinalis

Besonders wirksam ist Melissentee, wenn sich der Streß auf den Magen oder die Verdauungsorgane geschlagen hat. Er löst das zugeschnürte Gefühl und die unter Umständen krampfartigen Schmerzen und regt den Appetit an. Deshalb sollte man bei solchen Beschwerden mehrmals täglich ein bis zwei Tassen Melissentee trinken. Melissenblätter lassen sich sehr gut mit anderen beruhigenden Kräutern kombinieren, weshalb sie in keinem Beruhigungs- und Schlaftee fehlen dürfen. Bei Kindern genügt oft schon eine Tasse vor dem Schlafengehen, um Unruhe oder Prüfungsangst in sanfte Träume hinübergleiten zu lassen.

Streß

Beruhigende Wirkung

Unser Sohn hatte für eine Weile große Probleme in der Schule. Er war sehr deprimiert von seinen schlechten Noten und fühlte sich dauernd unter Druck. Mit sorgenvollem Gesicht lief er herum und war sehr nervös und gereizt. Als er auch noch seinen gesunden Appetit verlor und abends nicht einschlafen konnte, begannen wir, uns Sorgen zu machen. Alle gaben sich Mühe, die Situation als erste pubertäre Krise nicht überzubewerten. Nach vielen Gesprächen mit ihm und den Lehrern setzten wir ihn schließlich auf eine Teekur mit Melisse und Johanniskraut. Er mußte pro Tag mehrere Tassen davon trinken, insbesondere am Abend und zum Nachtmahl. Nach etwa zwei Wochen konnten wir eine deutliche Besserung beobachten, zumindest konnte er nun wieder, wie üblich, ohne größere Probleme einschlafen. Sein Stimmungstief verschwand ebenfalls allmählich; seither weiß er, daß ›sein Tee‹ ihm hilft, wenn er wegen einer Arbeit am nächsten Morgen nervös und aufgeregt ist.

Äußerliche Anwendung: das Melissebad

Nicht zu unterschätzen ist auch die Wirksamkeit eines Melissevollbads. Wer die Möglichkeit hat, sollte es mindestens zwei- bis dreimal pro Woche vor dem Zubettgehen genießen. Auch wenn Sie nicht an den oben genannten Symptomen leiden, sondern sich nur nach einem besonders anstrengenden Arbeitstag oder einer nervenaufrei-

Häufigkeit

Wirkung benden Autofahrt wieder ins Lot bringen möchten, ist ein Melissebad das richtige. Kleine Kinder, die sehr motorisch und zappelig sind und oft genug erst richtig aufdrehen, wenn sie übermüdet sind, beruhigt ein Melissebad ebenso in augenfälliger Weise.

Der Baldrian
(Valeriana officinalis)

Noch stärker sedierend wirkt der altbewährte Baldrian. Er verhilft, wenn man sich überarbeitet oder sehr gestreßt fühlt, zu körperlicher und geistiger Entspannung, ohne müde zu machen oder zu betäuben. Anders als bei chemischen Psychopharmaka, erzeugt er weder ein künstliches Euphoriegefühl noch macht er süchtig. Leicht irritierbare und übererregte Menschen können Baldrian tagsüber so oft sie wollen zur Nervenberuhigung einnehmen, es entstehen keine nachteiligen Nebenwirkungen!

Ohne Nebenwirkung

Die botanische Bezeichnung *Valeriana officinalis* kommt vom lateinischen valere = sich wohl fühlen, stark sein, gesund sein; es zeugt von der hohen Wertschätzung, die diesem Heilkraut schon immer entgegengebracht wurde, ebenso wie auch der englische Name allheal = Allheil. Baldrian ist eine bis zu 1,50 Meter hochwachsende Pflanze mit gefiederten Blättern und weißlich oder blaß-rosaroten doldenartigen Blüten. Sie wächst bevorzugt auf feuchtem Boden, in Wiesen, an Bachläufen, an Flußufern und in lichten Laubwäldern. Baldrian kann auch im Garten angebaut werden, wobei die Wurzeln erst im zweiten und dritten Jahr ausgegraben werden. Erfahrene Gärtner wissen, daß Gemüse besser wächst, wenn Baldrian dazwischen steht.

Gärtnertip

Ein eigenartiges Phänomen ist die Tatsache, daß Katzen vom intensiven Geruch der Baldrianwurzel stark angezogen werden. Für den Fall, daß Sie eine Katze im Haus haben, sollten Sie mit Baldrian sehr sorgsam umgehen, denn wenn Sie zum Beispiel auch nur einen Tropfen Baldriantinktur verschütten, wird die Katze für lange Zeit auf diesem Fleck sitzen bleiben.

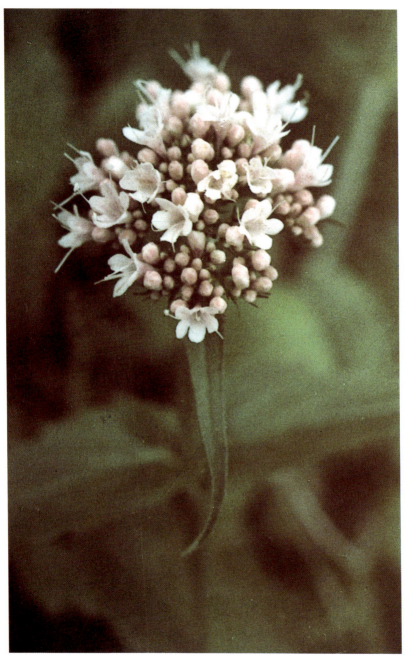

Baldrian
Valeriana officinalis

Innerliche Anwendung

Baldriantee — Baldriantee ist heute etwas ins Hintertreffen geraten, weil die Wurzeln bei der Zubereitung so extrem riechen, daß man den Geruch noch lange in der Wohnung hat. Auch der Geschmack ist sehr eigenartig, und man muß schon sehr gute Erfahrungen mit dem Tee gemacht haben, um diese Nachteile in Kauf zu nehmen. Eine Teemischung, die den Baldriangeschmack erheblich verbessert, ist so zusammengesetzt:

Geschmacksverbesserung

Beruhigungstee

Baldrianwurzel	40 g
Hopfenzapfen	30 g
Pfefferminzblätter	15 g
Hibiskusblüten	15 g

Zubereitung — Am besten läßt man die Kräuter über Nacht in lauwarmem Wasser stehen, bringt sie dann am Morgen auf Trinktemperatur und siebt anschließend ab. Die Wirkung dieses Tees ist hervorragend, besonders bei älteren Menschen, die oft ein Beruhigungsmittel für ihr nervöses Herz brauchen.

Die folgende wohlschmeckende, beruhigende Teemischung kann die ganze Familie zum Abendessen oder als Schlummertrunk zu sich nehmen:

Schlaftee

Johanniskraut	20 g
Melissenblätter	20 g
Himbeerblätter	10 g
Weißdornblätter mit Blüten	10 g
Pfefferminzblätter	10 g
Baldrianwurzel	5 g
Passionsblumenkraut	5 g
Hopfenzapfen	5 g
Lavendelblüten	5 g

Sehr einfach zu handhaben ist die Baldriantinktur, die bei unseren Urgroßmüttern noch ein unentbehrliches Requisit im Handtäschchen war. Denn in der ›guten alten Zeit‹ fielen die Frauen bei Aufregung einfach in Ohnmacht; und um das zu verhindern, mußten sie ihr Fläschchen mit Baldriantinktur immer bei sich haben. — Baldriantinktur

Zur Behandlung von Schlafstörungen muß die Baldriantinktur ziemlich hoch dosiert werden: Vor dem Schlafengehen einen Teelöffel voll Tinktur in einem halben Glas Wasser. — Dosierung

Bei nervösen Herzbeschwerden sind dreimal täglich 30 Tropfen die geeignete Dosis. Wie bereits erwähnt, kann man Baldriantinktur bei besonderen Aufregungen zusätzlich während des Tages einnehmen. — Herzmittel

Das Besondere an Baldrian ist, daß er beruhigend und entspannend wirkt, ohne gleichzeitig zu dämpfen und ohne die Konzentrationsfähigkeit einzuschränken. Von welchem chemischen Beruhigungsmittel kann man das behaupten?

Der Hopfen
(Humulus lupulus)

Hopfenzapfen werden sowohl von der Volksmedizin als auch von der Wissenschaft allgemein als beruhigend anerkannt und bei nervöser Unruhe und Schlafstörungen empfohlen. — Allgemein beruhigend

Bei Kindern mit Schulschwierigkeiten und bei der sogenannten vegetativen Dystonie sowie bei Wechseljahrsbeschwerden hat sich besonders eine Teemischung aus Melissenblättern, Hopfenzapfen und Passionsblumenkraut bewährt:

Schlaftee (besonders für Kinder)

Melissenblätter	40 g
Hopfenzapfen	30 g
Passionsblumenkraut	30 g

Woher kommen Einschlafschwierigkeiten?

Falsche Fixierungen

Was läuft in uns eigentlich falsch, wenn wir nicht einschlafen können? Ganz offensichtlich sind wir auf etwas Bestimmtes fixiert. Die Apothekenkunden, die wir – wie auf der nächsten Seite erwähnt – zu Weihnachten mit einem Kräuter-Schlafkissen beschenkten, waren beispielsweise darauf fixiert, daß sie ohne Schlaftabletten nicht einschlafen können; erst als ihnen etwas ›Besseres‹ angeboten wurde, konnten sie ihre Fixierung aufgeben. Wir erinnern uns sehr lebhaft eines Gespräches mit einem befreundeten Psychologen, der uns auf sehr amüsante Weise die Reaktionen eines Mannes beschrieb, der an chronischen Schlafstörungen litt. Unser Freund versuchte, dem Patienten die schönen Seiten des nächtlichen Wachseins darzulegen, um ihn auf diese Weise davon abzubringen, sich so über seine Schlaflosigkeit zu ärgern. Es war schlicht unmöglich.

Auch wenn Schlafstörungen nur kurzfristig auftreten, sollten wir uns klar machen, daß wir uns immer nur zu sehr in einen Gedanken, ein Gefühl, eine Angst, einen Wunsch, eine Vorstellung hineingesteigert haben und nun nicht mehr davon ablassen können.

Geborgenheit ist wichtig

Oft werden auch schon in der frühesten Kindheit die Weichen falsch gestellt. Das Bett sollte für einen Säugling der Ort absoluter Geborgenheit sein und eine Mutter sollte alles tun, um Störfaktoren wie Lärm, zu helles Licht, schlechte Energiefelder (dazu gehören auch Wasseradern) etc. auszuschalten. Dem etwas älteren Kind wird das Schlafengehen attraktiv gemacht, indem es immer mit etwas Schönem kombiniert wird: das kann Vorlesen sein oder Geschichtenerzählen oder Schlafliedersingen oder eine Kerze anzünden und Beten oder nach den Sternen und dem Mond schauen. Dadurch wird die Sache zum Ritual gemacht und das Kind genießt die zehn Minuten uneingeschränkter Aufmerksamkeit, die es dabei bekommt. Grundverkehrt wäre es, dem Kind jemals damit zu drohen, daß es ›ins Bett gesteckt‹ werde, wenn es dies oder jenes nicht tue. Damit wird Schlafen und Ins-Bett-Gehen zur Strafe degradiert.

Das Kräuter-Schlafkissen

Eine Kräuteranwendung mit langer Tradition ist das Schlafkissen. Wenngleich es für lange Zeit von wissenschaftlicher Seite nicht ernst genommen wurde, kommt ihm heute im Zuge der wiederentdeckten Aromatherapie neue Beachtung zu. Denn wenn es wahr ist, daß Melissenblätter und Hopfenzapfen sowie Lavendelblüten vor allem durch ihre ätherischen Öle beruhigend wirken, dann ist es geradezu ideal, diese Wirkstoffe durch das Einatmen in sich aufzunehmen. Ein wirklich wirksames Kräuterkissen kann also gefüllt sein mit Melisseblättern, Hopfenzapfen, Lavendelblüten und Johanniskraut. Man legt das Kräuterkissen entweder unter oder auf das Kopfkissen oder hat es im Bett in der Nähe des Kopfes.

Aromatherapie

Wir haben oft Kräuterkissen verschenkt, wenn wir bei Bekannten oder Freunden zu Besuch waren, und immer wieder wurde uns erzählt, daß Paare sich darüber stritten, wer es zum Einschlafen haben dürfe. Deshalb haben wir später immer für jedes Familienmitglied ein eigenes Kissen mitgebracht. Wenn Babys nicht einschlafen können und viel weinen, ist es meist, weil sie Bauch-, Zahnweh oder sonst ein Unbehagen plagt. Ein Kissen auf dem Bäuchlein, mit Hopfen und Kamille gefüllt, wirkt oft Wunder.

Vor vielen Jahren erfanden wir ein Kräuter-Schlafkissen als Weihnachtspräsent für die Kunden unserer ›Markt-Apotheke‹. Einige der Beschenkten berichteten uns, das Kissen habe ihnen geholfen, endlich einmal ohne Schlaftablette einzuschlafen. Davon waren wir so begeistert, daß wir das Kräuterkissen in unser Produktprogramm aufnahmen. Es hat folgende Zusammensetzung:

Kräuter-Schlafkissen

Steinkleekraut	20 g
Melissenblätter	20 g
Orangenblüten	15 g
Kamillenblüten	15 g
Lavendelblüten	15 g
Rosenblüten	15 g

Kräuter-
schlafkissen

Die ätherischen
Öle und der
Duft beruhigen
die Nerven

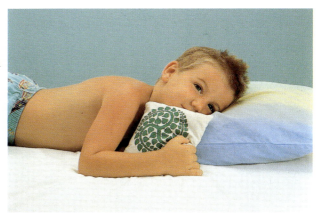

Andere Therapiemethoden

Wege zur
Entspannung

Bei Einschlafproblemen sind Methoden der Autosuggestion, Meditation und Ganz-Körper-Entspannung höchst erfolgreich. Denn unser eigener Atem ist das allererste und allereinfachste Beruhigungsmittel. Auch Kinder lernen sehr schnell, sinnvoll damit umzugehen, wenn sie richtig angeleitet werden.

Das Johanniskraut
(Hypericum perforatum)

Johanniskraut wächst auf trockenen Grasflächen, auf sonnigen Böschungen und in lichten Wäldern. Seine leuchtend gelben Blütensterne stehen um Johanni (24. Juni = Mittsommer), also wenn die Sonne am höchsten steht und der Tag am längsten ist, in Blüte. Der lateinische Namenszusatz ›perforatum‹ (= durchbohrt) verweist auf die winzigen schwarzen Pünktchen, mit denen Blüten und Blätter übersät sind. Es handelt sich dabei aber nicht um Durchbohrungen (wie man wohl früher glaubte), sondern um kleine Drüsen, die mit dem roten Farbstoff Hypericin gefüllt sind. Beim Selbstsammeln von Johanniskraut ist es ein sicheres Identifikationsmerkmal, daß sich die Finger

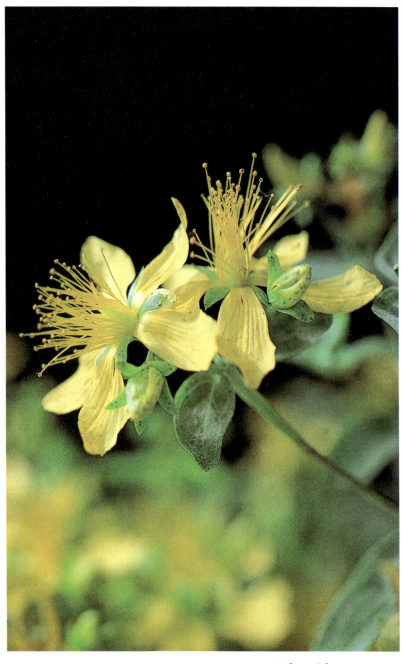

Johanniskraut
Hypericum perforatum

dunkelrot färben, wenn man eine Blüte oder Knospe zwischen Daumen und Zeigefinger zerreibt.

Die wichtigste Heilpflanze für das Nervensystem ist Johanniskraut. Es wirkt zwar auch beruhigend, weshalb wir es reichlich in Beruhigungs- und Schlaftees verwenden, seine Hauptwirkrichtung ist aber eine Kräftigung des gesamten Nervensystems. Neueste Forschungen haben ergeben, daß Johanniskraut mit Fug und Recht ein pflanzliches Antidepressivum genannt werden kann. Denn Hypericin, der Hauptwirkstoff des Johanniskrauts, wirkt ähnlich wie die sogenannten Monoaminooxydasehemmer in chemischen Stimmungsaufhellern, jedoch ohne dämpfenden Effekt im Zentralnervensystem. Bekannt ist auch, daß Hypericin, der Hauptwirkstoff des Johanniskrauts, die Zellatmung verbessert. Die Zellatmung ist einer der grundlegendsten Stoffwechselvorgänge; wo dieser gestört ist, wie etwa bei einer Krebszelle, ist die Gesundheit in großer Gefahr.

Antidepressivum

Innerliche Anwendung

Johanniskrauttee oder -tinktur sind das richtige Mittel bei psychovegetativen Störungen, depressiven Verstimmungen, Angstzuständen und nervöser Unruhe. Freilich ist es zur Erzielung einer spürbaren Wirkung notwendig, Tee oder Tinktur für mehrere Wochen oder Monate täglich mehrmals einzunehmen. Aber welch ein Segen ist dieses Mittel gegenüber den Psychopharmaka, die üblicherweise zur Stimmungsaufhellung verabreicht werden und unüberschaubare Nebenwirkungen im zentralen Nervensystem sowie schwere Suchtgefahr mit sich bringen!

Tee, Tinktur

Langzeitanwendung

In Fällen, wo ein Mensch einen schweren Verlust, etwa einen Todesfall in der Familie, Trennung, Scheidung etc. zu verarbeiten hat und daher zu Depressionen neigt, ist Johanniskraut ideal. Hier sollten drei bis sechs Tassen Tee pro Tag und zusätzlich dreimal täglich 20 Tropfen Tinktur genommen werden. Auch bei den hormonell bedingten Stimmungsschwankungen des Klimakteriums ist Johanniskrauttee zu empfehlen, und zwar am besten zu glei-

Depressionen

Klimakterium

chen Teilen gemischt mit Hopfen und Melisse. Bei Wetterfühligkeit hilft das Kraut die vegetativen Schwankungen auszugleichen. Alten Menschen, die sich abseits vom Leben fühlen und an ihrer Einsamkeit verzweifeln möchten, bringt eine Dauertherapie mit Johanniskrauttee wieder Lebensmut zurück. Hier wird es idealerweise mit Melisse und Weißdorn kombiniert (siehe Kapitel 11). Auch für Kinder und Erwachsene mit Konzentrationsschwäche hat sich Johanniskrauttee mit Melisse bewährt. Diese Mischung schmeckt sehr gut und ist daher ein idealer Frühstückstee vor dem Unterricht oder in Prüfungszeiten.

Konzentrationsschwäche

> Dabei gibt es eine mögliche Nebenwirkung, auf die hingewiesen werden muß: Johanniskraut steigert die Photosensibilität, das heißt, Personen mit hoher Lichtempfindlichkeit, besonders sehr hellhäutige Menschen können unter Umständen, wenn sie während der Therapie starker Sonneneinstrahlung ausgesetzt sind, mit sonnenbrandähnlichen Hautreizungen oder Sonnenallergien reagieren.

In der Praxis haben wir noch nie von einem derartigen Fall gehört. Dennoch ist der Hinweis notwendig, beispielsweise wenn ein Patient oder eine Patientin gewöhnt ist, regelmäßig ein Solarium zu benutzen. Während der Johanniskraut-Teekur sollte man dies besser unterlassen.

Die folgende Rezeptur ist eine Teemischung zur Kräftigung der Nerven, die sich sehr gut als Haus- und Familientee eignet. Aber auch streßgeplagte Berufstätige, die unter einer besonders großen Belastung stehen, profitieren viel, wenn sie in den Pausen anstatt Kaffee, der die Nerven noch mehr strapaziert, diesen Tee trinken.

Nervenkräftigung

Nervenstärkender Tee

Johanniskraut	50 g
Melissenblätter	25 g
Passionsblumenkraut	20 g
Lavendelblüten	5 g

Johanniskrautöl

Gewinnung — Während für Tee und Tinktur das ganze Kraut verwendet wird, benutzt man zur Gewinnung des Johanniskrautöls nur die frischen Blüten. Man füllt ein durchsichtiges Weckglas oder eine weithalsige Flasche mit mehreren Handvoll frisch gepflückter Blüten, übergießt sie mit Oliven- oder Sojaöl von guter Qualität, bis sie bedeckt sind, und verschließt das Glas. Nach mehrwöchiger Extraktionszeit im Freien, das heißt an der Sonne, färbt sich das Öl dunkelrot. Dann werden die Blüten abgepreßt. Die Rotfärbung, das heißt die Extraktion des Hypericins, vollzieht sich eigenartigerweise nicht unter künstlichem Licht, sondern nur unter Sonneneinstrahlung, was zusammen mit anderen Faktoren darauf hinweist, daß Johanniskraut einen starken Bezug zur Sonne hat.

Äußerliche Anwendung

Hauterkrankungen — Johanniskrautöl wirkt heilend bei leichten Verbrennungen und Sonnenbrand und hat sich bei Dermatosen, Flechten und chronischen Ekzemen, die auf Sonneneinstrahlung positiv reagieren, zur äußerlichen Einreibung sehr gut bewährt. In diese Zusammenhänge ordnet sich sinnvoll ein, daß Johanniskraut einerseits bei lichtempfindlichen Menschen Reizungen auslösen kann und andererseits Depressionen verscheucht, die sich ja bekanntlich bei trübem, regnerischem Wetter und in der sonnenarmen Jahreszeit viel eher einstellen als bei strahlendem Sommerwetter. Es ist, als sei Johanniskraut ein Träger und Vermittler von Sonnenlicht.

Johanniskrautöl wird unter anderem als Wundheilmittel zur Behandlung von scharfen Verletzungen verwendet. Daneben haben wir bei chronischen Muskelverhärtungen, Muskelhartspann, Ischias und Hexenschuß mit heißen **Umschlag** Johanniskrautöl-Umschlägen die besten Erfahrungen gemacht. Auch bei Nervenentzündungen oder wenn man **Verspannungen** morgens aufwacht und einen steifen Hals hat, hilft eine solche Packung sehr rasch. Dafür erwärmt man einige Eßlöffel Johanniskraut-Öl in einem kleinen Topf (auf keinen Fall kochen!), tränkt dann ein flaches Stück Watte damit und legt es auf die schmerzende Stelle. Achtung, vorsichtig ausprobieren, ob das Öl nicht zu heiß ist; dann durch Fächeln in der Luft leicht abkühlen. Über die Watte wird ein kleines Frotteetuch gelegt und die befallene Körperstelle mit einem warmen Tuch oder Schal – an Nacken und Schultern durch Überziehen eines engsitzenden Unterhemds – eingepackt.

Zubereitung

Innerliche Anwendung

Johanniskrautöl kann mit Gewinn auch innerlich verwendet werden bei sogenanntem verdorbenem Magen und Magen-Darm-Katarrhen. Sogar eine langanhaltende Verstopfung kann durch die Einnahme von Johanniskrautöl gelöst werden, da das Öl den verhärteten Darminhalt gleitfähig macht. Bei gereizter Magen- oder Zwölf-Fingerdarm-Schleimhaut hat sich Johanniskrautöl in vielen Fällen als heilendes und schmerzlinderndes Mittel bewiesen. Problematisch ist dabei nur, daß Johanniskrautöl ziemlich eigenartig riecht und schmeckt, und wenn man das Öl teelöffelweise einnimmt, stößt es einem noch lange sehr unangenehm auf. Deshalb empfehlen wir für die innerliche Anwendung Johanniskrautöl-Kapseln, die sich erst im Dünndarm auflösen und einem dadurch Geschmack und Aufstoßen ersparen.

Magen-Darm-Beschwerden

Johanniskrautöl-Kapseln

Selbst bei den Geburten unserer drei Kinder war uns Johanniskrautöl eine wichtige Hilfe (siehe Kapitel 14, Frauenleiden).

Der große Arzt, Alchemist und Reformer der Medizin, Paracelsus, singt in seinen medizinischen Schriften ein Loblied auf das Johanniskraut, wobei er bereits die antidepressive Wirkung und auch die verschiedenen Zubereitungs- und Anwendungsarten beschreibt.

Wenn man liest, mit welchem Enthusiasmus er im 15. und 16. Jahrhundert Johanniskraut empfahl, bekommt man Lust, es zu probieren.

10. Kapitel
Kopfschmerz: seine vielfältigen Ursachen und wie Heilkräuter helfen können

*»Die Erde ist eine sehr geduldige Lehrerin,
und eine der Lehren,
die wir von ihr anzunehmen haben,
ist die, geduldig zu sein.«*

WABUN, die Gefährtin des Chippewa-Heilers Sun Bear

Keine Krankheit, ein Symptom

Beim Thema Kopfschmerz muß man verstehen, daß es sich dabei nicht um eine Krankheit, sondern um ein Symptom handelt. Da wir als Verfechter der Naturheilkunde nicht Symptome unterdrücken wollen, sondern bestrebt sind, die Ursachen der Symptome aufzulösen, raten wir dringend davon ab, Kopfschmerzen durch Schmerzmittel zu ›bekämpfen‹. Zur nochmaligen Verdeutlichung unseres Verständnisses eine kleine Geschichte:

Nehmen wir an, Sie haben zu Hause einen Gefrierschrank. Eines Tages leuchtet daran ein kleines rotes Warnlämpchen auf, das Ihnen signalisiert, daß mit dem Gerät etwas nicht in Ordnung ist. Sie rufen den Kundendienst. Ein Mann kommt, besieht sich das Gerät und macht sich daran zu schaffen. Schließlich öffnet er das Gehäuse des Warnlämpchens und dreht die kleine Glühbirne heraus. Dann geht er zu Ihnen und behauptet, er habe den Gefrierschrank repariert, denn das rote Warnlämpchen leuchte nicht mehr. Wären Sie mit einer solchen Reparatur einverstanden? Sicher nicht. Genau dasselbe geschieht aber, wenn Sie bei Kopfschmerzen Schmerztabletten nehmen oder bei Schlafstörungen Schlaftabletten. Sie schalten nur das rote Warnlämpchen, das Symptom, aus, das Ihnen signalisiert, daß etwas mit Ihnen nicht stimmt. Denn Schmerz ist ein Alarmzeichen, ein schriller Notschrei des Körpers, mit dem er Zuwendung verlangt. Wird ihm diese Zuwendung und Aufmerksamkeit nicht gegeben, sondern jede neue Bitte, das heißt jeder neue Schmerz mit Schmerztabletten verdrängt, reagiert der Körper irgendwann mit Dauerschmerz. Allein in der Bundesrepublik Deutschland gibt es zwischen dreieinhalb und siebeneinhalb Millionen Menschen, die ständig an Kopfschmerzen leiden. Die große Variationsbreite dieser Zahl kommt dadurch zustande, daß es eine hohe Dunkelziffer gibt.

Alarmzeichen Schmerz

Verschiedene Ursachen für Kopfschmerzen

Magenverstimmung

Wenn Kopfschmerzen nur gelegentlich oder selten auftreten, stehen sie meist eindeutig im Zusammenhang mit anderen Erkrankungen. Eine Magenverstimmung mit Übelkeit und Brechreiz kann sich zum Beispiel durch heftige Kopfschmerzen ankündigen. Dann muß die Grunderkrankung behandelt werden, und die Kopfschmerzen verschwinden mit ihr. Also Pfefferminztee oder Magentee trinken, Schwedenbitter oder Melissengeist (Melissentinktur) einnehmen und/oder einen Schwedenbitter-Umschlag auf den Oberbauch machen. (Siehe Kapitel 8 und die Bilddemonstration auf Seite 142 f.)

Im übrigen ist es im Sinne der Naturheilkunde bei Brechreiz falsch, das Erbrechen verhindern zu wollen. Im Gegenteil, es ist ja eine spontane und natürliche Ausleitung, und der Vorgang des Erbrechens löst eine ganze Reihe reflektorischer Ausgleichsmechanismen in Sonnengeflecht und Verdauungssystem aus. Für die meisten Erwachsenen ist Erbrechen ein Horror, während Kinder schneller bereit sind, sich dadurch Erleichterung zu ver-

Heilsames Erbrechen

schaffen. Die Erfahrung zeigt jedoch, daß sich bei Magenproblemen, Koliken im Oberbauch sowie besonders bei Migräneanfällen sofort nach dem Erbrechen eine wesentliche Linderung der Beschwerden einstellt.

Darminfektion

Innere Anwendungen

Auch eine Darminfektion oder Darmgrippe kann Kopfschmerzen auslösen. Hier hilft Malventee, Salbeitee, Leinsamen und Schwedenbitter-Umschlag. (Siehe Kapitel 12 Verdauungsstörungen.)

Erkältungskrankheiten

Kombinierte Anwendungen

Bei Erkältung und schwerem Schnupfen ist das allgemeine Gefühl der Zerschlagenheit ebenfalls oft von Kopfschmerz begleitet; vor allem bei länger verschleppter Stirn- und Nebenhöhlenentzündung kann ein tagelanger heftiger Druckschmerz im Kopf entstehen. Unmittelbare Erleichterung bringt dann das Einreiben von Stirn und Schläfen mit Eukalyptus- oder Pfefferminzöl sowie das Inhalieren dieser ätherischen Öle mit der Nase direkt am Fläschchen oder in Form eines heißen Gesichtsdampfbades. Alle Maßnahmen, die im Kapitel 7 über Erkältungskrankheiten aufgeführt wurden, sind empfehlenswert, so das Einnehmen von Echinacea-Tropfen, Thymianbäder, Kamillendampfbäder und Schwedenbitter-Umschläge auf die Stirn.

Bluthochdruck

Mistelkur

Auch Bluthochdruck kann bekanntlich Kopfschmerz und Ohrensausen oder -klingeln auslösen; auch hier verschwindet das Symptom allmählich, wenn der Blutdruck durch eine längerfristige Mistelkur und Ernährungsumstellung gesenkt wird. (Siehe Kapitel 11 Heilkräuter für Herz und Kreislauf.)

Chronische Verstopfung

Im Zusammenhang mit der Ernährung ist als Auslöser für Kopfschmerzen auch chronische Verstopfung zu nennen. Natürlich ist hier der entscheidende Faktor für die Besserung eine ballaststoffreiche Vollwertkost. Versuchen Sie nicht, sich durch regelmäßige Einnahme von drastisch wirkenden chemischen oder auch pflanzlichen Abführmitteln einen guten Stuhlgang zu erzwingen! (Siehe Kapitel 12, Seite 225.) Das hat schwerwiegende Nebenwirkungen und weitreichende Folgen. Menschen, die durch Fehlernährung an chronischer Darmträgheit und dadurch an dumpfen Kopfschmerzen leiden, haben fast immer auch zu wenig Bewegung. Daraus resultiert eine Verlangsamung des gesamten Stoffwechsels, Übergewicht, Trägheit, Leistungsschwäche usw.

Keine Abführmittel

An irgendeiner Stelle muß der Teufelskreis durchbrochen werden, und vielleicht sind solche Kopfschmerzen irgendwann Alarm genug, etwas an den Lebensgewohnheiten zu ändern.

Allergien

Im Zuge des ständigen Ansteigens von allergischen Erkrankungen ist es gar nicht so selten, daß Kopfschmerzen durch Allergene (Substanzen, die eine allergische Reaktion hervorrufen) ausgelöst werden. Sie treten dann meist in Begleitung anderer Symptome wie Schleimhautschwellung, Atemnot, Hautausschlag etc. auf und bedürfen keiner gesonderten Behandlung. Wenn sie allerdings als alleinige Anzeichen einer allergischen Reaktion gegen bestimmte Stoffe in Nahrungsmitteln oder Atemluft auftreten, nimmt es oft Jahre in Anspruch, die Zusammenhänge aufzuklären.

In jedem Fall sollte man versuchen, durch Heilfasten und biologische Umstimmungstherapien (mit Schwedenbitter, Brennessel- und Blutreinigungstees) den Organismus zu entschlacken und zu desensibilisieren. (Siehe Kapitel 5, Seite 66 f. und Seite 82 f.)

Biologische Umstellungstherapie

Chemische Arzneimittel

Nebenwirkungen

Unnötig zu erwähnen, daß chemische Arzneimittel sehr häufig als Nebenwirkung Kopfschmerzen hervorrufen und oft auch die Auslöser allergischer Reaktionen sind. Ironischerweise gibt es sehr schwere Kopfschmerzen, die durch Kopfschmerztabletten verursacht werden. Hierbei handelt es sich um eine regelrechte Vergiftung. Die Autoren U. H. Peters und Kurt Pollak des sehr empfehlenswerten Buches ›Von Kopfschmerz kann man sich befreien‹ berichten von solchen Patienten ihrer Kopfschmerz-Klinik. Sie gerieten in diesen Circulus vitiosus, weil der Schmerzmittelkonsum zu totaler Gewöhnung und Tablettensucht führte. Der einzig gangbare Ausweg ist der radikale Entzug der Schmerzmittel und eine sorgfältig durchgeführte Umstimmung durch nervenstärkende Mittel und Psychotherapie.

Tablettensucht

Augenprobleme

In manchen Fällen kommt Kopfschmerz auch von den Augen. Wenn man schlecht sieht oder wenn Brille oder Kontaktlinsen den Augen nicht mehr richtig angepaßt sind, kann es zu Kopfweh durch Überanstrengung der Augenmuskeln kommen. Dann sollte man sich zwischendurch bei der Arbeit, wenn es die Umstände erlauben, oder jedenfalls nach Feierabend für zehn Minuten auf den Rücken legen und Augenkompressen mit Schwedenbitter machen. Sie helfen auch, wenn die Augen durch das Tragen von Kontaktlinsen irritiert sind und unter Umständen dadurch Kopfschmerzen ausgelöst werden. (Siehe Kapitel 8, Seite 142.)

Schwedenbitter-Kompressen

Prämenstruelles Syndrom

Für Frauen, die in der prämenstruellen Phase, in den letzten Tagen vor der Menstruation, oft an Kopfschmerzen leiden, hat sich besonders ein Tee aus Schlüsselblumenblüten bewährt. Er sollte nicht nur während der Beschwerden, sondern über mehrere Monate dreimal täglich

Kräutertees

getrunken werden. Treten Kopfschmerzen im Klimakterium gehäuft und in Verbindung mit den anderen typischen Symptomen auf, empfehlen wir eine Teemischung aus Johanniskraut, Melisse, Hopfen und Frauenmantel zu gleichen Teilen. (Siehe auch Kapitel 14, Seite 265.)

Klimakterium

Streß

Die meisten Kopfschmerzen entstehen sicherlich durch negativen Streß, wobei das, was für den einen Streß bedeutet, von einem anderen als Vergnügen erlebt werden kann. Jedes Individuum hat also eigentlich seinen eigenen Streß. Der persönliche und der gewissermaßen allgemein anerkannte Streß, verursacht durch Hektik bei der Arbeit, konzentriertes Autofahren bei starkem Verkehr, Ärger oder Leistungsdruck, kann reduziert werden durch Maßnahmen zur Nervenkräftigung und Beruhigung, wie sie in Kapitel 9 beschrieben wurden. Besonders entspannende Kräuterbäder mit Melisse, Baldrian oder Lavendel bringen den ersehnten Ausgleich.

Kräuterbäder

Eine besonders empfehlenswerte Teemischung fügen wir ebenfalls noch hinzu. Sie hilft ein stabiles nervliches und vitales Gleichgewicht aufzubauen, aus dem heraus der übliche Streß ohne weiteres zu bewältigen ist. Wenn Sie sich erschöpft fühlen und sich nicht mehr konzentrieren können, sollten Sie, anstatt sich zu zwingen, lieber eine kleine Pause machen und dabei den folgenden Tee zubereiten und ein bis zwei Tassen davon genießen:

Hilfreicher Tee

Vital-Tee

Meisterwurz	20 g
Damianablätter	15 g
Weißdornblätter mit Blüten	15 g
Hagebuttenfrüchte mit Samen	15 g
Rosmarinblätter	13 g
Hibiskusblüten	10 g
Mate	5 g
Ingwerwurzelstock	5 g
Ginsengwurzel	2 g

Dieser aromatische Tee macht morgens oder während des Tages wach und leistungsfähig, er ersetzt schwarzen Tee und Kaffee, wenn man eine kleine Anregung braucht, ohne die Nerven zu schädigen.

Heilfasten, Blutreinigung, Umstellung der Ernährung

Schwere, in Anfällen wiederkehrende Kopfschmerzen (Migräne) können oft auf sehr verblüffende Weise verschwinden durch Heilfasten, eine intensive Blutreinigungskur oder eine Umstellung der Ernährung auf Vollwert- oder Frischkost ohne tierisches Eiweiß (siehe Kapitel 5). Sehr oft signalisiert der Kopfschmerz nämlich eine Blockade im Stoffwechselsystem, die durch sorgfältige Ausleitung von Giften und Schlacken sowie durch ausreichende Zufuhr von Vitaminen, Mineralien, Enzymen, Chlorophyll etc. beseitigt werden kann. ›Umstellung der Ernährung‹ – das sagt und schreibt sich so leicht, ist aber mit Sicherheit die Therapiemethode, die von allen am schwierigsten durchzuführen ist. Denn von eingefahrenen Essensgewohnheiten und Geschmacksmustern abzulassen, verlangt nicht nur kühle Selbstbeobachtung und -analyse, sondern auch die Entschlossenheit, sich affektiven ›Entzugs‹-Reaktionen zu stellen (ähnlich wie beim Raucher, der ›aufhört‹), erfordert Willenskraft und Einsicht in biologische Zusammenhänge.

Der Typus Migränikus

Der schwere chronische Kopfschmerz und der typische Migräneanfall sind Musterbeispiele psychosomatischer Leiden, die zwar wohl durch physikalische Therapien und Kräuteranwendungen gelindert und gebessert, im eigentlichen Sinne aber nicht geheilt werden können, solange das zugrunde liegende seelische Problem nicht bewußt gemacht und verarbeitet wird. Es muß herausgefunden werden, was dem Migräniker ›Kopfzerbrechen macht‹.

Der Psychiater Dr. Peters aus der Mainzer Kopfschmerz-Klinik charakterisiert den Patienten des ›Typus Migränikus‹ als einen Menschen, der sehr genau, ordnungsliebend und gewissenhaft ist, im Beruf überdurchschnittlich verantwortungsbewußt und belastbar. Er hat ein starkes Sicherheitsbedürfnis und fühlt sich durch alles Ungewisse bedroht, weshalb er versucht, es soweit wie möglich auszuschalten.

Interessanterweise werden Migräne-Anfälle oft durch eine Situation der Erwartung vor gesellschaftlichen Ereignissen ausgelöst.

Der ›Typus Migränikus‹ ist nicht die ideale Führungspersönlichkeit, wohl aber deren unentbehrliche rechte Hand. Das Problem dieser Menschen ist das Entspannen, das Gehenlassen der Alltagsanspannung. Nicht umsonst treten Migräneanfälle gehäuft am Wochenende, Feierabend und Urlaubsbeginn auf. Sobald diese Menschen ›abschalten‹ könnten, melden sich aus dem Unterbewußten tiefe und verborgene Ängste, die sie allerdings sofort unterdrücken. Mehr noch als bei anderen Menschen ist ihre Existenz ausschließlich auf das rationale Denken gegründet, so sehr, daß sie nichts Irrationales, zum Beispiel Gefühle oder Ängste, zulassen können. Die Angst und die Energie, die nötig ist, diese Gefühle immer wieder zu unterdrücken, kehren sich schließlich in heftige Schmerzanfälle um.

> **Die körperlichen Vorgänge beim Migräneanfall bestehen in einer Gefäßverengung im Gehirn und sind sehr häufig begleitet von Lichtempfindlichkeit, Augenflimmern, Übelkeit und Brechreiz und von schweren Verkrampfungen der Rücken-, Nacken- und der Halsmuskulatur.**

In der Regel sind diese Mukselverkrampfungen wesentliche Mitauslöser des Anfalls. Werden sie jedoch systematisch behandelt, kann die Häufigkeit der Anfälle verringert werden, unabhängig von den psychischen Auslösemechanismen.

Kamillenkompressen auf den Rücken

Zur Lösung schmerzhaft verkrampfter Muskelstränge und -knoten wirken heiße Kamillenkompressen wahre Wunder: Bereiten Sie zuerst aus einer Tasse Kamillenblüten und zwei Liter Wasser einen starken Kamillentee, der zugedeckt etwa zehn Minuten ziehen muß und dann abgeseiht wird. Lassen Sie den Patienten sich bäuchlings auf ein Bett legen, und legen Sie alles davor, was Sie gleich brauchen werden: einen großen Topf mit der Kamilleninfusion, zwei kleine Frotteehandtücher, eine Flasche Johanniskrautöl. Dann tauchen Sie ein Frotteehandtuch in den Tee, wringen es aus und legen es so heiß wie möglich auf Nacken, Schultern und Rücken des Patienten. Tränken Sie nun das zweite Handtuch mit Kamilleninfusion, wringen es aus, legen es ausgebreitet auf das erste und drehen das Handtuchpaket um. Die neue, heiße Kompresse ist jetzt auf der Haut. Nun nehmen Sie das obere, bereits abgekühlte Tuch weg, tränken es erneut, wringen es aus, legen es auf das andere, drehen um und so fort, bis sie etwa 20mal gewechselt haben. Es schadet auch nichts, es noch öfter zu wiederholen, bis der Patient eine wohltuende Lösung von Spannungen empfindet. (Viele tiefe Seufzer sind ein gutes Zeichen, daß man sich entspannt.) Die Haut ist nach dieser Behandlung stark gerötet und wird nun sorgfältig mit Johanniskrautöl massiert. Eine Ruhepause oder ein Schläfchen sollten sich anschließen. Es ist unglaublich, wie wohltuend und entspannend eine solche Behandlung wirkt.

Auch wenn diese Kompresse nur mit heißem Wasser gemacht wird, ist sie sehr wirkungsvoll und bereitet die Muskulatur in idealer Weise auf weitere Behandlungen, zum Beispiel eine Massage oder chiropraktische Manipulation, vor. Der Zusatz von Kamille verstärkt allerdings die krampflösende Wirkung.

Ein Migränepatient wird sich in der Regel nicht die Zeit nehmen wollen, um solche vorbeugende Kompressen zu machen, ja, er wird sich regelrecht dagegen wehren. Wenn der Partner, Angehörige oder Helfer es aber dennoch fertigbringt, ihn dafür zu gewinnen, wirken die Pak-

Marginalia: Bettruhe; 20mal wechseln

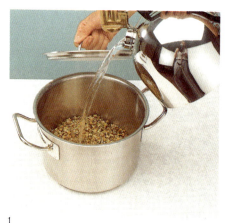
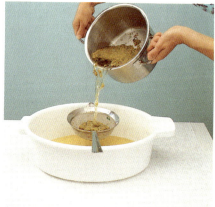

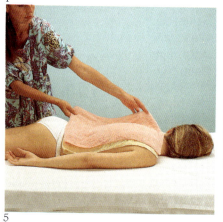
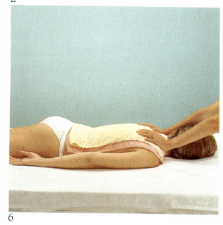

Kamillen-Kompressen (Rücken)

1 Kamillenblüten mit kochend heißem Wasser überbrühen, zugedeckt ziehen lassen
2 Kräuter absieben, Infus in eine flache Schüssel gießen
3 ein kleines Frotteehandtuch eintauchen, fest auswringen
4 flach auf den Rücken des Patienten legen
5 zweites Frotteehandtuch eintauchen, auswringen, flach auf das erste darauflegen
6 die doppelte Lage herumdrehen, so daß nun das zweite, zuletzt aufgelegte Handtuch auf der Haut liegt, jetzt oben liegendes Handtuch abnehmen, eintauchen, auswringen, obenauf legen, umdrehen, und so fort
7 Johanniskrautöl einmassieren

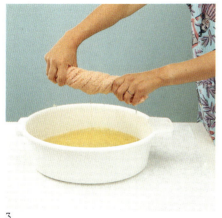

3

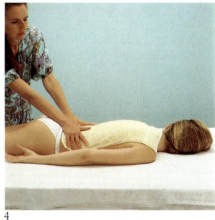

4

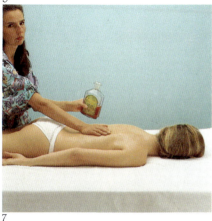

7

Liebende Zuwendung	kungen schon deshalb heilend, weil der Patient körperliche Zuwendung und Liebe von einem anderen Menschen bekommt. Wir haben das in unzähligen Fällen beobachtet und ausprobiert.
Rotlicht	In Fällen, wo der Migränepatient keinen ›Behandler‹ zur Verfügung hat, sind Bestrahlungen mit Rotlicht eine andere Möglichkeit, Verspannungen im Rücken und Nacken zu beseitigen. Sie sind sehr einfach durchzuführen und werden ebenfalls als sehr wohltuend empfunden. Manchmal hilft schon eine simple Heißwasserkompresse mit einem Handtuch, die man sich selbst auf den Nacken legt.

Migränetee

Eine weitere Hilfe für Migränepatienten, mit der wir sehr gute Erfahrungen gemacht haben, ist die folgende Teemischung:

Migränetee

Rosmarinblätter	30 g
Pfefferminzblätter	20 g
Melissenblätter	20 g
Veilchenkraut	15 g
Mutterkraut	13 g
Veilchenblüten	2 g

Der Tee ist ausgesprochen wohlschmeckend und kann daher sehr gut über mehrere Monate täglich getrunken werden. Da Rosmarin durch sein ätherisches Öl gefäßerweiternd, durchblutungsfördernd, anregend und erfrischend wirkt, ist dieser Tee auch als morgendlicher Aufwecker oder Frühstückstee zu empfehlen. Von Paavo Airola stammt die Entdeckung, daß Veilchenkraut und -blüten bei Migräne wirksam sind. Auch die Homöopathie und die von Paracelsus formulierte Signaturenlehre der Heilpflanzen sind sich darüber einig, daß das wohlriechende Veilchen ein Spezifikum für Migräne ist. Ebenso wie der Migränepatient, der kein helles Licht ertragen kann, flieht es Licht und Sonne und fühlt sich nur im Schatten wohl. *Veilchen*

Das Mutterkraut
(Chrysanthemum parthenium)

Mutterkraut ist eine Pflanze, die neuerdings – von England ausgehend – Furore machte. Man wußte bislang nur von Migränepatienten, die durch das Kauen von ein bis zwei Blättchen der Pflanze pro Tag eine Reduktion ihrer Migräneanfälle erfuhren. Zwei in den letzten Jahren in London durchgeführte Doppelblindstudien unterstützen *Kauen der Blätter* die Annahme, daß die prophylaktisch eingenommenen Blätter des Mutterkrauts Migräneanfälle verhindern oder vermindern. Der Wirkmechanismus ist bislang noch unklar. Die Droge wird als Einzeltee oder in Mischungen angewendet.

Rosmarin
(Rosmarinus officinalis)

Rosmarin ist ein typisches Mittelmeergewächs, das in diesen warmen Ländern auch schon jahrtausendelang arzneilich verwendet wird. Der immergrüne, stark aromatisch duftende Rosmarinbusch hat knorrige, holzige Äste und Zweige und trägt relativ harte, nadelförmige Blätter mit einer silbergrauen Unterseite und zarte hellblaue Blüten, die viele Bienen anlocken. Bei uns gedeiht er im Garten nur, wenn er im Winter vor Frost geschützt wird. Verwendet werden die frisch duftenden Blätter und jungen Triebe, die vor allem ätherisches Öl und einen dem Kampfer ähnlichen durchblutungsanregenden und belebenden Stoff enthalten.

Äußerliche Anwendung

In den Überlieferungen heißt es: »Rosmarin erwärmt den Menschen von innen heraus.« Diese tonisierende Wirkung macht man sich auch zunutze durch Bäder mit einem Zusatz von Rosmarinblättern oder Rosmarinöl. Ein Rosmarinbad wirkt erfrischend und anregend bei körperlicher und geistiger Abgespanntheit, ist also als prophylaktische Maßnahme bei kopfschmerzgefährdeten Menschen sehr ratsam. Auch als Zusatz zu Duschgel oder Seife macht Rosmarin schon allein wegen seines Duftes wach und aktiv.

Bäder

Tee Die Droge wirkt innerlich als Tee oder weiniger Auszug (Rosmarinwein) (und äußerlich als Bad gleichermaßen) durchblutungsanregend, gefäßtonisierend, belebend, erwärmend und bewußtseinsstärkend.

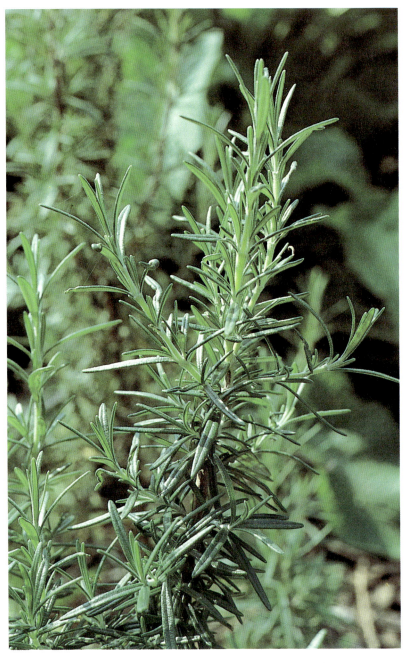

Rosmarin
Rosmarinus officinalis

Innerliche Anwendung

Rosmarin-wein
: Rosmarinwein hilft Menschen mit niederem Blutdruck, älteren Menschen mit Bewegungsmangel, Rekonvaleszenten und allen, die an Antriebsschwäche leiden. (Siehe Kapitel 11, Seite 192 f.) Die Wissenschaft bestätigt darüber hinaus die Wirksamkeit von äußerlichen Anwendungen mit Rosmarin zur unterstützenden Behandlung von Muskel- und Gelenkrheumatismus. Innerlich hilft Rosmarin bei Völlegefühl, Blähungen und leichten krampfartigen Störungen von Magen, Darm und Gallenblase.

> Schwangere sollten Rosmarintee nicht trinken, wohl aber können sie Rosmarin äußerlich zu Bädern verwenden.

Als aromatisches Küchengewürz ist er ebenfalls sehr beliebt.

Kombinierte Anwendungen

Tees und Bäder
: Da Menschen, die zu Kopfschmerz neigen, zu viel innere Spannung aufbauen, raten wir neben Migränetee zu nervenstärkenden Tees, Tinkturen und Bädern: Tee aus Baldrian, Melisse und Hopfen zu gleichen Teilen oder Johanniskrauttee. Vollbäder mit Melisse, Lavendel oder Baldrian können zum Entspannen und Abschalten anleiten, bevor es zum Punkt der Überspannung und damit zum Migräne-Anfall kommt.

Nicht rauchen!
: Natürlich ist Rauchen für solche Patienten besonders katastrophal, da Nikotin bekanntlich nicht nur die Nerven schädigt, sondern auch eine Gefäßengstellung bewirkt.

Keine Schmerzmittel – was dann?

Wenn Sie an Migräne leiden, sollte es unbedingt Ihr Ziel sein, ohne Schmerztabletten auszukommen (die Gründe sind auf Seite 167 erklärt). Auch für die akute Phase von

Kopfschmerz oder Migräne gibt es eine Reihe von natürlichen Maßnahmen, die Erleichterung verschaffen, beispielsweise Spaziergänge in frischer Luft, das Einreiben von Stirn und Schläfen mit Pfefferminzöl, Eukalyptusöl oder kampferhaltigen Salben, kühlende Schwedenbitter-Kompressen auf Stirn und Nacken und ableitende Wasseranwendungen, zum Beispiel ein Gesichtsguß mit kühlem oder kaltem Wasser (mit der Brause oder unterm Wasserhahn). **Einreibungen, Kompressen**

Eine weitere, sehr empfehlenswerte Alternative zu Kopfschmerztabletten wäre ein Rosmarin-Fußbad. Man bereitet eine Heißwasser-Infusion mit einer Tasse Rosmarinblättern und ein bis zwei Liter Wasser. Der Kräutersud wird in ein Fußbadebecken abgegossen und mit Wasser in angenehmer Temperatur so hoch aufgefüllt, daß die Knöchel noch vom Wasser bedeckt werden. Nach etwa zehn Minuten nimmt man die Füße heraus und taucht sie für einen Moment in ein direkt daneben stehendes Gefäß mit eiskaltem Wasser. Dann kann das Wechselbad noch einmal wiederholt werden. Mit dieser Behandlung wird alle Anspannung und blockierte Energie aus dem Kopf abgezogen, hinunter zu den Füßen. Diese Methode bringt große Erleichterung bei akuten Migräneschmerzen, so simpel sie auch scheinen mag. Sie kann den Anfall aber auch, ebenso wie die Kamilleninfusions-Kompressen, verhindern. Alle anderen erwähnten äußerlichen Anwendungen funktionieren, indem sie direkt den Kopfbereich kühlen, doch scheint das Rosmarin-Fußwechselbad weitaus am wirkungsvollsten zu sein. Sie sollten nicht darüber urteilen, bevor Sie es nicht ausprobiert haben! **Fußbad**

11. Kapitel
Heilkräuter für Herz und Kreislauf

*»Wenn du nicht bereit bist,
dein Leben zu ändern,
kann dir nicht geholfen werden.«*

HIPPOKRATES

Herzkrankheiten

Der Themenkreis Herzbeschwerden – Arteriosklerose – Herzinfarkt ist heutzutage außerordentlich brisant, da Herzinfarkt bei uns die häufigste Todesursache ist. Um die Jahrhundertwende war in Deutschland bei vier Prozent aller Todesfälle die Ursache Herz-Kreislauf-Versagen, heute sind es etwas über 50 Prozent!

Wegen der Gefährlichkeit einer akuten Herzkrise muß dieser Bereich allerdings unbedingt dem Arzt vorbehalten bleiben.

Facharztbefund

> Die Selbstmedikation hat nur dann ihre Berechtigung, sofern bei allen Herzbeschwerden durch den Facharzt eindeutig ausgeschlossen worden ist, daß ein sogenannter organischer Befund vorliegt. Um so mehr Beachtung verdienen die Heilkräuter jedoch in diesem Zusammenhang als Mittel zur Vorbeugung gegen die Entstehungsbedingungen des Herzinfarktes, nämlich die langsam fortschreitenden arteriosklerotischen Veränderungen des Gefäßsystems.

Mißbrauch von Herzmedikamenten

Dennoch sei angemerkt, daß die ›schweren Geschütze‹ der Herztherapie wohl durch Gewohnheit der Ärzte und Überangebot der Pharmaindustrie bei weitem zu häufig abgefeuert werden. In einem Artikel mit dem Titel ›Wir armen Schlucker‹ berichtet die Zeitschrift ›Der Stern‹ in der Ausgabe 14/84 über ›die schleichende Vergiftung der Nation‹ und führt an, daß in der Bundesrepublik Deutschland drei Millionen Bürger Digitalispräparate nähmen, ohne daß dafür eine Notwendigkeit bestünde. Kostenpunkt für die gesetzlichen Krankenkassen: 217 Millionen Mark. Das schlimmste ist aber, daß 90 000 dieser ›armen Schlucker‹ unter Vergiftungserscheinungen leiden, von denen wiederum 10 000 ins Krankenhaus mußten, um die vom Digitalispräparat bedingten Krankheitssymptome behandeln zu lassen.

Für leichte Fälle von Herzmuskelschwäche und Herzrhythmusstörungen hat jedenfalls die Kräuterheilkunde ein hervorragend bewährtes Kraut fürs Herz anzubieten.

Vorbeugung

Der Weißdorn
(Crataegus oxyacantha und *monogyna)*

Aus den zarten weißen Blüten und Blättern wird ein herzstärkender Tee bereitet, aber auch die reifen roten Beeren des Weißdorns werden verwendet, allerdings kaum für Tee, sondern für alkoholische Extrakte und zahlreiche Fertigpräparate. Wie weitere Namen wie etwa Hagedorn oder Heckendorn andeuten, wächst der Busch bei uns kultiviert oder wild meist in Gärten oder als Hecke zur Begrenzung der Felder. Im Herbst ist er ein Tummelplatz für Vögel, die mit Vorliebe seine Beeren fressen.

Der hilfreiche Weißdorntee

Weißdorn wird im Volksmund auch ›Herzbrot‹ genannt. Das bedeutet, daß er für das Herz genauso wichtig ist wie das tägliche Brot. Die Pflanzenmonographie über *Cratae-*

Herzstärkung

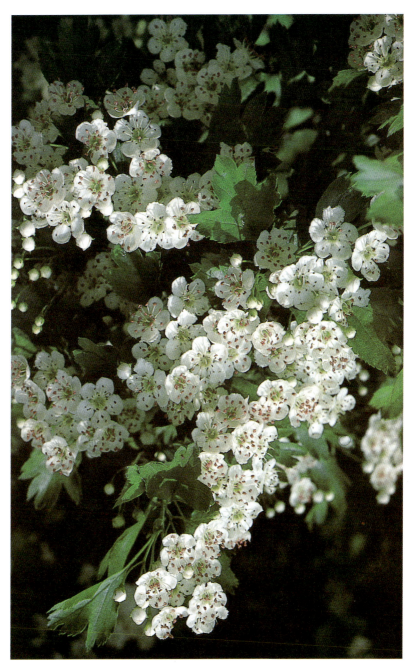

Weißdorn
Crataegus monogyna

gus bestätigt die Erkenntnisse der Erfahrungsheilkunde: Weißdorn stärkt das Herz bei nachlassender Leistungsfähigkeit und lindert Druck- und Beklemmungsgefühle in der Herzgegend. Besonders ideal ist er für die Herz- und Kreislaufbeschwerden älterer Leute, bei denen sich durch Sklerotisierung die Herzkranzgefäße verengen, der Herzmuskel selbst nicht mehr optimal mit Blut versorgt wird und dadurch nicht mehr leistungsfähig ist. Gelegentliche nervöse Herzangst und Unruhe, Herzklopfen, Beklemmungsgefühle in der Brust, Atemnot, schnelles Ermüden bei körperlicher Anstrengung sind Anzeichen dafür. Ein weiteres Begleitsymptom, das fast immer damit einhergeht, ist erhöhter Blutdruck. Zwei bis drei Tassen Weißdorntee (aus Blüten und Blättern) pro Tag geben dem Altersherzen die Unterstützung, die es braucht, und senken parallel den Blutdruck. Das ist der Grund, weshalb Weißdorn auch in sehr vielen Geriatrika (Präparate zur körperlichen und geistigen Leistungssteigerung alter Menschen) enthalten ist.

Herzangst

Bluthochdruck

> Um gute Ergebnisse zu erzielen, muß Weißdorntee als Dauertherapie angewendet werden. Laut zahlreichen klinischen Untersuchungen tritt eine deutliche Besserung der Symptome nach etwa sechs Wochen ein. Der Tee kann monate- und jahrelang getrunken werden und hat auch dann keinerlei negative Nebenwirkungen.

Weißdorn wird häufig auch als homöopathisches Einzel- oder Kombinationspräparat angewandt, und zwar ebenfalls mit den Anwendungsgebieten Herzschwäche, Altersherz, Herzrhythmusstörungen, Angina pectoris, Kreislaufstörungen und Störungen des Blutdrucks.

Homöopathisches Präparat

Auch bei anders verursachten Herzschädigungen, wie sie schwere Infektionskrankheiten mit sich bringen, in der Rekonvaleszenz oder nach Operationen hat sich Weißdorn zur Herzkräftigung hervorragend bewährt. Auch einem jeden Menschen, der einen Herzinfarkt hinter sich hat, legen wir Weißdorntee oder -tinktur ›dringend ans

Nachsorge

Vorsorge — Herz‹. In solchen Fällen ist das Mittel zugleich hilfreiche Nachsorge und wirksame Vorsorge gegen weitere Infarkte. Selbst wenn die Verordnung eines Herzglykosids unumgänglich ist, sollte Weißdorn genommen werden, da man laut Wichtls ›Teedrogen, Handbuch für Apotheker und Ärzte‹ empirisch die Beobachtung gemacht hat, daß die Dosierung der herzwirksamen Glykoside in Kombination mit Weißdorntee oder Weißdorntropfen reduziert werden kann.

Herzmittel reduzieren — Wenn es also möglich ist, auf diesem Wege die Nebenwirkungen der schweren Herzmittel zu reduzieren, sollte jeder Betroffene Gebrauch davon machen.

Streß — Auch für junge Menschen, die täglich großer Hektik ausgesetzt sind und stark unter Streß stehen, ist Weißdorn das richtige, um späteren Schäden vorzubeugen. Der

Manager — am stärksten infarktgefährdete typische Manager über 40, der an verantwortungsvoller Stelle im Berufsleben steht, wenig körperliche Bewegung hat, womöglich auch noch raucht und sich zudem einseitig ernährt, sollte unbedingt vorsorglich seine ein bis zwei Tassen Weißdorntee täglich trinken.

Hier sei angemerkt, daß uns natürlich nichts ferner liegt, als der Kräutermedizin eine Alibifunktion für unvernünftige Lebensweise zuzuschieben. Diesbezüglich halten wir es mit Hippokrates, der bereits vor mehr als 2000 Jahren sagte: »Wenn du nicht bereit bist, dein Leben zu ändern, kann dir nicht geholfen werden.«

Für Gestreßte empfiehlt sich besonders eine Herzteemischung, in der Weißdorn mit Herzgespannkraut und den nervenberuhigenden Kräutern wie Melisse und Johanniskraut ergänzt wird.

Herztee

Weißdornblätter mit Blüten	44 g
Johanniskraut	16 g
Mistelkraut	16 g
Herzgespannkraut	13 g
Melissenblätter	8 g
Rosenblüten	3 g

Auf diese Mischung spricht auch das sogenannte nervöse Herz sehr gut an. Gemeint sind Menschen, die bei Witterungsumschwung, nach Aufregungen und Überanstrengungen mit nervösen Herzbeschwerden, Unruhe und Herzklopfen reagieren. Ihnen sei das Herztropfen-Rezept unseres Apothekerkollegen M. Pahlow empfohlen, das aus vier verschiedenen Kräutertinkturen gemischt wird:

Nervöses Herz

Herztropfen

Herztropfen

Spiritus Melissae Comp. (Melissengeist)	20 g
Tinctura Valerianae aetherae (Ätherische Baldriantropfen)	10 g
Tinctura Menthae piperitae (Pfefferminztinktur)	10 g
Tinctura Crataegi (Weißdorntinktur)	10 g

Im Bedarfsfall 20 bis 30 Tropfen davon in etwas Wasser eingenommen, bringt sofortige Erleichterung.

Dosierung

Was in solchen Fällen auch noch hilft, sind ableitende Kaltwasseranwendungen: eine kühle Herzkompresse mit einem nassen Waschlappen auf die Herzgegend legen oder die Füße drei Minuten in kaltes Wasser stellen und danach kräftig trockenrubbeln. Oder die Arme unter kaltes Wasser halten oder drei Minuten lang in einem Waschbecken mit kaltem Wasser baden. Alle diese Kaltwasseranwendungen wirken sehr erfrischend. Menschen mit hohem Blutdruck dürfen sie nicht anwenden!

Ableitende Anwendung

Gegenanzeige: Bluthochdruck

Bluthochdruck

Ein weiteres Leiden, das in den Industrieländern durch naturwidrige Lebensweise geradezu zur Volksseuche geworden ist und vor allem ältere Menschen betrifft, ist der Bluthochdruck (Hypertonie). Als Hauptursache spielt hier offensichtlich jahrzehntelange Fehlernährung die entscheidende Rolle. Daher kann durch Kostumstellung auf salzarme, vegetarische Vollwertkost viel erreicht werden.

Kostumstellung

Patienten mit zu hohem Blutdruck sind in aller Regel total fixiert auf ihre Blutdruckmeßwerte und übersehen vollkommen, daß Hypertonie keine Krankheit an sich ist, sondern wiederum ein an sich bewundernswerter Ausgleichsmechanismus des Körpers. Der Organismus ist nämlich mit allen Mitteln bestrebt, den Stoffaustausch zwischen Blutkapillaren und Gewebe in erforderlicher Größe aufrechtzuerhalten, um die Ernährung und Funktionsfähigkeit der Zellen und Gewebe nicht zu gefährden. Werden die Zellwände der Kapillaren (kleine und kleinste Blutgefäße) durch ›Gefäßverkalkung‹ weniger durchlässig und verdichtet sich das Blut, so erhöht der Körper den Blutdruck. Dies ist eine lebensnotwendige und sinnvolle Maßnahme. Ihre Verhinderung oder Beeinträchtigung durch eine symptomatische Blutdrucksenkung mit Antihypertonika ist deshalb ein unphysiologischer und gefährlicher Eingriff in zweckdienliche, lebenserhaltende Regulationsvorgänge. Dazu kommen die schädlichen Nebenwirkungen chemischer Blutdrucksenker, die von Schwindel und Benommenheit über Leberschäden und Blutbildveränderungen bis hin zu Kopfschmerzen und Krampfzuständen reichen.

Antihypertonika meiden

Als ungiftige und sanft wirkende Heilmittel bei Hypertonie sind Weißdorn und Knoblauch anerkannt. Beim Weißdorn schreibt die Wissenschaft den Inhaltsstoffen Cholin und Acetylcholin die blutdrucksenkende Wirkung zu. Daß frischer Knoblauch arteriosklerotische Veränderungen und Blutverdickung verhindern kann, ist schon lange bekannt und wurde gerade in den letzten Jahren viel diskutiert. Auch sein wild wachsender Verwandter, der Bärlauch, wirkt auf dieselbe Weise, und beide sind sehr empfehlenswerte Heilmittel für ältere Menschen. Entscheidend für den Erfolg ist eine ausreichend hohe Dosierung! Um sie zu erreichen, müßte man pro Tag ein bis zwei Zehen frischen Knoblauch verzehren! Es gibt aber auch genug Fertigpräparate, mit deren Hilfe man die lästige Nebenwirkung ›Knoblauchgeruch‹ umgehen kann.

Ungiftige Mittel

Dosierung

Dagegen sind Mistel und Hirtentäschel zwei Kräuter, bei denen die Meinungen der Wissenschaft und der Volksheilkunde weit auseinanderklaffen.

Mistel und Hirtentäschel

Die Mistel
(Viscum album)

Die Mistel ist eine sehr eigenartige Pflanze, umwoben von der Tradition alter Kulte und magischer Bräuche. Sie ist ein immergrüner Halbschmarotzer, der vor allem auf Weichholzbäumen wächst und dessen Samen, ohne jemals den Erdboden zu berühren, von Vögeln gefressen, verdaut, wieder ausgeschieden und so auf andere Bäume übertragen wird. Heute finden wir die Reste der keltischen Mistelverehrung im aus England kommenden symbolischen Gebrauch von Mistelzweigen an Weihnachten. Die Erfahrung zeigt, daß Tee aus Mistelkraut in der Lage ist, erhöhten Blutdruck zu senken und damit Symptome wie Schwindelgefühle und Blutandrang zum Kopf zu beseitigen. *(Blutdrucksenkung)*

Die Wissenschaft beschäftigt sich bereits seit 1907 in zahlreichen pharmakologischen und klinischen Untersuchungen mit der Mistel, hat aber bis heute keine gültige Erklärung für die Wirkung des Misteltees. Zwar fanden sich (laut Holzner) in der Mistel sehr wohl Stoffe, die blutdrucksenkend wirken, nach Ansicht der Wissenschaft können diese aber nur in intravenösen Injektionen wirksam werden, »weil sie bei Einnahme durch den Mund entweder im Magen-Darm-Kanal nicht resorbiert oder zerstört werden (Viscotoxin und Acetylcholin)«. Laut Becker ergab sich bei Versuchen zum Wirkungsmechanismus ein Hinweis darauf, daß »die Wirkung über eine Beeinflussung des vegetativen Nervensystems erfolgt«. *(Stand der Wissenschaft)*

Das Hirtentäschel
(Capsella bursa pastoris)

Eigenartigerweise trifft dasselbe für Hirtentäschel zu. Auch hier hat die Pharmakologie als Hauptwirkstoff organische Stickstoffverbindungen (Cholin, Acetylcholin, Thyramin) gefunden, die bereits in winzigen Konzentrationen via Nervensystem blutdruckregulierend wirken. Und auch hier können diese Stoffe nach derzeitigem Stand der Wis-

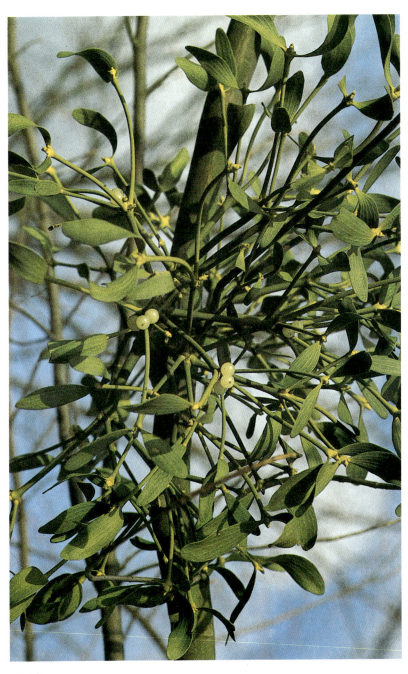

Mistel
Viscum album

senschaft nur wirksam werden, wenn sie als Injektion verabreicht werden, nicht aber, wenn sie im Tee durch den Magen-Darm-Trakt gelangen. Die Volksheilkunde schreibt dem Hirtentäschel nichtsdestotrotz die Fähigkeit zu, ausgleichend und regulierend auf das Altersherz und den Blutdruck zu wirken, egal ob er zu hoch oder zu niedrig ist. *Stand der Wissenschaft*

Daneben soll dieses unscheinbare Pflänzchen auch ein hervorragendes Mittel zur Stillung von Blutungen aller Art sein. (Mehr über die Pflanze und ihre weitere Verwendung ist in Kapitel 14, Seite 256 ff., zu finden.)

In der Praxis unserer Apotheke haben wir gute Erfahrungen gemacht mit Misteltee zur Blutdrucksenkung und mit einer Mischung aus Weißdorn, Hirtentäschel und Mistel sowohl zur Senkung des zu hohen, als auch zur Erhöhung des zu niederen Blutdrucks. *Tee mit zweifacher Wirkung*

Blutdruck-Regulationstee

Weißdorn	40 g
Mistel	30 g
Hirtentäschel	30 g

> Unbedingt zu beachten ist, daß Misteltee und ebenso die Blutdruck-Regulationsmischung als Kaltwasser-Infusion zubereitet werden muß.

Ein Grund dafür ist, daß Mistelkraut sehr zäh und hart ist, fast wie eine Wurzel, ein anderer, daß bei den hohen Temperaturen einer Heißwasser-Infusion wichtige Inhaltsstoffe zerstört würden; ein dritter Grund ist, daß wiederum andere Stoffe sich in zu großer Menge lösen würden. Die Zubereitung wird in Kapitel 4, Seite 56, gezeigt: zwei Teelöffel Droge in einem Viertelliter kaltem Wasser ansetzen, über Nacht (beziehungsweise acht bis zwölf Stunden) ziehen lassen, am Morgen auf Trinktemperatur erwärmen und nüchtern trinken. *Zubereitung*

> Zwei Tassen pro Tag sind die richtige Dosis. Im Unterschied zur landläufigen Meinung ist Mistelkraut ohne die Beeren nachweislich ungiftig, bei zu hoher Dosierung könnte es aber zu Magen-Darm-Reizungen kommen.

Krebsbehandlung

Der Vollständigkeit halber sei noch erwähnt, daß die Mistel vor allem von der anthroposophischen Medizin zur Behandlung von Krebs verwendet wird. Insbesondere zur Nachsorge nach Operationen, zur Schmerzbekämpfung, Wachstumshemmung und Verhinderung von Metastasen bei Krebstumoren haben sich verschiedene kompliziert hergestellte Mistelextrakte bewährt, die als Injektionen ausschließlich von Ärzten verabreicht werden. Eine Wirkung auf das Immunsystem in Form einer Aktivierung der Lymphozyten durch derartige Mistelpräparate scheint bewiesen. Daneben wird Mistelextrakt auch als Injektionstherapie bei degenerativen entzündlichen Gelenkerkrankungen (Rheuma) erfolgreich eingesetzt.

Niederer Blutdruck

Zu niederer Blutdruck kann, wie bereits erwähnt, durch dieselben Kräuter, Mistel und Hirtentäschel, reguliert werden wie der zu hohe – ein Phänomen, das ein chemisches Arzneimittel niemals nachahmen könnte. Seine Wirkung ist zu eng beschränkt auf einen bestimmten Reaktionsmechanismus, um wie die Pflanze den Körper einfach auf das gesunde Mittelmaß zurückorientieren zu können. Sofern Hypotonie (niederer Blutdruck) Beschwerden hervorruft, *Kaffee und* können auch zwei Tassen Kaffee oder Schwarztee Abhilfe *Schwarztee* schaffen. Je seltener man diese Genußmittel benutzt, desto stärker wirken sie. Wir meinen, daß man sie als Getränk im täglichen Leben sehr gut entbehren kann, als leichte Anregungsmittel dagegen können sie bei Bedarf sinnvoll eingesetzt werden. Regelmäßiges Körpertraining mit Dauerbelastung, Sport im Freien und Bewegungstherapie bringt Beschwerden in Verbindung mit zu niederem Blutdruck am natürlichsten zum Verschwinden. Falls keine Beschwerden vorhanden sind, sollten sich Menschen mit niederem Blutdruck nicht beschweren, denn statistisch ist nachgewiesen, daß sie länger leben als diejenigen mit normalem oder gar hohem Blutdruck.

Kreislaufstörungen

Zur Stabilisierung eines labilen Kreislaufs empfehlen wir eine Teemischung, die neben kreislaufanregenden Rosmarinblättern wiederum in erster Linie herzwirksame Kräuter enthält.

Kreislauftee

Weißdornblätter mit Blüten	20 g
Himbeerblätter	20 g
Rosmarinblätter	20 g
Herzgespannkraut	15 g
Hagebuttenfrüchte mit Samen	10 g
Orangenschalen bitter	10 g
Ringelblumenblüten	5 g

Dieser Tee hilft auf natürliche Weise, den Kreislauf zu regulieren und wirkt am besten, wenn etwa sechs Tassen davon über den ganzen Tag getrunken werden. Wegen des Gehalts an Rosmarinblättern dürfen ihn allerdings schwangere Frauen nicht benutzen.

Nicht für Schwangere

Durchblutungsstörungen

Periphere Durchblutungsstörungen treten besonders häufig bei älteren Menschen in Beinen und Füßen sowie in Händen und Armen auf. Die Symptome sind Taubheit und Kälte der betroffenen Glieder, auch Prickeln und ein starres Gefühl, das manchmal dazu führt, daß man die Glieder nicht mehr bewegen kann. Für diesen gesamten Beschwerdebereich sind zwei Kräuter zu empfehlen: Rosma-

Rosmarin, Lavendel rin und Lavendel. Beide sind in der Lage, den ganzen Körper zu tonisieren (straffen), wobei sie nicht nur die Blutzirkulation fördern, sondern auch durch ihre starken ätherischen Öle das gesamte Nervensystem anregen. Der Duft von Rosmarin und Lavendel alleine wirkt schon deutlich anregend, erfrischend und wachmachend. Aus beiden Heilpflanzen kann man feine Tees bereiten; doch hat ihre **Äußerliche Anwendung** äußerliche Anwendung in Form von kreislaufanregenden, belebenden Waschungen, Vollbädern, Fuß- oder Armbädern fast noch stärkere Wirkung. Solche Anwendungen sind auch ideal bei körperlichen, physischen oder seelischen **Erschöpfung** Erschöpfungszuständen und auch bei Blutdruckschwankungen. Für ein vitalisierendes Vollbad eineinhalb Tassen voll Rosmarinblätter und eine halbe Tasse Lavendelblüten **Vollbad** in zwei Liter Wasser aufkochen, zugedeckt zehn bis fünfzehn Minuten ziehen lassen, abseihen und dem Badewasser zugeben. Für Teilbäder nur weniger Kraut verwenden. Wenn Sie es sich einfacher machen wollen, verwenden Sie einen fertigen Kräuterbadeextrakt aus Rosmarin und/oder Lavendel.

Genesende Patienten und apathische, schwächliche Kinder fühlen sich nach einem Rosmarin-/Lavendelbad wunderbar angeregt, bekommen eine bessere Gesichtsfarbe und entwickeln plötzlich mehr Aktivität. Daß diese Aktivierung sowohl ein körperlicher als auch ein geistig-seelischer Prozeß ist, wird klar, wenn man solche Patienten beobachtet.

Nach alchemistischer Auffassung sind die ätherischen Öle – in diesem Fall von Rosmarin und Lavendel – die Seelenkräfte der Pflanzen, die mit ihrer Schwingung die Seele des Menschen ansprechen.

Weitere Maßnahmen Bei peripheren Durchblutungsstörungen sind darüber hinaus alle Maßnahmen empfehlenswert, die zeitweise eine starke Durchblutung hervorrufen: Sauna, heiß-kalte Fußwechselbäder, Duschen mit heißem und kaltem Wasser, Bürstenmassage, Atemübungen, Gymnastik. Auch das Einreiben schlecht durchbluteter Gliedmaßen mit Rosmarin-Essenz (Rosmarintinktur) hilft gut, besonders bei bewegungsbehinderten oder bettlägerigen Patienten (siehe auch Kapitel 10, Seite 175).

Rosmarinwein

In unserer Apotheke stellen wir auch einen Rosmarinwein her, der sich hauptsächlich bei älteren Kunden großer Beliebtheit erfreut. Er hilft bei niederem Blutdruck, in der Rekonvaleszenz und bei Antriebsschwäche. Ein Gläschen davon morgens und abends wirkt gefäßstärkend und allgemein tonisierend. In Zusammenhang mit derartigen weinigen Kräuterauszügen sei noch einmal auf die Wirkung von kleinen Mengen Alkohol hingewiesen, Kapitel 4, Seite 63 f. Hier ist das Rezept für

Rosmarinwein

Rosmarinblätter	50 g
Weißdornbeeren	15 g
Rosinen	15 g
Weißdornblätter und -blüten	10 g
Ingwer	4 g
Zimtrinde	3 g
Schafgarbenblüten	3 g

In zwei Litern rotem Likörwein (süß) ansetzen, eventuell ein bis zwei Eßlöffel Honig dazugeben.

Alle Kräuter in ein hohes Glasgefäß mit großer Öffnung (Einmachglas) geben und mit dem Wein übergießen. Zehn Tage lang stehenlassen und täglich gut schütteln. Danach die ausgezogenen Kräuter absieben und die verlorengegangene Flüssigkeit mit Wein wieder auf zwei Liter auffüllen.

Das fertige Tonikum in einer luftdicht schließenden, braunen Flasche aufbewahren.

Rosmarinwein schmeckt köstlich, und wenn Sie jemals einen Krankenbesuch bei Opa oder Oma zu machen haben, die längere Zeit krank oder bettlägerig waren, dann ist dieses Tonikum genau das richtige Geschenk! Patient oder Patientin werden nicht nur finden, daß es sehr gut schmeckt, sondern der Kräuterwein wird auch ihren Kreislauf anregen und ihre blassen Wangen ein bißchen rosiger werden lassen.

Pfarrer Kneipp, der große deutsche Naturheilkundler des letzten Jahrhunderts, lobte Rosmarin über alles und pries es als erwärmendes, anregendes und herzstärkendes Mittel. (Die genaue Beschreibung der Pflanze finden Sie in Kapitel 10, Seite 175.)

Lavendel
(Lavandula angustifolia)

Lavendel ist wie Rosmarin ein Kraut, das aus den Mittelmeerländern in unsere kälteren Gegenden kam. Schon im alten Griechenland und Rom verwendeten vornehme Damen Lavendelextrakte zur Körperpflege. Aufgrund des starken, frischen Dufts seiner Blüten blieb Lavendel bis heute ein beliebter Zusatz zu Seifen, Kosmetika, Körperpflegeprodukten und Parfums.

Lavendel wird in vielen Gärten als hübsche und zugleich duftende Zierblume kultiviert und gedeiht vornehmlich an sonnigen Plätzen. In Südfrankreich wird die Pflanze in riesigen Feldern angebaut.

Mit seinen schmalen, matt-silbrigen Blättern bildet der Lavendel niedere, dichte Büsche, über die sich längere Stiele erheben, die am oberen Ende dicht besetzt sind mit kleinen violetten Blüten. Lavendel ist ein reich blühendes Sommerkraut, dessen Blüten im Juli und August geerntet werden. Wenn Sie es in Ihrem Garten haben, ist es eine Freude, etwas davon zu sammeln und zu trocknen, um es später in Bädern, Teemischungen, Schlafkissen, Duftkissen oder Potpourris zu verwenden (Potpourris sind jene aus England kommenden Mischungen aus Blüten, Blättern und Hölzern, die mit ätherischen Ölen zusätzlich aromatisiert werden und in dekorativen Schalen in der Wohnung stehen, um in der kalten Jahreszeit mit ihrem zarten Duft den Sommer zu beschwören). Zur Zeit unserer Großmütter wurden Lavendelblüten in kleine Stoffsäckchen gefüllt, um damit Schränke, Truhen und Schubladen zu desinfizieren und Motten und andere Insekten von der Wäsche fernzuhalten. Ein solches Lavendelsäckchen ist selbstverständlich auch heute noch den Mottenkugeln

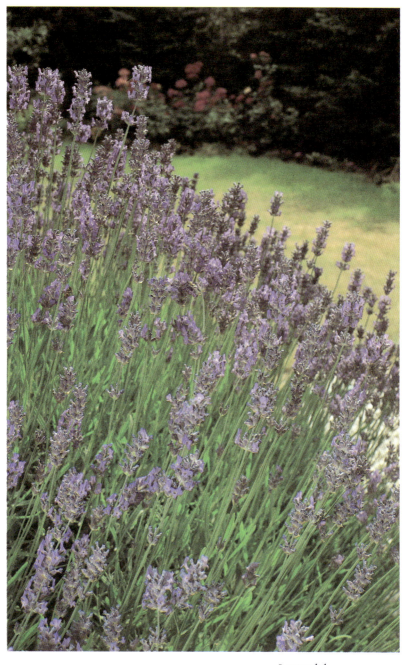

Lavendel
Lavandula angustifolia

vorzuziehen, die das ziemlich giftige Naphthalin enthalten und obendrein furchtbar riechen.

Nicht zuletzt ist aber Lavendel auch ein sehr wirksames Heilkraut mit einem hohen Gehalt an ätherischen Ölen. Diese wirken beruhigend auf das zentrale Nervensystem, weshalb Lavendelblüten auch vielen Beruhigungstees und Kräuter-Schlaf-Kissen beigemischt sind. Als Therapie bei nervöser Anspannung und Störungen des vegetativen Nervensystems werden sie häufiger als Bad denn als Tee verwendet.

Zur Beruhigung

Aber Lavendelblüten helfen nicht nur, zu beruhigen und zu entspannen, sie haben auch eine belebende, erfrischende, anregende und vitalisierende Wirkung. Menschen mit niederem Blutdruck sollten allabendlich ein Lavendelbad nehmen, um Symptome wie Schwindel, Schwarzsehen und Rauschen in den Ohren zu beseitigen. Wenn bei schwangeren Frauen, die schon normalerweise einen niederen Blutdruck haben, durch die Hormonumstellung der Schwangerschaft die Werte noch tiefer sinken, können sie ohne Bedenken solche Bäder nehmen, solange sie nicht extrem heiß baden.

Zur Belebung

Für bettlägerige Patienten ist es eine wunderbare Erfrischung, einmal am Tag mit Lavendelwasser gewaschen zu werden. Das Wasser kann man als Dekokt mit einer Handvoll Lavendelblüten vorbereiten oder man gibt einfach einige Tropfen Lavendelöl oder Lavendel-Badeextrakt dazu. Und sollten wir uns nicht diese kleine Mühe machen und den Bettlägerigen eine so natürliche Anregung zukommen lassen, da sie doch völlig auf unsere Hinwendung und liebevolle Pflege angewiesen sind?

Für Bettlägrige

12. Kapitel
Heilende Kräuter für die Verdauung

*»Eure Nahrung sei eure Medizin –
und eure Medizin sei eure Nahrung.«*

PARACELSUS

Unser Verdauungssystem ist ein Wunderwerk an Präzision und Kooperation verschiedenster Organe und Gewebe, das einem jeden, der sich intensiver damit befaßt, Bewunderung abringt. Einige statistische Daten über unser Verdauungssystem klingen wie Aufzählungen aus dem Buch der Rekorde: Unser Magen produziert pro Tag zwischen ein und zwei Liter Magensaft. Die Speisen, die wir zu uns nehmen, legen innerhalb unseres Körpers eine Strecke von etwa acht Meter zurück. Der Dünndarm, der eigentliche Ort der Nahrungsaufspaltung und -resorption, ist sechs bis sechseinhalb Meter lang. Seine Oberfläche ist größer als ein Tennisplatz, denn die Dünndarminnenwand ist mit Millionen von winzigen fingerförmigen Zotten besetzt. Dadurch wird die Oberfläche auf ca. 300 Quadratmeter vergrößert.

In der Mundhöhle existieren 100 Billionen Mikroorganismen. In Dünn- und Dickdarm sind Bakterienkulturen angesiedelt, die in echter Symbiose mit dem Menschen an der Zersetzung des Nahrungsbreis mitwirken. Die wichtige Rolle, die diese im Rahmen der Verdauungsvorgänge spielen, wurde erst erkannt, als sie durch massenhaften Einsatz von Antibiotika und Sulfonamiden radikal ausgerottet wurden. Das Fehlen gesunder physiologischer Bakterienstämme im Darm bildet heute die Grundlage für eine in

Darmflora allen Industrieländern, besonders in den USA, weit verbreitete und für den gesamten Organismus folgenreiche Erkrankung: *Candida albicans*. Es handelt sich dabei um das exzessive Überwuchern einer geschwächten und reduzierten Darmflora mit Hefepilzen, also um eine Krankheit, die ausschließlich durch den mehr als 50 Jahre andauernden Mißbrauch chemischer Arzneimittel zustande kam. Zuverlässig geheilt werden kann sie durch eine sorgfältige ›Neuzucht‹ physiologischer Darmbakterien im Rahmen einer sogenannten Symbioselenkung. Mehr Information darüber erfahren Sie aus der einschlägigen Literatur (siehe Literaturliste).

Hauptursachen von Verdauungsstörungen

Ernährung Logischerweise unterliegt – neben dem Gebiß – der Verdauungstrakt als erstes von allen Organsystemen den Folgen falscher Ernährung. Eine weitsichtige und langfristige Therapie von Verdauungsstörungen und Erkrankungen der Verdauungsorgane erfordert immer auch eine Änderung der Essens- und Trinkgewohnheiten. Eine solche Umstellung bezieht sich nicht nur auf die ungesunde und falsche Auswahl der Nahrungsmittel (zuviel Eiweiß, Zukker, Weißmehl, Konserviertes, Denaturiertes – dagegen zu wenig Rohes, ungesättigte Fettsäuren, Ballaststoffe etc.), sondern auch auf falsche Einstellungen zum Essen. Sich nicht Zeit nehmen für das Essen, das Zwischendurch-Essen beim Arbeiten, Lesen oder Fernsehen, nicht umschalten können auf Pause, Erholung, Aufnehmen, unregelmäßiges Essen, in Hetze essen und daher ungenügend kauen, auch der überwiegend bei Frauen vorherrschende Kalorienzähler-Wahn, all das sind Fehlhaltungen, die häufig Auslöser für Störungen sind. Bei entsprechend veranlagten Menschen reagiert der Verdauungstrakt auch

Streß sehr stark auf Streß und psychische Belastungen. Eine unerwartet hohe Zahl von Reizerscheinungen im Bereich der Verdauungsorgane wird außerdem von schwer wirkenden chemischen Arzneimitteln verursacht.

Die drei Hauptauslöser für Verdauungsstörungen und Erkrankungen der Verdauungsorgane sind also Ernährungsfehler, stark wirkende Medikamente und Streß, und deshalb gilt dieses weite Indikationsfeld sogar in den Augen hartgesottener Schulmediziner als Hochburg der Phytotherapie. Denn zur Therapie derartiger Erkrankungen verbieten sich chemische Mittel oft von selbst wegen schädlicher Nebenwirkungen gerade auf Leber, Magen und Darm; falsche Ernährungsgewohnheiten müssen schlicht und einfach geändert werden. Streßsymptome behandelt man in jedem Fall besser und unschädlicher mit Heilpflanzen als mit chemischen Arzneimitteln.

Chemische Arzneimittel

Vier Gruppen von Beschwerden

Die mannigfachen und immer miteinander verflochtenen Symptome und Beschwerden lassen sich grob in folgende vier Gruppen einteilen: Da sind zunächst die diffusen Bauchschmerzen, die Magenschmerzen, krampfartigen Schmerzen und Koliken im Bereich von Magen, Darm und Gallenblase, die alle sowohl einmalig als auch in Form von chronisch wiederkehrenden Beschwerden auftreten können. Meist liegen diesen Störungen Überreizungen, Entzündungen oder Geschwürbildungen zugrunde, weshalb die entsprechenden Organe eine Hyperaktivität und starke Irritabilität – also ein Zuviel an Energie – aufweisen. (Siehe ausführlich dazu Seite 202–207.)

Eine zweite Gruppe bilden Appetitlosigkeit, Völlegefühl, Blähungen, Unverträglichkeit bestimmter Speisen, also zusammengefaßt Zustände von Verdauungsschwäche, wobei zu wenig Verdauungssäfte produziert werden, die Verdauungsorgane nicht aktiv genug sind – also zu wenig Energie haben. (Dazu Seite 209–223.)

Dann gibt es den Bereich des ›verdorbenen Magens‹, der häufig auf Infekte zurückgeht, mit Übelkeit und Brechreiz. Wenn solche Infekte statt im Magen im Darm stattfinden, sind oft Darmkoliken und akute oder chronische Durchfälle die Folge. Diese Störungen treten besonders häufig durch Beeinflussung von außen, also durch verdorbene Nahrungsmittel, ungewohnte Kost, Klimaumstellung und dergleichen auf. (Dazu Seite 223 f.)

Die vierte und sicherlich weitestverbreitete aller Verdauungsstörungen ist die Verstopfung (Obstipation), unter deren chronischer Form ca. zehn Prozent unserer Bevölkrung leiden (Frauen mehr als Männer)! (Dazu Seite 224–229.)

Im Zusammenhang mit den Erkrankungen des Verdauungsapparates erscheint es uns unerläßlich, noch einmal auf die segensreiche Wirkung des Heilfastens hinzuweisen (siehe auch Kapitel 5). Bei einer ein- bis mehrwöchigen totalen Nahrungsenthaltung haben diese Organe dadurch, daß sie nicht oder nur äußerst wenig zu tun haben, die Chance, sich auszuruhen und vollständig zu regenerieren. Sowohl die Zustände von Energiemangel als auch die von zu viel Energie reagieren auf Fastenperioden äußerst positiv. Daneben wissen wir ja aus der Kulturgeschichte, daß Heilige und religiöse Menschen Fastenzeiten stets als Perioden innerer Sammlung und geistiger Vorbereitung auf eine nachfolgende Einweihung oder große Leistung (Mission) benutzt haben. Es sei hier nochmals ausdrücklich darauf hingewiesen, daß es beim Heilfasten nicht nur um schlichte Nahrungsenthaltung und nicht nur um Gewichtsabnahme geht, sondern daß verschiedene Maßnahmen der Ausleitung und Reinigung sowie ein sehr sorgfältiger Kostaufbau erforderlich sind, um einen echten gesundheitlichen Vorteil beziehungsweise eine Heilung zu erreichen (siehe Literaturliste).

Heilfasten

Erbrechen und Durchfall – begrüßenswerte Reaktionen

Im übrigen sind im Sinne der Selbstheilung unseres Körpers spontane Entleerungen des Verdauungskanals, also Erbrechen oder Durchfall, durchaus begrüßenswerte Reaktionen. Wenn wir zum Beispiel verdorbenen Fisch oder ranziges Fett zu uns genommen haben und unser Magen sich dieser Giftstoffe durch heftiges Erbrechen entledigt, sollten wir ihm dankbar dafür sein. Wenn Dünn- und

Dickdarm auf toxische Bakterien oder Giftstoffe, die aus dem Nahrungsbrei herausgelöst wurden, mit wäßrigem Durchfall reagieren, so ist das unter Umständen für den Organismus eine lebensrettende Maßnahme.

Aus diesen Gründen haben sowohl Naturheilärzte früherer Generationen – erinnert sei an Hufeland (er war für eine Weile Goethes Leibarzt, 1762–1836) oder Aschner – als auch die Ärzte der Antike im Anfangsstadium vieler Erkrankungen (beispielsweise fiebrige Erkältungskrankheiten) Purgationsverfahren eingesetzt, also absichtlich und bewußt Erbrechen oder Durchfall hervorgerufen, um den Körper zu einer gründlichen Ausscheidung anzuregen. Diese Therapeuten hielten es für einen der größten Fehler ärztlicher Kunst, den richtigen Zeitpunkt für die Purgation zu versäumen. Auch wenn uns solche Methoden heute befremdlich erscheinen mögen, sollten wir doch wenigstens zur Kenntnis nehmen, daß unser Körper vernünftig reagiert, wenn er Unverträgliches auf diese Weise eliminiert. Wir sollten ihm nicht sofort und voreilig dazwischenfahren, indem wir den Durchfall ›stopfen‹ und das Erbrechen unterdrücken. In Fällen, wo man das Gefühl hat, etwas Unrechtes gegessen zu haben (Fisch, Muscheln, Fleisch, Wurst u.a.), wie auch bei Vergiftungen, kann es sogar das einzig Richtige sein, Erbrechen herbeizuführen. Es wurde bereits einmal erwähnt, daß Kinder in dieser Beziehung noch viel natürlicher und direkter reagieren und deshalb nach einer solchen Spontanentleerung auch meist sehr rasch wieder genesen.

Heilsame Entleerung

> **Auf gar keinen Fall sollte man einen Kranken mit Magen-Darm-Störungen zum Essen zwingen, solange er keinen Appetit hat.**

Aus Sorge über das besorgniserregend schnelle Abmagern kleiner Kinder machen ängstliche Mütter hier oft schwere Fehler. Bei unseren Kindern haben wir es bei derlei Symptomen immer so gehalten, daß sie solange nur reichlich Tee zu trinken, aber nichts zu essen bekamen, bis sie mit allem Nachdruck Nahrung verlangten; ab diesem Moment entwickelten sie dann auch immer einen gesunden Appetit, und die Sache war in einem halben Tag überstanden.

Vorsicht bei Kindern

Vorsicht ist lediglich bei Kleinkindern und besonders bei Säuglingen geboten. Um bei heftigem und länger anhaltendem Erbrechen oder Durchfall der Gefahr der inneren Austrocknung zu begegnen, müssen sie ständig Pfefferminz-, Kamillen- oder Fencheltee mit einer Prise Salz bekommen (Salz bindet Flüssigkeit im Körper). Falls Zwei- bis Dreijährige oder ältere Kinder diesen Salzzusatz ablehnen, können wir wärmstens den Trick weiterempfehlen, den wir von unserem Homöopathen gelernt haben: Geben

Salz gegen Austrocknung

Sie dem Kind Salzstangen zu essen, so viel es will! Wir haben noch kein Kind gesehen, das sie nicht leidenschaftlich gerne ißt. Dadurch nimmt es zur Flüssigkeit genügend Salz auf. Sehr kleine Säuglinge mit akuten Durchfallerkrankungen müssen unbedingt vom Arzt überwacht werden!

Arzt konsultieren

Wenn Kinder Bauchweh haben

Wenn in unserer Familie ein Kind über Bauchschmerzen klagt und sich freiwillig ins Bett legt, bekommt es immer zuallererst eine Tasse Pfefferminztee und einen Schwedenbitter-Umschlag auf den Bauch. Wenn es sich um einen beginnenden Entzündungszustand oder um Verdauungsbeschwerden aufgrund von ungewohntem Essen oder Überessen handelt, lindert der schluckweise getrunkene Tee plus der kühlende Umschlag schon einmal das Unbehagen, und meist ist über Nacht alles wieder in Ordnung. Selbstverständlich gilt diese Empfehlung ebenso für Erwachsene (siehe auch Kapitel 8).

Exakte Diagnose

Differentialdiagnose

Die Differentialdiagnose von Erkrankungen des Magen-Darm-Kanals ist – selbst für einen Arzt – oft eine ziemlich knifflige Angelegenheit. Diesem Problem kommt aber in der Selbstbehandlung gar keine so große Wichtigkeit zu, da sowieso alle Teile des Verdauungstraktes aufs engste miteinander verbunden sind und unmittelbar aufeinander reagieren. Auch sind die hier angezeigten Heilkräuter immer so zusammengestellt, daß sie auf mehrere Organe bzw. Gewebe gleichzeitig eine Wirkung üben.

Die erste Gruppe von Störungen: Magenerkrankungen

Sodbrennen und Gastritis (Magenschleimhautentzündung)

Beides resultiert aus Übersäuerung des Magens; es sind fast immer chronisch rezidivierende (wiederkehrende) Beschwerden. Auch wenn sie gelegentlich für Wochen, Monate oder sogar Jahre verschwunden sind, stellen sie sich in 80 Prozent der Fälle in besonderen Belastungssituationen wieder ein. Sie äußern sich als nagender, brennender oder kolikartiger Schmerz im Oberbauch. Menschen mit solchen Beschwerden sollten vom folgenden Magentee schön regelmäßig täglich drei bis fünf Tassen trinken, und zwar am besten über den ganzen Tag verteilt, auch dann, wenn sie gerade keine Beschwerden haben.

Magentee I

Kamillenblüten	20 g
Melissenblätter	20 g
Pfefferminzblätter	20 g
Angelikawurzel	15 g
Kümmel	10 g
Fenchel	10 g
Wermutkraut	5 g

Diese Mischung wirkt durch den Zusatz von Melissenblättern auch bei nervös verursachten Störungen. Wenn die Schmerzen offensichtlich durch emotionale Probleme wie Streß, Kummer, Ärger, Trauer etc. ausgelöst werden,

Johannis-krautöl-kapseln empfehlen wir zusätzlich zum Tee die tägliche Einnahme von Johanniskrautölkapseln (dreimal täglich fünf Kapseln – siehe auch Kapitel 9, Seite 162). Bei schwerer Gastritis und bei Magengeschwüren, Zuständen, bei denen der Patient nicht nur an den unmittelbaren Schmerzen, sondern oft auch an einem Gefühl schwerer Erschöpfung leidet, ist **Andere Tee-** simpler Kamillentee ein wunderbares Heilmittel. Auch mit **mischungen** einer Mischung aus Kamillen- und Ringelblumenblüten oder Kamillenblüten und Melissenblättern, lauwarm und ungesüßt getrunken, lassen sich akute Schmerzen reduzieren.

Aus eigener Erfahrung kann ich (Barbara) berichten, daß ich bei solcherlei Schmerzen ein Kurzfasten von einem halben oder ganzen Tag einschalte, da mir sowieso jeder Appetit und jede Freude am Essen fehlt; ich trinke nur ständig einen dieser drei Tees. Nach solcher Schonzeit sind Magen und Darm wieder versöhnt. Auch Tee aus Schafgarbe, Pfefferminze, Johanniskraut und Melisse hat eine sehr gute Wirkung. Diese Mischung hat den Vorteil, daß sie sehr gut schmeckt und daher dem Rest der Familie (etwa zum Abendessen) ebensogut geboten werden kann wie dem Magenpatienten.

Wohlschmeckender Magentee II

Schafgarbenkraut	20 g
Pfefferminzblätter	20 g
Johanniskraut	20 g
Melissenblätter	20 g

Gifte meiden! Es versteht sich von selbst, daß magenempfindliche Menschen Kaffee, schwarzen Tee, Nikotin, Alkohol und alle eiskalten Getränke meiden sollten. (Letzteres ist in so manchen Ländern erfahrungsgemäß nahezu unmöglich!) Die meisten Magenpatienten werden ihre eigenen Erfahrungen mit diesen Genußmitteln machen und sie irgendwann von selbst lassen. Nicht so selbstverständlich ist al- **Keinen** lerdings das Vermeiden von Zucker (in Kuchen, Schokola- **Zucker!** de, Süßigkeiten, Getränken wie Limonaden, Cola etc.).

> Man muß nämlich wissen, daß Zucker neben seinen anderen gesundheitsschädlichen Wirkungen ein ausgesprochener Säurelocker für den Magen ist, weshalb er von Patienten, die ohnehin an Übersäuerung leiden, um jeden Preis vermieden werden sollte.

Ersatz für die ›süßen Gelüste‹ bieten frische Früchte (Melonen, Bananen, Birnen etc.) und Trockenfrüchte (Datteln, Rosinen, Zwetschgen, Feigen) oder auch mit Honig zubereitete Marmeladen und Fruchtpürees.

Das Magengeschwür

Das Magengeschwür ist bekannt als die typische Managerkrankheit. Es kann aber durch Dauerstreß und seelische Anspannung ebenso bei Hausfrauen, Kindern, ja sogar bei Säuglingen ausgelöst werden. Denn nicht nur Hunger, sondern auch Angst und Ärger veranlassen den Vagusnerv dazu, Impulse zur Sekretionsanregung von Magensäften zu übermitteln. Dieser Zusammenhang konnte während des Zweiten Weltkrieges eindeutig beobachtet werden, als ungewöhnlich viele Soldaten Magengeschwüre bekamen. Auch stieg in den Monaten der schwersten Luftangriffe in den Krankenhäusern die Zahl der Magengeschwürkranken auf fast das Doppelte. Heute wird das Lebensgefühl des Magenpatienten eher mehr von verdrängten Ängsten und von dem Gefühl geprägt, ständig fünf Dinge auf einmal tun zu müssen.

Im Unterschied zu anderen Verdauungsschmerzen verschwinden beim Magengeschwür die Beschwerden oft unmittelbar nach dem Essen, verschlimmern sich aber eine halbe bis zwei Stunden nach einer Mahlzeit. Wer Beschwerden dieser Art hat, sollte durch ärztliche Untersuchung klären lassen, ob ein Magenkrebs ausgeschlossen werden kann. Ist dies der Fall, dann ist es allerdings sinnvoll, an das Problem mit Entspannungsmethoden und Kräutern heranzugehen. Wie bereits in Kapitel 9, Seite 146 ff., dargestellt, können Kräuterarzneien alleine zwar

Typische Beschwerden

Arzt konsultieren

helfen, sie vermögen aber nicht die Ursache für den emotionalen Streß oder die unbewußte Angst zu beseitigen, die dem Problem zugrunde liegen.

Eine auch in der Schulmedizin voll anerkannte, wirksame Behandlungsmethode des Magengeschwürs ist die sogenannte Rollkur mit Kamillentee. Sie heißt so, weil man sich dabei buchstäblich um die eigene Achse rollen muß, damit die Wirkstoffe an alle Teile der Magenwand gelangen. Dazu wird zunächst ein starker Tee aus drei Teelöffeln Kamillenblüten und einer Tasse Wasser aufgebrüht. Diese Tasse warmen Tees wird morgens – am besten noch im Bett – auf nüchternen Magen getrunken. Dann legt man sich im Bett jeweils zehn Minuten lang auf den Rücken, dann auf die rechte Seite, danach auf die linke Seite und schließlich auf den Bauch.

Rollkur mit Kamillentee

Anschließend gibt es einen warmen Leibwickel ebenfalls mit warmer Kamilleninfusion auf den Bauch. Der Patient muß damit noch mindestens eine halbe Stunde im Bett ruhen. Diese Prozedur wird möglichst zehn Tage lang jeden Morgen wiederholt! Tagsüber sollte dazu schluckweise Magentee I oder II getrunken werden. Die Rollkur kann ebensogut mit einer Mischung aus Kamillenblüten und Melissenblättern zu gleichen Teilen durchgeführt werden.

Kamillen-Leibwickel

Eine etwas andere Wirkrichtung haben für dieselben Beschwerden schleimhaltige Drogen wie Leinsamen und Malve. Ihre freigesetzten Schleimstoffe umhüllen die entzündeten Schleimhäute weich und schützend, wodurch die Reizung durch Magensäure beziehungsweise Nahrungsbrei beträchtlich reduziert wird.

Schleimhaltige Tees

> Bitte beachten Sie, daß Leinsamen, hier zur Behandlung von *Gastritis*, *Enteritis* und *Colitis* (Schleimhautentzündungen des Magens, des Dünndarms und des Dickdarms), anders wirkt und anders zubereitet wird als zur Behandlung von Obstipation! (Vgl. Seite 227f.) Als Schleimzubereitung muß der Leinsamen geschrotet werden; davon werden zwei bis drei Teelöffel Samen mit einer Tasse heißem Wasser oder heißer Milch übergossen.

Nach fünf bis zehn Minuten ist daraus ein schleimiger Brei geworden, der nun mindestens dreimal täglich jeweils vor den Mahlzeiten getrunken oder mit dem Löffel gegessen wird. Mit und ohne Beigabe von Honig schmeckt er sehr gut.   **Einnahme**

Bei der Verwendung von Malvenkraut muß der Tee im Kaltansatz zubereitet werden: man übergießt zwei gehäufte Teelöffel der Droge mit einem Viertelliter lauwarmem Wasser, läßt den Ansatz fünf bis zehn Stunden (über Nacht) ziehen, seiht ab und trinkt den Tee entweder kalt oder leicht angewärmt. (Auf keinen Fall stark erhitzen oder gar kochen, sonst werden die wirksamen Schleimstoffe zerstört!)

Erfahrungsbericht über Leinsamen

Einen absolut überzeugenden Beweis für die Heilkraft des Leinsamens erlebte ich (Barbara) als junges Mädchen, als ich mit einer Gruppe junger Franzosen und Einheimischer einen sechswöchigen Urlaub in Tunesien verbrachte. Die ganze Freundesclique war fast ununterbrochen bei tunesischen Familien zu Gast. Ich aß bei ihnen ganz arglos die für europäische Begriffe unvorstellbar scharf gewürzten Speisen und trank das dortige Wasser. Nach etwa vier Wochen war meine Verdauung gleich Null, das heißt, alles, was ich aß, kam völlig unverändert aus dem Darm wieder heraus. Meine Verdauungsorgane hatten offensichtlich durch die ungewohnten Gewürze und Bakterien jedwede Fähigkeit, Nahrung zu zersetzen und zu assimilieren, eingebüßt. Nachdem mein Körper nun begann, sich etwas klapprig und gelegentlich fiebrig zu fühlen, fing ich an, mir Sorgen über meinen Gesundheitszustand zu machen. Wohlmeinende Ratschläge, nur noch Reis zu essen, brachten keine Besserung. Schließlich waren die Ferien zu Ende und ich fand mich zu Hause wieder, reich an Erlebnissen, aber arm an der Fähigkeit, irgendein Essen bei mir zu behalten. Nun aß ich täglich mehrmals Brei aus Leinsamenschrot in warmer Milch mit einem Teelöffel Honig. Das war das einzige, was mein Magen und Darm akzeptieren wollten. Nach einigen Tagen ließen die wäßrigen Durchfälle nach. Ich aß neben dem Leinsamenschleim viel Joghurt. Innerhalb ein bis zwei Wochen war ich völlig genesen. Erst Jahre später wurde mir bewußt, wie gefährlich die Situation damals hätte werden können und auf welch wunderbare Weise mich Leinsamen geheilt hatte.

Leinsamen
(Linum usitatissimum)

Lein ist eine äußerst imponierende Kulturpflanze, die den Menschen schon viele Jahrtausende lang begleitet. Ein hellblau leuchtendes, zartes Blütchen auf einem hohen, dünnen, aber zähen Stengel mit kleinen, schmallanzettlichen Blättchen. Durch Funde von Leinsamen in ausgegrabenen Pfahlbauten weiß man, daß schon unsere urzeitlichen Vorfahren ihn als Nahrung verwendet hatten. Auch im alten Ägypten wurde Lein, auch Flachs genannt, bereits feldmäßig angebaut; die Fasern seiner Stengel wurden durch kunstvolle handwerkliche Verarbeitung zu feinsten Leinenstoffen verarbeitet. Die alten Griechen trugen vorzugsweise leinene Gewänder. Von den römischen Soldaten ist bekannt, daß sie sehr stolz auf ihre leinenen Brustpanzer waren, die die Haut hervorragend gegen Verletzungen schützten.

Durch die starke Konkurrenz der preiswerteren Baumwolle wurde der Flachsanbau in Mitteleuropa gegen Ende des letzten Jahrhunderts fast völlig verdrängt, nimmt aber heute wieder zu.

Der botanische Name der Pflanze *Linum usitatissimum* bedeutet ›der äußerst nützliche Lein‹. Der Samen dient dem Menschen nicht nur als hochwertiges Nahrungs- und Heilmittel, sondern liefert ihm auch das Leinöl, das heute wie früher Ausgangsstoff für viele Farben und Lacke ist. Auch Linoleum ist – wer hätte das vermutet? – ein Produkt, das aus Leinöl hergestellt wird. Der Einsatz von Leinsamen bei akuter und chronischer Obstipation wird auf Seite 227 ff. besprochen.

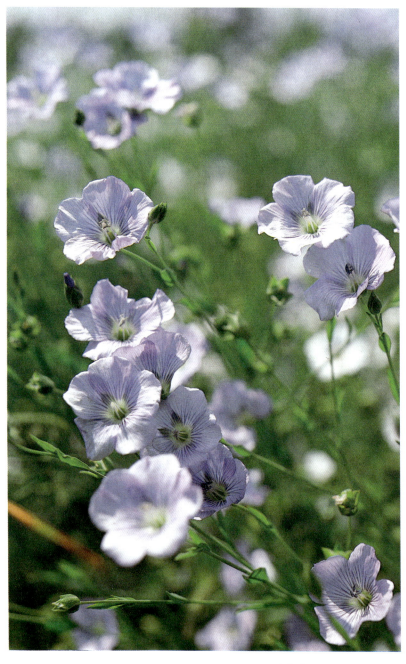

Lein
Linum usitatissimum

Die zweite Gruppe von Störungen: Verdauungsschwäche

Gehen wir von den Verdauungsstörungen – bei denen sich durch Überreizung, Übersäuerung, Entzündung und Hypermotorik ein Übermaß an Energie zum Ausdruck bringt – über zu denjenigen, bei denen es an Aktivität und Energie fehlt, wo die Gewebe kalt und erschlafft sind und verlangsamt reagieren. Hier stehen als Heilmittel in vorderster Linie die sogenannten Bitterkräuter. Über ihre Wirkung haben wir bereits im Kapitel 8 gesprochen. Es handelt sich dabei um eine wichtige Gruppe von Arzneipflanzen – der Apotheker nennt sie *Amara* –, die je nach den Begleitstoffen, die ihren bitteren Geschmack modifizieren (variieren), noch weiter unterteilt werden in reine Bittermittel, schleimhaltige und aromatische Bitterdrogen. Sie helfen bei allgemeiner Verdauungsschwäche, atonischem Magen mit ungenügender Säurebildung, zur Anregung sämtlicher anderer Verdauungssäfte und zur Appetitanregung. Tausendgüldenkraut und Angelika sind hier die Protagonisten, die wegen ihrer dominanten Bitterkeit immer mit anderen Kräutern gemischt werden. Wir empfehlen gerne folgende Teemischung, die trotz der Bitterkräuter sehr angenehm schmeckt.

Verdauungsanregender Tee

Pfefferminzblätter	20 g
Angelikawurzel	15 g
Kümmel	12 g
Kamillenblüten	10 g
Melissenblätter	10 g
Johanniskraut	10 g
Tausendgüldenkraut	8 g
Nelken	8 g
Zimtrinde	5 g
Lavendelblüten	2 g

Die ausführliche Beschreibung von Angelika lesen Sie bitte in Kapitel 8, Seite 132 ff., nach.

Das Tausendgüldenkraut
(Centaurium erythraea)

Die Heilpflanze gehört zu den reinen Bitterdrogen (*Amara pura*). Man würde es von diesem kleinwüchsigen, reizend rosablühenden Blümchen, das auf mageren Wiesen, Heiden und an grasigen Waldrändern zu finden ist, nicht vermuten, daß es so außerordentlich bitter schmecken kann. Durch Zerkauen eines Blättchens kann man sich davon überzeugen, und wenn man weiß, daß Tausendgüldenkraut ein Mitglied der Enzianfamilie ist, verwundert es nicht mehr.

Einer der großen Enziane = *Gentiana pannonica*, auch als Ungarischer Enzian bekannt, ist die bitterste Pflanze überhaupt, die wir kennen.

Für Heilzwecke verwendet wird beim Tausendgüldenkraut das ganze Kraut, wobei die wirksamen Bitterstoffe am meisten in den Blüten konzentriert sind.

> Wir raten allerdings dringend davon ab, Tausendgüldenkraut selbst zu sammeln, denn es kommt in Europa und speziell in Deutschland nur noch äußerst selten vor und steht wegen Ausrottungsgefahr unter Naturschutz. Der Anbau im Garten gelingt, wenn überhaupt, nur in einer ›Kräuterwiese‹, die ungedüngt sein muß und nicht feucht sein darf.

Tausendgüldenkraut wirkt anregend auf sämtliche Verdauungsdrüsen und bewirkt, daß mehr Speichel, Magensäure und Gallensaft produziert werden. Insbesondere stimuliert es den schwachen Darm und den schlaffen, ›müden‹ Magen mit ungenügender Säureproduktion.

> Zu beachten ist hier aber, daß dieses Kraut ungeeignet ist für einen übersäuerten Magen oder gar für ein Magengeschwür. Die Säureproduktion würde ja noch mehr gesteigert werden und die Symptome würden sich verschlimmern.

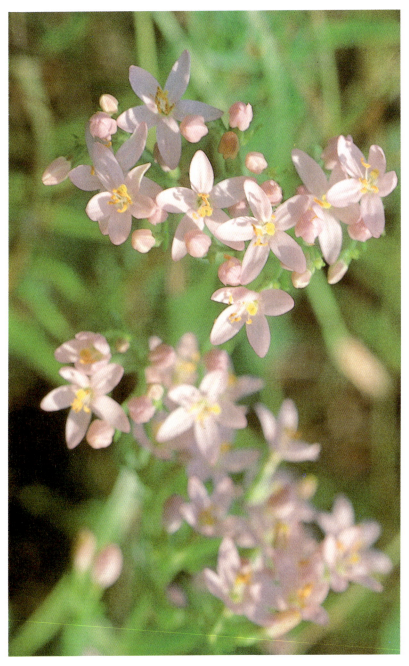

Tausendgüldenkraut
Centaurium erythraea

Es ist also durchaus der Mühe wert, erst einmal herauszufinden, was dem Magen eigentlich fehlt. (Ein übersäuerter Magen wird üblicherweise von häufigem Aufstoßen und Sodbrennen begleitet und tut zwischen den Mahlzeiten weh, während der atonische Magen unmittelbar nach dem Essen schmerzt, weil er dann nicht genug Energie hat, seine Arbeit zu bewältigen, und oft von Völlegefühl und Blähungen begleitet ist.) Tausendgüldenkraut regt den Appetit an, und dies gilt nach Mannfried Pahlow sogar für den Spezialfall der *Anorexia nervosa* (Magersucht), einer psychogenen Aversion gegen Essen, die fast ausschließlich bei jungen Mädchen und Frauen auftritt. (In den USA leiden etwa 20 Prozent aller weiblichen Teenager unter dieser Krankheit!)

Wie alle Bitterdrogen wirkt Tausendgüldenkraut über das vegetative Nervensystem und regt so auch die Funktion des Herzens und des Blutkreislaufs an, wodurch Zustände von nervöser Erschöpfung gebessert werden können.

Auch für Gallenstein-Patienten ist es eine Hilfe, denn es beruhigt die gereizte Steingalle und verhindert Koliken. In aller Regel wird Tausendgüldenkraut mit anderen bitteren Magenkräutern und geschmacksaufbessernden Drogen gemischt. Denjenigen, die die ungemilderte Bitterkeit des reinen Tausendgüldenkraut-Tees nicht scheuen oder sie sogar mögen, empfehlen wir, ihn mit kaltem Wasser über Nacht anzusetzen und dann auf Trinktemperatur zu erwärmen.

Häufig zeigt sich eine Verdauungsschwäche auch als Unverträglichkeit von fetten Speisen. Manche dieser Patienten haben einfach nur eine Aversion gegen alles Fette, andere dagegen bekommen nach einer fetten Mahlzeit dumpfe Druckschmerzen im Oberbauch oder starke Blähungen. In diesem Fall sollten Sie regelmäßig vor dem Essen eine bittere Leber- und Galleteemischung trinken, die ganz speziell die Produktion und Sekretion von Gallensaft fördert.

Mariendistelsamen, Wermutkraut und Löwenzahnwurzel sind – neben den bereits besprochenen – wichtige Drogen, die diesen Zweck erfüllen.

Merkmale von Übersäuerung

Magersucht

Gallenstein-Patienten

Fettunverträglichkeit

Helfende Kräuter

Unser Leber- und Galletee setzt sich zwar im wesentlichen aus bitteren Kräutern zusammen, ist durch Ergänzung mit anderen Drogen noch gut genießbar.

Leber- und Galletee

Löwenzahnwurzel mit Kraut	35 g
Mariendistelsamen	15 g
Himbeerblätter	15 g
Tausendgüldenkraut	10 g
Schafgarbenblüten	10 g
Katzenpfötchenblüten	5 g
Angelikawurzel	5 g
Boldoblätter	5 g

Bei Leber-, Galle- und Bauchspeicheldrüsenerkrankungen ist außerdem Löwenzahnwurzel und -kraut alleine als Tee, Tinktur, Salat oder frischer Preßsaft empfehlenswert (vgl. auch Kapitel 5, Seite 71 ff.).

> Bitterkräuter empfehlen sich aber nicht nur zur Dauerbehandlung von chronischer gastro-intestinaler Insuffizienz (Verdauungsschwäche), sondern, wie bereits mehrfach erwähnt, auch zur allgemeinen Tonisierung und Anregung zum Beispiel für Patienten in der Rekonvaleszenz, nach überstandenen Infekten, für alte Menschen und solche, deren neurovegetatives System durch Erschöpfung geschwächt ist und nur vermindert reagiert.

Vorsicht vor Überdosierung

Menschen mit allgemein schwacher Konstitution (asthenische Typen) reagieren auf eine längerfristige Therapie mit Bitterstoffmitteln meist sehr positiv. Es kommt zu einer Anregung der Herztätigkeit und zu einer Steigerung des Blutkreislaufs, woraus sich auch eine vermehrte Durchblutung der inneren Organe, insbesondere der Magen- und Darmschleimhäute, ergibt. Dennoch dürfen auch diese natürlichen Arzneistoffe nicht überdosiert werden, sonst entsteht durch Gewöhnung der gegenteilige Effekt. Vom Leber- und Galletee, ebenso vom verdauungsanregenden Tee sollten pro Tag drei bis vier Tassen getrunken werden. Dabei ist es wichtig, die Bitterstoffe jeweils auf den leeren Magen wirken zu lassen, weshalb der Tee morgens nüchtern und jeweils vor den Mahlzeiten zu trinken ist. Für Menschen, die einen wirklich starken Reiz brauchen, ist Schwedenbitter-Elixier ideal. In diesem Fall ist zusätzlich zu jeder Tasse Tee ein Teelöffel des Elixiers einzunehmen (vgl. Kapitel 8, Seite 136ff.).

Schwedenbitter

Die Pfefferminze
(Mentha piperita, auch Mentha aquatica und Mentha spicata)

Eine besondere Stellung unter den magen-, darm- und gallewirksamen Heilkräutern nimmt die Pfefferminze ein. Ihr wirksames Prinzip ist das ätherische Öl, das in isolierter Form auch bei Erkältungskrankheiten Verwendung findet. Obwohl die Pfefferminze kaum bitter schmeckt, ist sie doch ein *Amarum aromaticum* und zeichnet sich neben der kräftig galletreibenden Wirkung auch durch die für Bittermittel typische Anregung der Magen- und Darmtätigkeit aus. Aus diesem Grund ist die Pfefferminze die Lösung für Kinder und schwierige Patienten, die sich weigern, einen bitteren Tee oder bittere Arznei zu nehmen. Pfefferminze schmeckt nämlich ausgesprochen fein, erfrischend und anregend. Sie ist darüber hinaus ein überzeugendes Magenmittel, wenn Übelkeit, Brechreiz oder akutes Erbrechen im Vordergrund stehen. Bei Magengeschwüren allerdings ist ihre Wirkung umstritten.

Vorsicht bei Magengeschwür

Innerliche Anwendung

Bei krampfartigen Beschwerden in Magen und Darm, besonders wenn sie von Blähungen und übelriechenden, schaumigen Stühlen begleitet sind, bringt mäßig warm und schluckweise getrunkener Pfefferminztee schnell Erleichterung. Dasselbe gilt für Durchfälle. Nicht zuletzt för-

Magen-Darm-Beschwerden

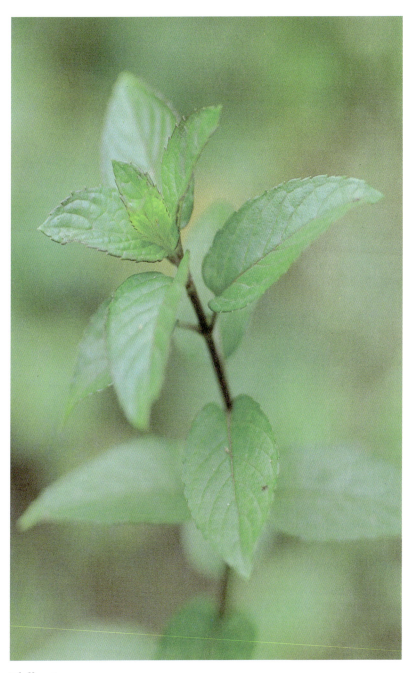

Pfefferminze
Mentha piperita

dert der Tee aus Pfefferminzblättern die Produktion und den Abfluß von Gallensaft, beruhigt die unruhige Steingalle und lindert im akuten Zustand einer Gallenkolik die Schmerzen. Dennoch sollte man auch diesen Tee nicht überdosieren! Es gibt viele Menschen, die, wenn sie sich von gewohnheitsmäßigem Kaffee- oder Teetrinken abwenden, als Ersatz zu Pfefferminztee greifen, einfach nur deshalb, weil das eines der bekanntesten Teekräuter ist. In reiner Form sollte Pfefferminztee aber nicht als täglicher Morgen- oder Abendtee verwendet werden, dagegen ist die Dosierung zum täglichen Genuß unbedenklich, wenn er Teil einer Mischung ist (siehe auch Haustee-Rezepte in Kapitel 17). *Keine Überdosierung*

Die echte Pfefferminze ist ein Bastard, was auch für eine ganze Reihe von anderen wertvollen Minze-Arten gilt. Sie können sehr einfach im eigenen Garten gezogen werden, und das empfehlen wir sehr; dann können Sie im Sommer viele attraktive und erfrischende Köstlichkeiten aus frischen Minzeblättern zaubern (siehe Kapitel 17).

Gallensteine

Für Träger von Gallensteinen seien hier noch einige Hinweise gegeben: Immer wieder wird uns von Patienten mit Gallensteinen bestätigt, wie gut ihnen Tees mit bitterem Geschmack helfen. Hier müssen Sie die Bitterkeit einfach in Kauf nehmen, denn der Versuch, einen solchen Tee zu süßen, macht den Geschmack allerdings nur noch unangenehmer.

Ein Tee, der Verkrampfungen löst und damit Gallenkoliken vorbeugen kann, ist die folgende Mischung:

Tee bei Gallensteinen

Pfefferminzblätter	30 g
Tausendgüldenkraut	20 g
Melissenblätter	20 g
Erdrauchkraut	20 g
Wermutkraut	10 g

Gallenkolik

Leinsamen-Umschlag

Bei akuter Gallenkolik haben wir zur Schmerzlinderung zusätzlich zum Pfefferminztee gute Erfahrungen mit dem Auflegen eines Leinsamen-Umschlages gemacht. Dazu füllt man geschroteten Leinsamen (ca. 200 g) in ein kleines Säckchen aus Mull oder dünnem Baumwollstoff (zur Not tut es auch ein kleiner Kopfkissenbezug), verschließt es sorgfältig (mit einem Band) und hängt es für etwa zehn Minuten in einen Topf mit kochendem Wasser. Nach dem Herausnehmen läßt man es etwas abkühlen und legt es dem Patienten, so heiß er es verträgt, dorthin, wo es am meisten weh tut. Dann wird der Leib mit einem wollenen Tuch (breiter Schal etc.) umwickelt und das Säckchen damit festgebunden. Die Einwirkzeit beträgt etwa 30 Minuten. Die wohltuende Wärme dieser Auflage, die bis in die Tiefe vordringt, hat schon in vielen Fällen auf verblüffende Weise äußerst schmerzhafte Koliken zum Abklingen gebracht.

Auch bei Leberentzündung und Leberschwellung kann dieser Leinsamen-Umschlag eine gute Therapie-Unterstützung sein. Im übrigen wirkt genau derselbe Umschlag auch wunderbar bei kleinen Kindern und Säuglingen, wenn sie Bauchweh haben und daher quengelig und unruhig sind.

Gallenblasenentzündung

Bei Entzündungen der Gallenblase und/oder Gallenwege empfehlen wir folgenden Basistee:

Tee bei Entzündungen der Gallenblase

Tausendgüldenkraut	20 g
Pfefferminzblätter	20 g
Schafgarbenkraut	20 g
Kamillenblüten	20 g

Dieses Grundrezept kann nun je nach Beschwerden variiert werden: durch einen Zusatz von Fenchel und Kümmel, wenn Blähungen hinzukommen, durch Enzian und Löwenzahnwurzel, wenn regelmäßig nach dem Essen ein Druckgefühl auftritt, das auf eine Blockade des Gallenabflusses oder zu wenig Gallensaftsekretion hinweist, durch abführende Kräuter, wie Faulbaumrinde und Sennesschoten, wenn gleichzeitig eine Stuhlverstopfung besteht.

Vorbeugung gegen Gallensteine

Menschen, denen ihre Gallensteine gelegentlich Beschwerden verursachen und besonders diejenigen, die bereits eine Gallensteinoperation hinter sich haben, suchen natürlich nach Mitteln, um das Entstehen von Gallensteinen zu verhindern. Dafür hat sich wiederum der vielseitige Löwenzahn bewährt. Daß er der Neubildung von Steinen und der Vergrößerung von vorhandenen Steinen entgegenwirkt, ist heute sogar wissenschaftlich nachgewiesen, wenn auch noch nicht ganz geklärt ist, auf welche Weise dies geschieht. Daher gilt unsere im Kapitel 5 (Seite 71 ff.) ausgesprochene Empfehlung der zweimal im Jahr durchzuführenden Kur mit frischen Löwenzahnblättern oder Löwenzahntee ganz besonders für Gallensteinträger. Eine solche Kur bedeutet, wenn sie effektiv sein soll, daß über sechs bis acht Wochen täglich drei Tassen Tee getrunken werden, wobei eine Tasse durch Löwenzahnsalat ersetzt werden kann. Löwenzahnsalat ist im übrigen, wenn er einfalls- und abwechslungsreich angemacht wird, eine ausgesprochene Delikatesse!

Löwenzahn

Blähungen

Das Problem von Blähungen und Völlegefühl nach dem Essen ist entweder ein Zeichen für eine generelle Schwäche der Verdauungsorgane und -drüsen oder dafür, daß die verschiedenen Verdauungssäfte nicht in optimaler Weise aufeinander abgestimmt sind. Auch hierfür gibt es sehr spezifisch wirkende Drogen, die meist in Mischung mit anderen Verdauungskräutern verwendet werden. Es sind dies neben den bitterstoffhaltigen Kräutern vor allem Kümmel *(Carum carvi)*, Fenchel *(Foeniculum vulgare)* und Anis *(Pimpinella anisum)*. Bei diesen dreien steckt die

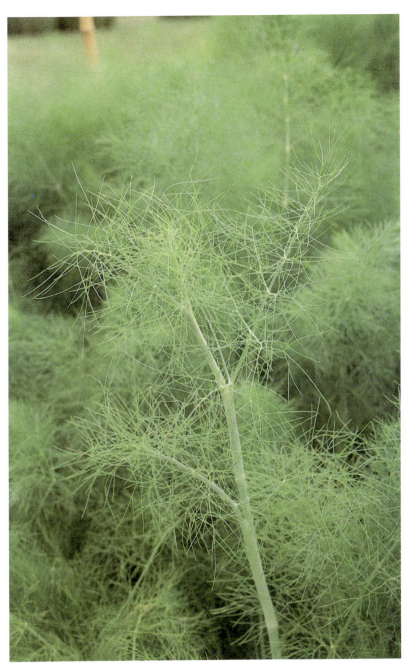

Fenchel
Foeniculum vulgare

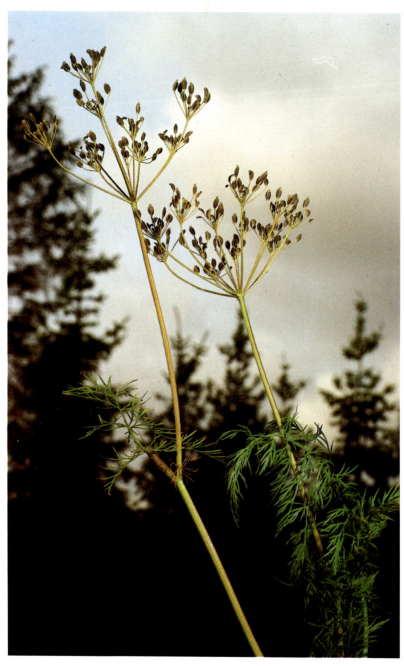

Kümmel
Carum carvi

Heilkraft im ätherischen Öl der Samen. Kümmel wächst kultiviert und wild, während Fenchel und Anis nur als Kulturpflanzen zu finden sind. Allerdings sehen sie sich sehr ähnlich, weshalb es schon fortgeschrittener Botanikkenntnisse bedarf, um die drei auseinanderzuhalten oder sie etwa von der wilden Möhre zu unterscheiden. (Es handelt sich wieder um Doldenblütler!) Alle drei Samenarten sind ja auch beliebte Gewürze, und das nicht ohne Grund, denn sie machen Brot, Kuchen, Kartoffel- und Gemüsegerichte weitaus bekömmlicher. Geht es nur um die Beseitigung von Blähungen alleine, bereitet man einen Tee aus den Samen von Kümmel, Fenchel und Anis.

Blähungstreibender Tee

Kümmel 40 g
Fenchel 30 g
Anis   30 g

Samenaufbereitung Dabei ist es sehr wichtig, die Samen durch kurzes Mahlen aufzubrechen oder mit dem Mörser anzustoßen, damit die ätherischen Öle auch wirklich im Wasser gelöst werden können. Nach zehn Minuten Ziehenlassen (Achtung: mit Deckel!) erhält man auf diese Weise einen starken und wirksamen Auszug, der ohne das Öffnen der Samen mehrere Stunden Einweichzeit in Anspruch nehmen würde. Werden andere verdauungsanregende Kräuter und Wurzeln beigemischt, so lohnt es sich, die drei Samen ebenfalls zuerst separat aufzubrechen und dann erst zusammen mit den anderen Kräutern zu überbrühen. Ein Blähungstee, der mild und angenehm schmeckt und sich besonders für Kinder und Säuglinge bewährt hat, ist folgende Mischung:

Blähungstreibender Tee für Kinder und Säuglinge

Fenchel   25 g
Kümmel   25 g
Kamille   25 g
Pfefferminze 25 g

Erwachsene können bei Völlegefühl und Blähungen nach den Mahlzeiten einen etwas kräftiger schmeckenden Tee vertragen.

Blähungstreibender Tee für Erwachsene

Fenchel	20 g
Kümmel	20 g
Schafgarbenkraut	20 g
Angelikawurzel	20 g
Anis	10 g
Tausendgüldenkraut	10 g

Es erübrigt sich im Zusammenhang mit diesen Symptomen, noch einmal auf eine sinnvolle Auswahl frischer und vollwertiger Lebensmittel hinzuweisen. Leider ist es aber so, daß ein geschädigter und erschlaffter Verdauungstrakt, der jahrzehntelang denaturiertes, konserviertes und zerkochtes Essen gewöhnt war, auf Vollkorngerichte und Rohkost zunächst einmal mit definitiver Unverträglichkeit und heftigen Blähungen reagiert. Meist lassen solche Menschen nach dem ersten Versuch die Finger von der Vollwertkost, anstatt mit Geduld und Ausdauer zu versuchen, Magen, Darm und Verdauungsdrüsen allmählich umzuerziehen. Denn vollwertige Kost zu verdauen, verlangt mehr Arbeit von den Verdauungsorganen, und deshalb müssen sie erst langsam auf diesen höheren Stand von Vitalität und Aktivität gebracht werden.

Ernährungsumstellung

Wie behandelt man Blähungen bei Säuglingen?

Blähungen sind bei ganz kleinen Säuglingen und manchmal bei Babys bis zu einem Jahr ein schwerwiegendes Problem, das junge, unerfahrene Mütter und Väter gelegentlich an den Rand der Verzweiflung bringt. Für diese Eltern wollen wir noch einmal zusammenfassen und ihnen die Methoden weiterempfehlen, die wir an unserem ersten Kind und an anderen Babys ausprobiert und für gut befunden haben (unsere zwei Mädchen hatten nie derartige Symptome):

Blähungstee
1. Der Blähungstee für Kinder und Säuglinge (Rezept Seite 221). Er wird dem Baby ungesüßt teelöffelweise oder im Fläschchen gegeben.

Leinsamen-Umschlag
2. Der Leinsamen-Umschlag (wie er gemacht wird, steht auf Seite 217). Wenn das Kind sehr schlimmes Bauchweh hat, ist diese Methode zusammen mit dem Tee die wirksamste.

Feuchter Umschlag
3. Für den Fall, daß Ihnen der Leinsamen-Umschlag zu mühsam erscheint oder aus anderen Gründen nicht durchführbar ist, hilft auch ein simpler feuchter Umschlag auf den Bauch mit heißem Wasser oder Kamillentee. Das Kind darf dabei auf keinen Fall abkühlen oder frieren, sondern im Gegenteil soll ja sein Bäuchlein zusätzlich durchwärmt werden. Das heißt also: der Behandler muß rasch arbeiten.

Wärmflasche
Alternativ kann man dem Kind auch eine Wärmflasche auf den Bauch legen.

Kamillensäckchen
4. Bei ganz kleinen Säuglingen hilft es manchmal schon, ein kleines trockenes Säckchen mit Kamillenblüten auf das Bäuchlein zu legen. Das ätherische Öl der Blüten wirkt krampflösend und beruhigend und läßt das Baby bald ruhig einschlafen.

Ölumschlag
5. Eine andere Methode ist, das Bäuchlein mit Kümmelöl, Anisöl oder Johanniskrautöl einzureiben. Eine Wärmflasche verstärkt noch die krampflösende Wirkung.

Schafgarbenbad
6. Bei Kindern ab etwa neun Monaten und besonders bei Kindern zwischen ein und fünf Jahren ist bei Bauchweh und Blähungen ein warmes Vollbad mit Schafgarbenzusatz eine sehr nützliche Therapie. Das Kind kann in der Wanne dazu Tee aus Kamille, Pfefferminze, Schafgarbe oder auch den blähungstreibenden Tee für Kinder trinken.

Die dritte Gruppe von Störungen: Durchfall

Befassen wir uns nun mit dem akuten Durchfall. Da wo er mit Schmerzen und Koliken einhergeht, helfen, wie bereits erwähnt, verschiedene Tees, beispielsweise Kamille und

Leinsamen und – nicht anders als bei den Säuglingen – warme Leibauflagen (Wärmflasche, Heizkissen, feucht-heiße Dampfkompressen, Leinsamen-Umschlag). Wenn es darum geht, den Durchfall zu ›stopfen‹, ist entweder das Essen von feingeriebenem Apfel (auf der Glasreibe) oder von getrockneten Heidelbeeren anzuraten. *Apfel, Heidelbeeren*

> Getrocknete Heidelbeerfrüchte werden von wissenschaftlicher Seite als Heilmittel bei unspezifischen akuten Durchfallerkrankungen empfohlen. Wichtig ist nur, sie in ausreichender Menge zu sich zu nehmen: drei oder vier, bis zu sieben Eßlöffel Beeren pro Tag essen und dabei gut kauen! Ähnliches gilt für den geriebenen Apfel (bitte nur biologisch angebaute verwenden!): Über einen Tag verteilt muß der Durchfallpatient etwa ein Kilo (!) davon essen.

Wenn der Kranke daneben nichts anderes zu sich nimmt, dafür aber viel warmen Kräutertee trinkt, ist dies eine hervorragende Diät, die ihn in kurzer Zeit wieder auf die Beine bringt. Wenn der Durchfall schließlich aufgehört hat, kann man ruhig noch einen Tag lang fasten und dann die Kost mit Äpfeln, Karotten und Reis langsam wieder aufbauen.

Die vierte Gruppe von Störungen: Verstopfung

Der letzte Abschnitt dieses Kapitels sei dem Thema Verstopfung gewidmet. Die weitverbreitete chronische Stuhlträgheit und Obstipation ist eine alarmierende Zivilisationskrankheit, die zu 99 Prozent durch zu wenig körperliche Bewegung und die übliche widersinnige Fehlernährung verursacht wird.

Infolge der bei Darmträgheit meist vorhandenen Fäulnisbakterien im Darm wird der gesamte Organismus ständig mit Fäulnisgiften überschwemmt und dadurch das Entstehen verschiedener schwerer, chronischer Krankheitszustände gefördert.

Gefahren abführender Kräuter

Schädliche Abführkräuter

Nun gibt es zwar unter den Heilpflanzen eine ganze Reihe von Drogen, die mehr oder weniger drastisch abführend wirken, indem sie die Darmperistaltik anregen, sie alle haben aber, ebenso wie mineralische Abführmittel, schädliche Nebenwirkungen, wenn sie über längere Zeit regelmäßig genommen werden. Bei Dauergebrauch kommt es nämlich zu einer Gewöhnung beziehungsweise Gegenregulation, so daß das Abführmittel immer unwirksamer wird oder man höhere Dosierungen braucht und der Darm sich immer mehr vom Ideal der selbstregulierten Steuerung entfernt. Durch Untersuchungen konnte nachgewiesen werden, daß bei Dauereinnahme von Abführmitteln (auch pflanzlichen!) Störungen im Elektrolythaushalt auftreten, die unter anderem zu einem Kaliummangel führen.

Nebenwirkung

Dieser wiederum bereitet den Boden für eine mögliche Schwächung des Herzmuskels sowie der gesamten Skelettmuskulatur. Der fatale Kreis wird dadurch geschlossen, daß durch Kaliummangel wiederum die Darmmuskulatur geschwächt wird und so immer mehr an Tonus verliert. Schließlich kommt noch hinzu, daß viele der drastisch wirkenden Abführmittel die Darmschleimhaut reizen und dadurch einen chronischen Entzündungszustand verursachen können. In Deutschland verlangt der Gesetzgeber, daß bei allen sogenannten anthrachinonhaltigen Drogen darauf hingewiesen werden muß, daß durch den möglicherweise entstehenden Kaliummangel die Wirkung von chemischen Herzmitteln (Fachausdruck: Herzglykosiden)

Gegenanzeige: Schwangere, Stillende

verstärkt werden kann. Auch muß in Zukunft darauf aufmerksam gemacht werden, daß derartige Abführmittel während der Schwangerschaft und Stillzeit nicht angewendet werden sollen.

Abführtee

Gegenanzeige

Die Rezeptur eines Abführtees geben wir also nur unter dem Vorbehalt, daß sie unter Beachtung all dieser Fakten nur zur Lösung gelegentlich auftretender Verstopfung, nicht aber zur Behandlung chronischer Stuhlträgheit verwendet wird:

Abführtee

Sennesfrüchte	25 g
Faulbaumrinde	25 g
Sennesblätter	20 g
Himbeerblätter	10 g
Fenchel	10 g
Pfefferminzblätter	5 g
Ringelblumenblüten	5 g

Faser- und Ballaststoffe gegen Darmträgheit

Die chronisch-habituelle Darmträgheit kann absolut wirksam durch ausreichende Zufuhr von Faser- und Ballaststoffen geheilt werden, auch wenn sie bereits jahrzehntelang bestand. Ein höchst simples Mittel, das nach etwa drei Tagen jede Stuhlverstopfung heilt, ist der Vollkornschrotbrei, wie er von den Ärzten Dr. Bruker, K. O. Heede und Dr. Bircher seit Jahr und Tag propagiert wird

Vollkornschrotbrei

Frischkornbrei gegen Stuhlträgheit

- 2 Eßlöffel frisch geschrotetes Getreide
  (welche Sorte ist Geschmackssache, Abwechslung ist empfehlenswert)
- 2 Eßlöffel ganzer Leinsamen
- 2 Eßlöffel zerkleinerte Nüsse
  (alle Sorten außer Erdnüssen)
- 2 Eßlöffel feingeschnittenes Trockenobst
  (zum Beispiel Feigen, Datteln, Pflaumen, Rosinen)

Diese Mischung wird mit soviel frischem Wasser übergossen, daß sie eben bedeckt ist, und läßt sie über Nacht quellen. Wer möchte, kann am Morgen etwas Sauermilch, Kefir, Joghurt oder Molke hinzufügen; dann wird der Brei, der nicht zu fest und nicht zu flüssig sein darf, als Früh-

Kein Frischobst stück gegessen. Lassen Sie bitte auf jeden Fall den oft empfohlenen Zusatz von Frischobst weg, da eine Mischung von Frischobst und Getreidebrei unweigerlich zu Gärungsdyspepsien und Unverträglichkeitserscheinungen führt. Darüber hinaus sollte die Ernährung auf vegetarische Vollwertkost umgestellt werden, und auf keinen Fall dürfen weitere Abführmittel eingenommen werden. Wenn dieser Frischkornbrei täglich zum Frühstück gegessen wird, stellt sich unter Garantie nach spätestens drei Tagen eine der Konstitution und Lebensweise des Patienten angepaßte regelmäßige Stuhlentleerung ein. Für die Phase der Kostumstellung weist Dr. Bruker in seinen zahlreichen Büchern ebenfalls darauf hin, daß zu Vollkornbrot und -gebäck keine Obstsäfte getrunken werden sollen, da sonst ebenfalls Gärungserscheinungen mit Blähungen auftreten.

Leinsamen, ein Abführmittel ohne Nebenwirkungen

Leinsamen, der weiche Wohltäter innerer Schleimhäute, ist in der Gruppe der quellfähigen Faser- und Ballaststoffe neben der heute allgemein geläufigen Weizenkleie als Heilmittel für Verstopfung die absolute Nummer eins. Denn wie bereits dargestellt (siehe Seite 205 ff.), bewirkt er durch sein Öl und seine Schleimstoffe nicht nur eine Reizlinderung und Heilung angegriffener Darmschleimhäute, sondern er macht den Speisebrei auch sehr gleitfähig.

> Da er bei der Obstipation im Darm quellen und durch Volumenvergrößerung eine verstärkte Motorik der Darmwand auslösen soll, wird Leinsamen zur Behandlung von Verstopfung unzerkleinert eingenommen. Das heißt also: zwei- bis dreimal täglich einen Eßlöffel ganze Samen einnehmen! Von entscheidender Bedeutung ist dabei, daß mit der Einnahme eine ausreichende Menge Flüssigkeit getrunken wird!

Was Sie trinken ist egal, aber Sie müssen unbedingt ca. ¼ Liter, also zwei Tassen Flüssigkeit dazu aufnehmen, sonst kann es im Darm zu harten und schweren Verklumpungen des Leinsamenbreis kommen. Durch den Fall einer Patientin, die Leinsamen falsch, nämlich ohne ausreichende Flüssigkeitszufuhr, eingenommen hatte und wegen Darmverschlusses ums Haar operiert worden wäre, ist man neuerdings darauf besonders aufmerksam. Wichtig ist auch, die Einnahme auf dreimal täglich zu verteilen! — Trinken!

Weitere Hilfsmittel

Neben Leinsamen kann man sich in leichteren Fällen von Obstipation auch mit eingeweichten Dörrpflaumen und Feigen helfen. Nachdem man sie über Nacht in einer Tasse Wasser eingeweicht hat, ißt man ein bis fünf Stück davon morgens nüchtern und trinkt dazu das Einweichwasser. Wenn alle Arznei so lecker schmecken würde wie diese Hausmittel! — Dörrpflaumen, Feigen

Bei Säuglingen mit akuter, hartnäckiger, nicht chronischer (!) Verstopfung hilft ein kleiner Einlauf oder Leinsamenschleim als Tee verabreicht. (Zubereitung siehe Seite 205 f. Am Ende werden lediglich die Samen abgegossen, und der schleimige Tee wird dem Kind gegeben.) — Säuglinge

Persönliche Fallgeschichte

Meine eigene (Barbaras) Erfahrung mit dem Problem der Darmträgheit sei zu guter Letzt noch als Fallbeispiel angefügt: Als junges Mädchen litt ich über viele Jahre an Verstopfung, probierte alle möglichen Mittel aus und machte die üblichen Erfahrungen, daß sie meistens entweder zu schwach oder aber zu stark wirkten. Als Studentin verschlimmerte sich der Zustand noch mehr, da ich erstens völlig unregelmäßig aß und zweitens wie die meisten Frauen irgendwann in ihrem Leben einem totalen Schlankheitswahn verfallen war. Wann immer ich mir erlaubte, etwas zu essen, hoffte ich, es möge nicht ›ansetzen‹, und so taumelte ich hin und her zwischen strenger Diät und erzwungener Abstinenz während der Woche und grenzenlosem Heißhunger und Freßlust auf alles, was mir in die Finger kam, am Wochenende zu Hause. Eines schönen Tages wurde mir klar, welch einen Wahnsinn und welche Undankbarkeit es bedeutete, daß ich etwas aß und gleichzeitig hoffte, es möge mich nicht ernähren. Ich lernte – keinesweg von heute auf morgen – meinen Körper zu akzeptieren und zu lieben, wie er war, und ihn mit Dankbarkeit und Zuneigung zu behandeln. Ich fing an, für mich selbst zu kochen, biologisch angebaute Lebensmittel im Reformhaus zu kaufen: Von da an hatte ich nie wieder in meinem Leben Verstopfung. Wenn mein Darm heute auf irgendeiner Reise einen Tag Pause einlegt, so verzeihe ich ihm das gerne und warte schlicht und einfach, bis es wieder geht, ohne nervös und hektisch zu werden. Ich erzähle diese Geschichte, weil ich nur allzu gut weiß, wie typisch sie ist für das heutige Bewußtsein ganz besonders junger Mädchen und Frauen. Es ist nur zu hoffen, daß dem übertriebenen Schlankheitsideal nach 50 Jahren Übertreibung endlich der Garaus gemacht wird.

13. Kapitel

Kräuter zum Ausschwemmen und für Probleme der Prostata, Blase und Nieren

*»Über alles Geistreiche und Intellektuelle,
über Philosophie und Theologie erhaben
ist die Hilfsbereitschaft von Mensch zu Mensch,
die Aufgabe, Bruder zu sein!«*

ALBERT SCHWEITZER

Prostata-Hypertrophie

Die Ursache der sogenannten Prostata-Hypertrophie bei älteren Männern ist in der Medizin noch völlig ungeklärt. Die Ursachen für die krankhafte Vergrößerung der Vorsteherdrüse sind unbekannt, wiewohl man vermutet, daß ihr ein hormonelles Ungleichgewicht zugrunde liegt. Fest steht jedenfalls, daß sich bei 60 Prozent aller Männer jenseits des 50. Lebensjahres ein Prostata-Adenom entwickelt (ein Adenom ist eine gutartige Drüsengeschwulst).

Die Symptome

Beschwerden entstehen dadurch, daß unmittelbar unterhalb des Blasenausgangs durch Wucherung der um die Harnröhre angeordneten Drüsen die Harnröhre eingeengt und einem ständigen Druck ausgesetzt wird. Folge davon sind Blasen-Entleerungsstörungen in Form von andauerndem und schmerzhaftem Harndrang, sehr häufig notwendigem Wasserlassen und – was besonders nachts unangenehm ist – Verzögerung des Miktionsbeginns und schwachem Harnstrahl.

Im Laufe vieler Jahre verschlimmern sich die Symptome normalerweise, so daß die Blase gewissermaßen ausgeleiert wird und durch Harnverhaltung und Tonusverlust nie mehr vollständig entleert werden kann. Durch diesen Rückstau kommt es fast immer zu einer chronischen Reizung und Entzündung von Blase, Harnröhre und der Prostata selbst. Im letzten Stadium der Erkrankung kann es zu Harnrückstau in den Nieren und Niereninsuffizienz kommen, was einer langsamen Selbstvergiftung des Körpers gleichkommt, weil ausscheidungspflichtige Stoffe nicht in ausreichender Menge aus dem Körper befördert werden können. Im übrigen ist Prostatakrebs die dritthäufigste Krebsart des Mannes, weshalb es bei Beschwerden in jedem Fall vernünftig ist, sich zunächst einmal vom Facharzt für urologische Krankheiten untersuchen zu lassen. Er kann durch einfache manuelle Untersuchung eine Krebserkrankung ausschließen und ist in aller Regel dem Einsatz von Heilpflanzen-Tees nicht abgeneigt.

Prostatakrebs

Die übliche Therapie des oben angeführten Krankheitsbildes besteht im wesentlichen in der Gabe von Sulfonamiden, Antibiotika oder Hormonen, was als Dauertherapie natürlich ungeeignet ist. Auch die operative Entfernung des Adenoms vermag die Beschwerden oft nicht vollständig zu beheben, und da bei alten Menschen jede Operation problematisch ist, sollte man sie nur durchführen, wenn keine andere Wahl mehr bleibt. Da all diese miteinander verflochtenen Leiden zumeist einen chronischen Verlauf nehmen, bedarf der betroffene Patient dringend der Linderung durch ein ungiftiges Heilmittel.

Linderung durch ungiftiges Heilmittel

Heilkräutertherapie mit Kleinblütigem Weidenröschen

Maria Treben gebührt daher Anerkennung dafür, daß sie eine Heilpflanze für diesen Problemkreis in unser Bewußtsein zurückgerufen hat, die lange Zeit in völlige Vergessenheit geraten war. Es handelt sich um das Weidenröschen *(Epilobium)* mit seinen über 20 verschiedenen Unterarten. Die Unterscheidung dieser Arten ist sehr schwierig, und es gibt Anzeichen dafür, daß die kleinblütigen Epilobiumarten *Epilobium parviflorum, Epilobium montanum, Epilobium roseum, Epilobium palustre* die medizinisch wirksamsten sind. Genaue pharmakologische Ergebnisse über den Wirkstoffgehalt der verschiedenen Arten liegen freilich noch nicht vor. Seit dem viele Jahre lang anhaltenden Bucherfolg von Frau Treben (siehe Literaturliste) wurde die Droge in Tausenden von Fällen rein empirisch angewandt und brachte durchaus beachtliche Erfolge. Schließlich mußten auch die Wissenschaftler zu dieser ›modern gewordenen‹ Heilpflanze Stellung nehmen und mit ihren Untersuchungen ganz von vorne beginnen.

Deshalb freut es uns, von einer bisher unveröffentlichten klinischen Studie berichten zu können, die bestätigt, daß tatsächlich, mit *Epilobium*-Tee bzw. Kapseln, die den Gesamtextrakt der Pflanze enthalten, ein wirksames und absolut unschädliches Mittel mit breitem Wirkungsspektrum für Prostata-Adenom und seine Folgeerkrankungen gefunden wurde. Dieses Heilkraut, das absolut keine Nebenwirkungen aufweist, ist zum einen ein Mittel zur Vorbeugung, das jeder Mann über 50 regelmäßig einnehmen sollte, zum anderen ein hervorragendes Dauer- und Langzeittherapeutikum und zum dritten ein unterstützendes Mittel, das sich komplikationslos mit allen anderen Formen der Prostata-Therapie, einschließlich Operation, kombinieren läßt.

Wissenschaftliches Untersuchungsergebnis

Langzeittherapie

Die Studie zeigt, daß Tee und wäßriger Extrakt aus *Epilobium parviflorum* neben Gerbstoffen, Flavonoiden und Triterpensäure vor allem Phytosterine und aus der Gruppe dieser Inhaltsstoffe als Hauptwirkstoff vor allem Beta-Sitosterin enthält. *Epilobium parviflorum* ist unter vielen anderen Pflanzen, die Beta-Sitosterin enthalten, eine der sehr wenigen, die diesen Stoff in medizinisch ausreichender, nutzbarer Form besitzen.

Die Symptomatik verringert sich erheblich und verhältnismäßig rasch; nicht zuletzt kann durch das Trinken dieses Tees oder Einnehmen der Kapseln vielen Patienten die

> Der wäßrige Extrakt der Pflanze wirkt nachgewiesenermaßen entzündungshemmend und heilend bei akuter und chronischer Entzündung der Prostata, bei beginnendem Prostata-Adenom Stadium 1 und 2 (es gibt noch das fortgeschrittene Stadium 3), bei Harnröhrenentzündung und chronisch wiederkehrender Blasenentzündung und hilft als unterstützende Maßnahme nach Prostata-Operationen.

Reizbare Blasenentzündung

Prostata-Operation erspart werden, weil das Fortschreiten der Prostata-Vergrößerung entweder verlangsamt oder ganz aufgehalten wird. Für Frauen, die an chronischer Reizblase oder akuter Blasen- oder Harnröhrenentzündung leiden, empfiehlt sich Weidenröschen ebenfalls, da es entzündungshemmend und leicht diuretisch (harnvermehrend) wirkt.

Das Weidenröschen
(Epilobium parviflorum)

Weidenröschen ist ein typisches Beispiel für ein wertvolles Heilkraut, das jahrhundertelang als Unkraut verkannt wurde. Es wächst häufig auf Waldschlägen, in Steinbrüchen, an Straßenrändern und auf Schuttplätzen. Wo es einmal Fuß gefaßt hat, vermehrt es sich durch seine unzähligen fliegenden Samen ›wie Unkraut‹. Weil es regelmäßig als erste Pflanze auf Brandplätzen erscheint, heißt es auch Feuerkraut. Wir haben alte Leute getroffen, die uns erzählten, ihnen sei das Weidenröschen als die ›Ruinenblume‹ bekannt, weil es nach dem Krieg die erste Pflanze gewesen sei, die auf den Bombenruinen der Städte wuchs.

In der Regel kommen die verschiedenen Weidenröschen-Arten in großen Mengen vor, was das Selbstsammeln sehr erleichtert. Allerdings muß auch hier wieder davor gewarnt werden, unbedacht und unsachgemäß zu ›rupfen‹! Erste Anbauversuche laufen bereits seit einigen Jahren mit guten Erfolgen.

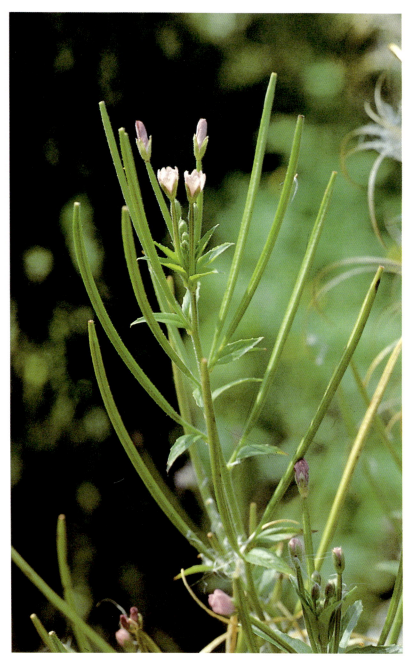

Schmalblättriges Weidenröschen
Epilobium angustifolium

Kürbiskerne — Bei Erkrankungen der Prostata ist zusätzlich zu *Epilobium parviflorum* das Essen von Kürbiskernen zu empfehlen. Man kann sie knabbern wie Nüsse, und auch dieses Nahrungsmittel trägt wirksam zur Besserung der lästigen Symptome bei.

Entzündungen der Nieren und ableitenden Harnwege

Pflanzliche Diuretika — Das Hauptanwendungsgebiet der sogenannten pflanzlichen Diuretika sind entzündliche und bakterielle Erkrankungen der Nieren und ableitenden Harnwege. Sie treten am häufigsten bei älteren Frauen auf und können relativ leicht chronisch werden und zur sogenannten Reizblase führen.

Die mit dieser Erkrankung verbundenen Beschwerden bestehen in häufigem Harndrang bei nur wenig Harnausscheidung, Brennen beim Wasserlassen, Schmerzen in der Nierengegend, Klopfschmerzhaftigkeit des Nierenlagers, was gelegentlich als ›Kreuzschmerzen‹ verkannt wird. Manchmal stellen sich auch heftige krampfartige Schmerzen ein, und die eine oder andere Harnwegsinfektion ist auch von Fieber begleitet.

Blasenkatarrh — Kinder ziehen sich einen Blasenkatarrh meist durch zu langes Sitzen in feuchtem Gras oder auf kalten Steinen zu. Bei kleinen Kindern ist die Gefahr der Blasen-Erkältung besonders groß, wenn sie im Winter oder bei kühler Witterung nasse Hosen oder Windeln haben. Hier gilt es wiederum in besonderem Maße, die Krankheit gleich zu Beginn durch geeignete Maßnahmen abzuwehren, anstatt sie sich über Wochen und Monate entwickeln zu lassen, bis ein massiver Bakterienbefall vielleicht wirklich nur noch mit einem Antibiotikum zu stoppen ist. Im noch nicht fortgeschrittenen Stadium genügt eine einfache Diuresesteigerung (Steigerung der Harnausscheidung) durch Heilkräuter-Tees, um den Selbstreinigungsprozeß der Harnwege zu unterstützen und eingedrungene Keime (insbesondere Koli-Bakterien) auf natürlichem Wege zu eliminieren.

Heilkräuter zur Durchspülungstherapie

Im Unterschied zu chemischen Präparaten, die oft unphysiologische Salzverluste nach sich ziehen, bewirken die meisten pflanzlichen Diuretika lediglich eine vermehrte Wasserausscheidung, weshalb sie sich für die Durchspülungstherapie der Nieren und Harnwege hervorragend eignen.

Vermehrte Wasserausscheidung

Einige dieser Heilkräuter führen auch zu verstärkter Nierendurchblutung und regen somit die Gewinnung des sogenannten Primär-Harns aus Gewebswasser an, was vor allem mit zunehmendem Alter wünschenswert ist. Daneben führen einige der nierenwirksamen Kräuter durch beträchtliche Mengen an Kaliumsalzen über osmotische Vorgänge zur Wasserdiurese und haben gleichzeitig auch noch antibakterielle und spasmolytische (krampflösende) Wirkungen.

Krampflösende Wirkung

Die folgenden Kräuter können sowohl einzeln als auch in beliebiger Mischung zur Durchspülungstherapie genutzt werden:

> Birkenblätter, Löwenzahnwurzel mit Kraut, Bärentraubenblätter, Goldrutenkraut, Hauhechelwurzel, Brennesselkraut, Schachtelhalmkraut, Weidenröschenkraut.
>
> Entscheidend für den Therapie-Erfolg ist, daß täglich eine Mindestmenge von einem Liter, besser noch eineinhalb bis zwei Liter Tee getrunken wird. Sechs Tassen pro Tag (entspricht eineinhalb Liter) empfindet man nicht als viel, wenn man sie über den ganzen Tag verteilt.

Da jedes der Kräuter etwas anders wirkt und an unterschiedlichen Mechanismen ansetzt, empfehlen wir, einige der genannten Drogen zu mischen. Unser Standard-Nieren- und Blasentee, mit dem wir sowohl bei unseren Kunden als auch in unserer Familie sehr gute Ergebnisse erzielt haben und der durchaus wohlschmeckend ist, setzt sich wie folgt zusammen:

Nieren- und Blasentee

Birkenblätter	24 g
Bärentraubenblätter	20 g
Löwenzahnwurzel mit Kraut	15 g
Hagebuttenfrüchte mit Samen	14 g
Goldrutenkraut	14 g
Samenfreie Gartenbohnenhülsen	10 g
Hibiskusblüten	3 g

Da Bärentraubenblätter viel Gerbstoff enthalten, sollte dieser Tee nicht über längere Zeit (das heißt mehrere Monate) eingenommen werden. Das ist zur Ausheilung einer Harnwegsinfektion auch nicht nötig.

Zu beachten ist auch hier wiederum, daß eine Durchspülungstherapie der Nieren und ableitenden Harnwege nicht zur Beseitigung von Wasseransammlungen (Ödemen) infolge eingeschränkter Herz- oder Nierentätigkeit geeignet ist.

Krebspatienten Im übrigen sollte ein jeder Krebspatient, der sich einer Behandlung mit Zytostatika (chemischen Krebsmitteln, die das Zellwachstum hemmen) unterziehen muß, durch reichliches Trinken von Nieren- und Blasentee-Mischungen dafür sorgen, daß die Toxine und Abbauprodukte der chemischen Mittel schnellstmöglich wieder aus dem Körper ausgeschieden werden.

Die Birke
(Betula pendula, Betula pubescens)

Die Birke, ein bei uns vielverbreiteter Baum, der in Europa und Asien heimisch ist, aber auch in den gemäßigten Zonen Nordamerikas wächst, liefert uns eines der hervorragendsten pflanzlichen Diuretika, die wir kennen. Seine Blätter werden im Mai und im Juni gesammelt, solange sie noch zartgrün und jung sind, und dann an der Luft getrocknet.

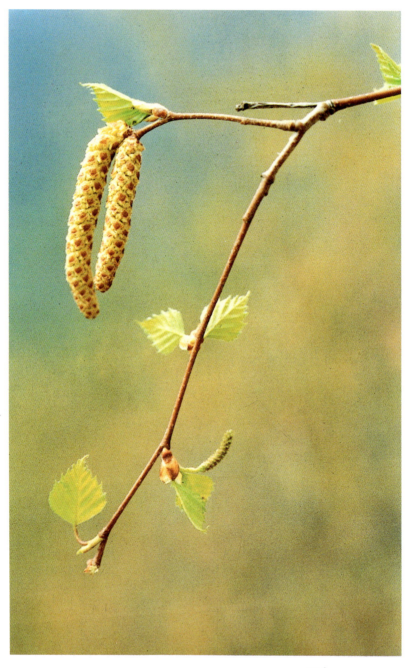

Birke
Betula pubescens

Innerliche Anwendung

Birkenblättertee

Birkenblätter als Tee vermehren die Harnausscheidung und eignen sich daher ausgezeichnet zur Durchspülungstherapie bei Infektionen und Entzündungen der Harnorgane. Darüber hinaus ist dieser Tee auch als Vorbeugung gegen Nierensteine zu empfehlen. Seine diuretische Wirkung ist mild und reizt die Nieren nicht, so daß keinerlei schädliche Nebenwirkungen zu befürchten sind. Der Tee wird als Heißwasser-Infusion zubereitet und soll zehn Minuten ziehen!

Entschlackende Wirkstoffe

Wegen der breiten Fächerung der Wirkstoffe in Birkenblättern (Flavonoide, ätherische Öle, Bitterstoffe, Gerbstoffe, Saponine, Vitamin C u. a.) sind sie oft Bestandteil allgemein ausleitender und blutreinigender Tees. In Teerezepturen für die entschlackende Frühjahrskur, die Fasten- oder Gewichtsreduktionskur sowie in Rheumatees dürfen sie nicht fehlen. (Vgl. Kapitel 5 in seiner Gesamtheit und speziell den Blutreinigungstee, Seite 81 f.)

Die Goldrute
(Solidago virgaurea)

Auch die Goldrute zählt zu den besten unserer heimischen Nieren-Blasen-Kräuter. Die Pflanze, die bis zu einem Meter hoch werden kann, ist in Europa, Asien, Nordamerika und Nordafrika verbreitet; sie wächst auf trockenem Grasland und auf sonnigen Waldlichtungen. Ihre goldfarbenen Blütenrispen erscheinen erst im Spätsommer und blühen den ganzen Herbst. Die Pflanze hat einen angenehm-aromatischen Geruch, aber der Geschmack ist scharf und streng. Wenn man sie wild sammelt, nimmt man das ganze Kraut, wobei man die zarten, oberen Teile mit der Blüte den unteren, verholzten vorzieht. Es gibt viele Spielarten der Goldrute als dekorative Gartenpflanze, die jedoch nicht für arzneiliche Zwecke geeignet sind.

Indikation wie Birke

Goldrute wird für dieselben Indikationen verwendet wie Birkenblätter: zur Beseitigung von Ödemen (krankhaften Wasseransammlungen im Gewebe), zur Durchspülungs-

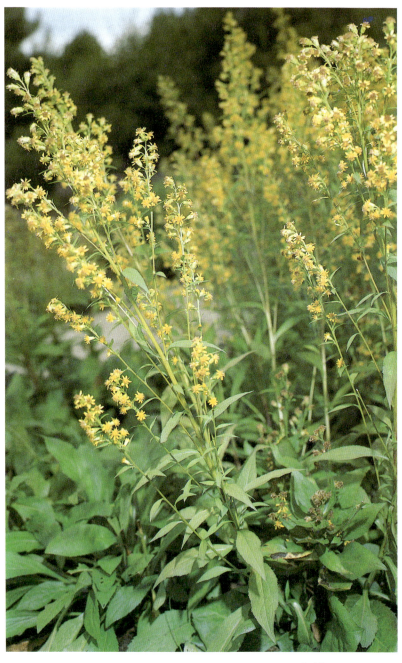

Goldrute
Solidago virgaurea

therapie bei bakteriellen Infektionen der Nieren und Harnwege, zur Blutreinigung und in ausleitenden Tees zur Behandlung von Rheuma und Gicht sowie bei Hautunreinheiten. Auch dieses Heilkraut hilft, Nierengrieß (die Vorstufe von Nierensteinen) auszuspülen und die Bildung von Nierensteinen zu verhindern.

Nieren-
spezifikum

Mehr als andere, ähnlich wirkende Pflanzen, ist die Goldrute ein Nierenspezifikum. Klinische Studien haben bewiesen, daß sie in der Lage ist, akute oder chronische Nephritis (Nierenentzündung) zu heilen, und auch die Homöopathie setzt sie für diese Zwecke ein.

> Akute Nierenentzündung ist selbstverständlich keineswegs eine unbedenkliche Erkrankung, besonders wenn sie mit hohem Fieber und plötzlicher Harnverhaltung einhergeht. In solchen Fällen ist es von entscheidender Wichtigkeit, daß der Arzt herausfindet, wodurch die Entzündung verursacht wird.

Dosierung

(Oft ist der Grund nämlich ein mehr oder weniger vollständiger Verschluß der ableitenden Harnwege durch Nierensteine, Geschwülste oder andere Verengungen. In jedem Fall muß jedwede Behinderung des Harnabflusses beseitigt werden.) Mit dieser Voraussetzung können große Mengen von Goldrutentee zur Therapie der Nephritis getrunken werden, ohne daß irgendwelche Nebenwirkungen zu befürchten sind.

Zinnkraut-Sitzbad

Anwendung

Bei akuten, schmerzhaften Entzündungen der Harnwege kann die Wirkung des Tees unterstützt werden durch ein Zinnkraut-Sitzbad. Die Bilddemonstration auf Seite 77 zeigt Schritt für Schritt, wie es gemacht wird: Da Zinnkraut relativ harte Blätter und Triebe hat (vgl. Seite 74 ff.), weicht man zwei bis drei Tassen des frischen oder getrockneten Krauts in zwei Liter Wasser über Nacht ein, bringt den Ansatz am nächsten Tag zum Kochen und läßt ihn weitere zehn Minuten ausziehen. Nach dem Absieben des Kräuterrückstands schüttet man den Extrakt in eine Sitzbadewanne oder in eine normale Badewanne und läßt so hoch körperwarmes Wasser einfließen, daß Gesäß und Nierengegend von Wasser bedeckt sind, Brust und Herz aber aus dem Wasser herausragen. Dieses äußerst wohltuende zehn- bis fünfzehnminütige Bad kann alle zwei Tage genommen werden und fördert die Heilung ganz beträchtlich. (Siehe auch Kapitel 4, Seite 59 f.)

Kamillendampfbad

Eine andere unterstützende Maßnahme, die besonders gerne von kleinen Kindern und alten Menschen angenommen wird, ist ein krampflösendes und entzündungshemmendes Unterleibs-Dampfbad mit Kamillenzusatz. Genauso wie beim Kamillen-Gesichtsdampfbad (siehe Kapitel 7, Seite 109) wird in einem Bidet oder in einer Plastikschüssel passender Größe ein Kamillenaufguß aus einer Tasse Kamillenblüten und etwa einem Liter Wasser bereitet. Dann stellt man die Schüssel in eine Toilette, und der Patient setzt sich bequem darauf. (In Sanitätsfachgeschäften kann man solche speziellen Einsätze kaufen, die genau in die Toilette passen.) Achten Sie zu Beginn darauf, daß der Dampf nicht zu heiß ist! Diese, als äußerst angenehm empfundene Dampfanwendung löst Krämpfe im Bereich der Nieren und Blase in wenigen Minuten. Dieselbe Anwendung hilft auch sehr wirksam bei Unterleibskrämpfen im Zusammenhang mit beginnender Periode (siehe Kapitel 14, Seite 264).

Unterleibsdampfbad

Nieren- und Blasensteine

Ein weiteres schwerwiegendes Problem aus dem Bereich der urologischen Erkrankungen sind Nierensteine, richtiger gesagt das Harnsteinleiden (Urolithiasis). Jeder Mensch, der aufgrund von Familienveranlagung, Eigenbeobachtung, Beschwerden oder ärztlicher Diagnose ver-

Harnsteinleiden

mutet oder weiß, daß er entweder zur Bildung von Harnsteinen neigt oder sie bereits hat, sollte regelmäßig Tee aus Löwenzahn, Goldrute, Hauhechel und Brennessel trinken. Noch mehr gilt dies selbstverständlich für Menschen, die bereits an akutem Harnsteinleiden erkrankt waren, da die Rezidivquote (Rückfälligkeit) mit durchschnittlich 60 bis 70 Prozent bei dieser Krankheit außerordentlich hoch liegt.

Harnsteine entstehen dadurch, daß sich im Harn Sedimente und Kristallisierungen bilden, die im Laufe von Jahren und Jahrzehnten zu so großen Steinen heranwachsen, daß sie sich, falls sie in Harnleiter oder Harnröhre gelangen, dort gewissermaßen verklemmen und äußerst schmerzhafte Koliken hervorrufen können. Erstrebenswert und mit Hilfe der genannten Kräuter auch erreichbar

Verhinderung und Ausschwemmung

ist die völlige Verhinderung ihrer Bildung oder ihre Ausschwemmung im Stadium des sogenannten Nierengrieß, also dann, wenn sie noch in Sandkörnchengröße sind und problemlos mit dem Harn nach draußen gelangen können. (Siehe auch Brennessel, Kapitel 5, Seite 67 ff.) Zur langfristigen Vorbeugung gegen Nieren- und Blasensteine sind auch in der Schulmedizin eine ganze Reihe von pflanzlichen Arzneien eingeführt und anerkannt. Sie alle wirken auf Basis einer gesteigerten Harnverdünnung durch Flüssigkeitszufuhr und damit einer verbesserten Harnstromdynamik. Wir empfehlen zur Vorbeugung gegen Harnsteinleiden folgenden Tee:

Tee gegen Nieren- und Blasensteine

Hauhechelwurzel	25 g
Brennesselkraut	25 g
Goldrutenkraut	25 g
Löwenzahnwurzel mit Kraut	25 g

Den Heilkräutern Hauhechel, Brennessel und Goldrute ist von der Wissenschaft diese Fähigkeit attestiert worden, und auf Löwenzahnwurzel kann in diesem Zusammenhang ebenfalls nicht verzichtet werden. Von dieser nebenwirkungsfreien Teemischung sollten täglich mindestens zwei bis drei, besser noch vier bis sechs Tassen getrunken werden, denn bei Harnsteinleiden ist eine reichliche Flüssigkeitszufuhr entscheidend für den Erfolg.

Flüssigkeitszufuhr

Interessanterweise hat sich gezeigt, daß unsere heutige überkalorische eiweiß-, fett- und zuckerreiche, andererseits aber ballaststoffarme Ernährung, in Kombination mit reichlichem Alkoholgenuß, die wesentliche Ursache des weitverbreiteten Harnsteinleidens ist. Aufgrund der Nahrungsanalyse von Harnstein-Patienten und der Beobachtung, daß Vegetarier viel seltener von Steinleiden betroffen sind, hat man Versuche mit Kleiepräparaten zur Harnsteinmetaphylaxe (nachgehende Fürsorge, Rehabilitation) durchgeführt – mit sehr gutem Erfolg.

Ursache von Harnsteinleiden

Ausschwemmung bei Rheuma

Die Ausschwemmung über Nieren und Blase ist im Rahmen der Naturheilkunde selbstverständlich sehr wichtig und dient keineswegs nur der Beseitigung von Ödemen (krankhaften Wasseransammlungen). Wenn man bedenkt, daß mit dem Harn ständig in wechselnder Konzentration Stoffwechselprodukte, Toxine und andere ausscheidungspflichtige Substanzen aus dem Körper eliminiert werden, kann man sich vorstellen, welch erhebliche Gesundheitsschäden eine Störung dieser Reinigungsvorgänge nach sich ziehen kann. Das erklärt auch den Erfolg diuretischer (ausschwemmender) Heilmethoden bei einer Vielzahl von akuten und chronischen Krankheitszuständen wie Migräne, Asthma, Kreislaufstörungen, Rheuma, Gicht usw.

Rheumatee

Brennesselblätter	30 g
Löwenzahnwurzel mit Kraut	25 g
Birkenblätter	15 g
Himbeerblätter	15 g
Weidenrinde	8 g
Hibiskusblüten	7 g

Ausleitende Maßnahmen	Einem jeden Patienten, der an rheumatischen Schmerzen leidet, empfehlen wir als unterstützende ausleitende Maßnahme diesen Tee.
Dauer der Teetherapie	Am besten trinkt man davon täglich fünf bis sechs Tassen, verteilt über den ganzen Tag. Eine solche Teebehandlung muß über mehrere Monate durchgeführt werden, um zum Erfolg zu führen.

In dieser und den vorangegangenen Rezepturen tauchen immer wieder Löwenzahnwurzel und -kraut auf. Diese Heilpflanze eignet sich in ganz besonderer Weise zur Umstimmung des Organismus, da sie nachweislich sowohl auf die Leber als auch auf die Nieren wirkt (genauere Beschreibung siehe Kapitel 5, Seite 71).

Diuretisch wirkende Nahrungsmittel

Es gibt auch einige Nahrungsmittel, die spürbar die Harnausscheidung vermehren, zum Beispiel Knollensellerie, Petersilienwurzel, Spargel und Ananas.

Wenn es medizinisch sinnvoll erscheint, sollten Sie diese Gemüse und Früchte in reichlicher Menge in Ihren Speiseplan aufnehmen.

14. Kapitel

Heilkräuter bei Frauenleiden

*»Kräuter wirken sowohl auf unsere geistige
als auch auf unsere körperliche Verfassung ein.«*

Chippewa-Heiler SUN BEAR

Frauenleiden sind in ähnlichem Maße wie nervöse Störungen und psychogene Kopfschmerzen, die in Kapitel 9 und 10 behandelt wurden, ein Problemkreis, der sehr unmittelbar von psychischen Faktoren geprägt wird. In der heutigen Arbeitswelt, in der die Frau ebenbürtig neben dem Mann steht, ist wenig Platz für die ihrem körperlichen Wesen entspringenden, rhythmischen Prozesse und wenig Spielraum, die wechselnden Phasen von Expansion und Rückzug auszuleben. Oft entstehen daher in der Frau von heute durch die Anforderungen in Beruf und Arbeitsleben einerseits und die Erfordernisse eines harmonischen Familienlebens andererseits starke Spannungen, die sie auf körperlicher Ebene austrägt. Auch ihre Einstellungen zur Sexualität, zu Partnerschaft und Mutterschaft spielen bei Erkrankungen der Sexual- und Fortpflanzungsorgane eine bestimmende Rolle.

Psychische Faktoren

Sexualität

> Im Klartext heißt das, daß Sie – bitte – bei Beschwerden, die länger als eine Woche anhalten, zum Frauenarzt oder zur Frauenärztin gehen, sich untersuchen lassen und mit ihm oder ihr zusammen das Problem herausfinden. Erst wenn Sie aus der Arztpraxis kommen und wissen, daß bei Ihnen ›kein organischer Befund vorliegt‹ und ihre Beschwerden im wesentlichen auf das, was der Mediziner ›vegetative Dystonie‹ nennt, zurückzuführend sind, ist die Selbstbehandlung mit Heilkräutern der richtige Weg. Zu komplex und folgenreich wären Versäumnisse in dieser Hinsicht.

Vegetative Dystonie

Sofern es sich in der Frauenheilkunde um organische Krankheiten handelt, muß deren Diagnostizierung und Behandlung den Fachärzten vorbehalten bleiben. Was freilich die Beschwerden der sogenannten vegetativen Dystonie des kleinen Beckens oder auch die der Menopause betrifft, sind Heilkräuter geradezu ideal, um sie auf sanfte und harmonische Weise auszugleichen, ohne mit allzu groben Mitteln in die unvorstellbar feinen hormonellen Steuerungsvorgänge des weiblichen Organismus einzugreifen.

Beschwerdebild

Das Beschwerdebild zeigt zumeist unbestimmte periodisch wiederkehrende Schmerzen im Leib bis hin zu heftigen Krämpfen, Kreuzschmerzen und verschiedene Arten von Menstruationsstörungen: zu starke, zu schwache, verzögerte, unregelmäßige und schmerzhafte Regel.

Bewährte Kräuter

In der praktischen Beratung haben sich bei all diesen Beschwerden folgende sechs Heilkräuter bewährt: Schafgarbe, Kamille, Frauenmantel, Hirtentäschel, Taubnessel und Schlüsselblume. Jede dieser Heilpflanzen hat eine etwas andere Ausprägung in Eigenart und Wirkung. Unsere Erfahrung geht dahin, daß es bei diesen Indikationen noch mehr als bei anderen darauf ankommt, die individuell richtige Auswahl zu treffen, was eigentlich nur im persönlichen Kontakt und Austausch mit der Patientin möglich ist. Aus diesem Grund werden wir etwas genauer charakterisieren, wie sich diese sechs wichtigsten Kräuter für unser Empfinden darstellen, um Ihnen eine Anleitung zu geben, wie Sie für sich selbst, eine Angehörige, Freundin oder Bekannte die optimale Kräuterbehandlung herausfinden können. (Sich selbst richtig zu beurteilen, ist am schwersten.)

Methodisches

Es ist uns bewußt, daß sich dieses Kapitel in seiner Methodik und Art der Pflanzenbeschreibung von allen anderen unterscheidet, und zwar insofern, als hier mehr Intuitives miteinfließt und mehr als sonst auf seelische, emotionale und geistige Zusammenhänge Bezug genommen wird. Auf die Frage, warum das so ist, ist die Antwort: weil wir uns mit dem Problemkreis Frauenkrankheiten über viele Jahre mit besonderer Intensität und Hinwendung beschäftigt haben und unsere Erfahrung im Laufe vieler Jahre uns zu diesen Erkenntnissen geführt hat.

Die Schafgarbe
(Achillea millefolium)

Die Nummer eins der bei Frauenleiden wirksamen Kräuter ist die Schafgarbe. Sie ist eine sehr häufig vorkommende, zähe, widerstandsfähige, ja geradezu unverwüstliche Pflanze, die sowohl in Europa als auch in Nordasien und Nordamerika heimisch ist. Volkstümliche Namen sind unter anderem Achilleskraut, Bauchwehkraut, Jungfernkraut (!). Ihre winzigen, weißen oder rosaroten Blüten sind zu einem doldenähnlichen Blütenstand vereinigt, auf dem sich oft alle Arten von Insekten tummeln. Die Blätter sind sehr fein gefiedert und verströmen, wenn man sie zerreibt, einen charakteristischen bitter-würzigen Duft. Wenn man ihn riecht, kann man sich vorstellen, daß die Schafgarbe bei empfindlichen Menschen unter Umständen draußen in der Natur durch Berührung oder auch bei der Heilanwendung eine Hautallergie auslösen kann.

Schafgarbe wächst auf mageren Wiesen und Weiden, an Weg- und Feldrändern und an trockenen Böschungen. Sowohl die drahtige, trittfeste Struktur ihrer Stengel, Blätter und Blüten als auch ihre Widerstandsfähigkeit gegen Trockenheit, Hitze und Kälte charakterisieren sie als eine Pflanze der Steppenlandschaft. Ihre Inhaltsstoffe sind von der Wissenschaft gut erforscht und entfalten offenbar erst im Zusammenspiel ihre komplexen Wirkungen.

Kombinierte Anwendung

Das Hauptanwendungsgebiet sind Magen- und Darmbeschwerden (zum Beispiel Entzündungen, Durchfälle, Blähungen, Krämpfe), bei denen Schafgarbe entzündungs-

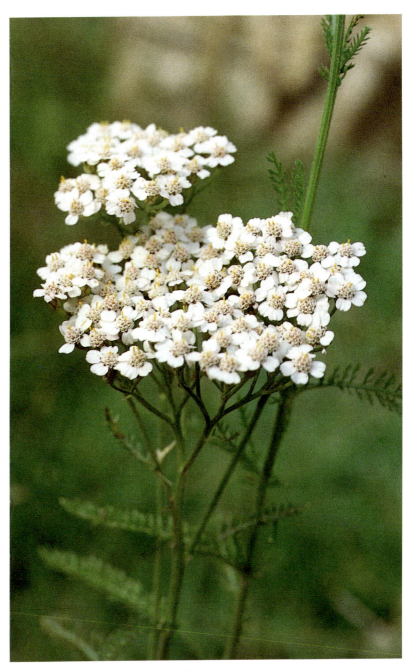

Schafgarbe
Achillea millefolium

hemmend, bakterizid, blähungstreibend, verdauungsfördernd und krampflösend wirkt (vgl. auch Teerezepturen und Schafgarbenvollbad in Kapitel 12, Seite 203, 213, 217, 222, 223). Nicht zuletzt in äußerlicher Anwendung in Form von Umschlägen, Spülungen oder Bädern gilt sie als wundheilendes und entzündungswidriges Mittel bei Haut- und Schleimhauterkrankungen. Die Volksmedizin verwendet Schafgarbe bei Frauenleiden, zur Blutstillung und bei Menstruationsbeschwerden, besonders bei krampfartiger Regel, auch bei Wechseljahrsbeschwerden. Schafgarbe paßt zu zähen Frauen, die ihre Beschwerden eher verheimlichen oder bagatellisieren als sie zu dramatisieren. Sie tun ihre Pflicht auch unter Schmerzen und klagen erst, wenn es ganz schlimm wird.

Vielfältige Anwendungsgebiete

Die Kamille
(Matricaria chamomilla, Chamomilla recutita)

Die Kamille ist wohl unter allen Heilkräutern das meistbekannte. Sie hat vielfältige und umfassende Heilwirkungen, die in innerlicher und äußerlicher Anwendung genutzt werden können. Kamille ist ein sehr anspruchsloses ›Unkraut‹, das in Europa, Nordamerika und Australien überall auf Äckern, Getreidefeldern und Brachland wächst. Je mehr allerdings mit Kunstdünger gearbeitet wird, desto weniger fühlt sich die Kamille wohl. Der weitaus größte Teil der arzneilich verwendeten Droge wird angebaut.

> **Beim Selbstsammeln der Kamillenblüten von Mai bis Juni muß man in der Lage sein, die echte heilkräftige, sogenannte deutsche Kamille von den Arten der sogenannten Hundskamille, der strahllosen und der geruchlosen, zu unterscheiden.**

Wenn man von der sehr seltenen strahllosen Kamille einmal absieht, ist das einzig sichere Unterscheidungsmerkmal, daß bei der echten Kamille das Innere des Blütenbo-

Echte Kamille

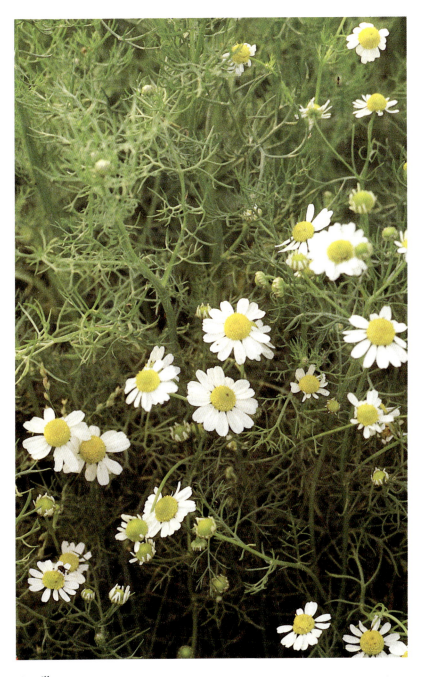

Kamille
Matricaria chamomilla

dens, wenn man ihn senkrecht durchschneidet, hohl ist, während er bei den nicht heilkräftigen Arten gefüllt ist. Wesentlich für einen möglichst hohen Wirkstoffgehalt ist auch der richtige Zeitpunkt der Ernte (dritter bis fünfter Tag nach dem Aufblühen) und fachgerechtes Trocknen. Kamillenblüten verströmen beim Zerreiben der Blüten einen sehr charakteristischen Duft. Wahrscheinlich ist die Kamille auch diejenige Arzneipflanze, die die Wissenschaft von allen Heilkräutern am sorgfältigsten erforscht hat. Sowohl ihre chemische Struktur als auch ihre klinischen Wirkungen sind hervorragend dokumentiert. Neben einer ganzen Reihe von Inhaltsstoffen ist ihr Hauptwirkstoff das ätherische Öl, das sich vor allem aus Chamazulen und Alpha-Bisalolol zusammensetzt und in isolierter Form eine blaue Farbe hat.

Kombinierte Anwendung

Die volkstümlichen Namen Mutterkraut und Mägdeblume weisen auf die Anwendung dieses Heilkrauts in der Frauenheilkunde hin. Kamille ist das Mittel zur Heilung von Haut- und Schleimhauterkrankungen, insbesondere von Entzündungen. Aus diesem Grunde wird sie auch häufig Wund- und Heilsalben, Hautpflegemitteln wie Ölbädern und Seifen und Säuglingspflege-Produkten zugesetzt. Hervorragend bewährt hat sich Kamille ganz besonders bei Entzündungen und Reizerscheinungen im Anal- und Vaginalbereich in Form von Bädern, Spülungen und Dampfbädern. Da das ätherische Öl leicht flüchtig ist und mit dem Wasserdampf entweicht, zeigen Kamillendampfbäder beste Resultate, etwa bei Unterleibsentzündungen oder bei akuten und chronischen Schleimhautentzündungen der Nase, des Rachens, der Neben- und Stirnhöhlen (vgl. Kapitel 7, Seite 109, und Kapitel 13, Seite 242). Auch die krampflösende Wirkung kommt auf diese Weise sehr gut zur Geltung, was wir uns bei Menstruationskrämpfen zunutze machen sollten (siehe auch Seite 264). Innerlich angewandt hat sie vor allem blähungstreibende und entzündungshemmende Wirkung. Bei der Behandlung von

Anwendungsgebiete: Frauenheilkunde

Verdauungstrakt Magenverstimmungen, Magenschleimhautentzündungen und Magengeschwüren kommt dies vor allem zur Geltung (vgl. Kapitel 12, Seite 204 ff.).

Den Charakter der Kamille kann man als sanft lösend und mild beruhigend kennzeichnen. Bei aller Sanftheit kann sie aber doch nachgewiesenermaßen – ähnlich wie die Schafgarbe – Pilze abtöten und bestimmte Bakteriengifte unschädlich machen.

> Bei Menschen, die gegen Korbblütler empfindlich sind, kann auch die milde Kamille allergische Reaktionen auslösen, und auch bei dieser Pflanze sind Überdosierungen durch Dauergebrauch zu meiden!

Im Zusammenhang mit Frauenleiden ist Kamille besonders geeignet für zartbesaitete, sensible und ängstliche Frauen. Ganz besonders junge Mädchen, die durch die Monatsblutung irritiert und geängstigt werden – auch wenn sie es selbst nicht zugeben wollen –, sprechen gut auf Kamille an, ebenso Frauen, die sich einerseits vor Sexualität fürchten, andererseits aber ein starkes Bedürfnis nach Geborgenheit haben.

Der Frauenmantel
(Alchemilla vulgaris)

Ein weiteres empfehlenswertes Heilkraut ist Frauenmantel. Dieses Kraut bringt in unseren Augen sehr stark den Aspekt der Mütterlichkeit zum Ausdruck. Obwohl die Wissenschaft dieser Heilpflanze mangels ausreichender Untersuchungen skeptisch gegenübersteht, ist sie in der Volksheilkunde nach wie vor sehr stark in Gebrauch und hat sich auch unserer Erfahrung nach immer wieder als hilfreich erwiesen.

Wenn wir mit unseren Kindern Kräuter sammeln waren, hatten sie immer besondere Freude am Frauenmantel, der tief eingenistet im dichten Gras von Wiesen und Berg-

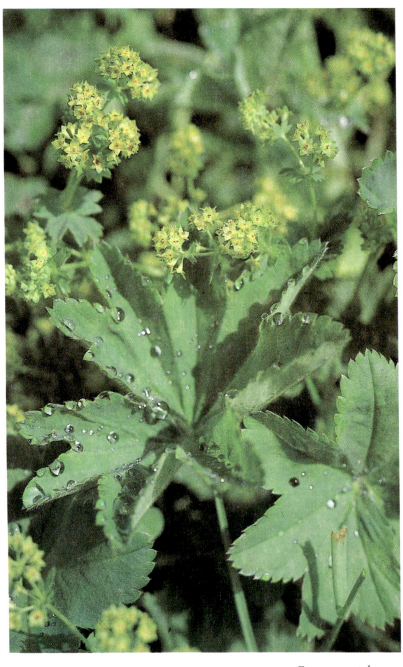

Frauenmantel
Alchemilla vulgaris

matten wächst. In der Mitte des fächerartig gefalteten Blattes sitzt nämlich sehr oft ein Tautropfen, der durch die silbrig-seidige Behaarung der Blattoberfläche eine sehr starke Kohärenz aufweist und wie eine Perle glänzt. Wir pflegten unseren Kindern zu erzählen, die Zwerge tränken aus diesen hübschen Gefäßen ihren Morgentrank, und die Kinder waren entzückt, es ihnen gleichzutun. In manchen Kräutererzählungen wird der Wassertropfen als Elfenträne interpretiert. Von wissenschaftlicher Seite gibt es Vermutungen, daß der Tropfen in der Blattmitte gar kein Tau, sondern eine aktive Absonderung des Blattes mit starker Wirkstoffkonzentration sei.

Die extrem kleinen und wegen ihrer gelblich-grünen Farbe sehr unscheinbaren Blüten stehen in Knäueln dicht beisammen. Von Mai bis September blüht das Kraut und kann in dieser Zeit – allerdings recht mühselig – gesammelt werden. Frauenmantel ist in Europa, Nordamerika und Asien verbreitet.

Aufgrund des Gerbstoffgehalts gesteht ihm die Wissenschaft eine adstringierende (zusammenziehende) Wirkung bei Durchfall und Blutungen zu. Aus Erfahrung ist es jedoch ein Kraut, das die weiblichen Geschlechtsorgane, insbesondere die Gebärmutter kräftigt und daher als Vorbereitung auf die Schwangerschaft und als Vor- und Nachsorge bei Entbindungen nützlich ist. Dieses Pflänzchen zeigt trotz großer Bescheidenheit Stärke und Kraft, und so ist es ideal für junge Frauen, die sich in liebevoller Hingabe dem Muttersein widmen oder dies zumindest möchten.

Anwendungsgebiete: Schwangerschaft und Entbindung

Es repräsentiert Sanftheit, Anmut und Grazie in Verbindung mit kraftvoller Autorität, und wenn eine Frau es schwer hat, sich in die Mutterrolle einzufinden (Abtreibungsgedanken, Schwangerschaftserbrechen und andere Beschwerden während der Schwangerschaft, Depressionen nach der Geburt), ist Frauenmantel hilfreich. Dieses Heilkraut paßt auch zu Müttern erwachsener Kinder, die sich zu sehr mit der Mutterrolle identifiziert haben und dadurch keine Eigenständigkeit mehr finden können, also gewissermaßen den umgekehrten Prozeß der Ablösung vom Muttersein zu bewältigen haben.

Das Hirtentäschel
(Capsella bursa pastoris)

Das Hirtentäschel hat viele Gemeinsamkeiten mit dem Frauenmantel. Auch dieses Kraut wird von wissenschaftlicher Seite mit einem Fragezeichen versehen, obwohl es in der Volksheilkunde einen festen Platz einnimmt als blutstillendes Mittel (Gebärmutterblutungen) und insbesondere als gute Hilfe bei zu starken Monatsblutungen. Schon von Hippokrates ist bekannt, daß er Hirtentäschel als Uterusmittel einsetzte. Zur Verwendung von Hirtentäschel bei zu hohem Blutdruck verweisen wir auf Kapitel 11, Seite 186 ff. *(Blutstillung)*

Hirtentäschel ist ein ›Unkraut‹, das fast auf der ganzen Erde vorkommt; es tritt immer im Gefolge des Menschen auf. Ähnlich wie wir es beim Spitzwegerich oder beim Weidenröschen beschrieben haben, besiedelt es als Pionier offenen Boden in Feldern und Gärten, auf Wegen und zwischen Pflastersteinen. Den merkwürdigen Namen hat das Kraut von der Form seiner Fruchtstände. Es sind herzförmige, prall gefüllte ›Täschchen‹ mit einer Mittelnaht. Die Blätter stehen als Rosette dicht am Boden und nur ganz vereinzelt weiter oben am Stengel. Die weißlichen Blüten sind winzig klein und sehr unscheinbar. Vom Frühling bis in den Herbst hinein trägt die Pflanze gleichzeitig Knospen, Blüten und Früchte. Verwendet wird das ganze blühende Kraut.

Hirtentäschel stellt der wissenschaftlichen Analyse besonders große Probleme. Es ist nämlich sehr häufig von einem weißlichen Pilz befallen, wodurch sich natürlich die Inhaltsstoffe total verändern können. Das Problem ist, daß der Pilzbefall erst im fortgeschrittenen Stadium sichtbar wird, davor aber durchaus schon vorhanden sein kann. Denkbar ist auch, daß der Pilz die Wirkung ausmacht oder zumindest Wesentliches dazu beiträgt. Ein weiteres Problem stellen bei diesem Kraut große Schwankungen in der Wirkstoffkonzentration dar. Sie variieren nach Jahreszeit, Wetterbedingungen und Standort. *(Stand der Wissenschaft)*

Bezüglich der Anwendung von Hirtentäschel bei Frauenkrankheiten gehen wir absolut konform mit der Tradi-

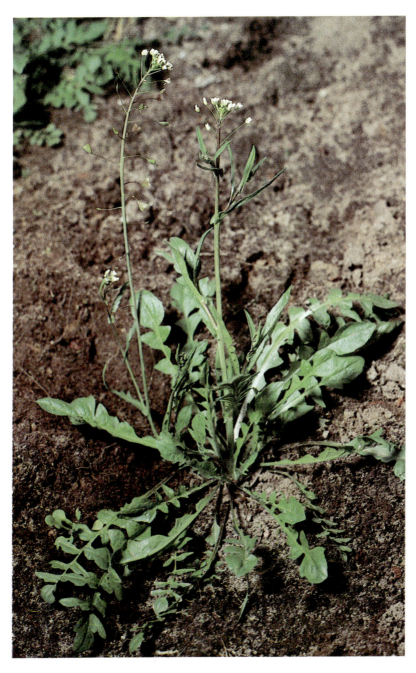

Hirtentäschel
Capsella bursa pastoris

tion der Volksheilkunde und empfehlen es gegen zu starke und schmerzhafte Periode und zur allgemeinen Tonisierung (Kräftigung) der Fortpflanzungsorgane. Wenn etwa der Beckenboden, die Uterus-Haltebänder oder die Muskulatur des Uterus selbst ›ausgeleiert‹ und erschlafft sind, oder wenn der gesamte Organismus und die psychische Spannkraft einer Frau erschöpft sind, kann Hirtentäschel als Tee oder Tinktur helfen. Ursachen dieses Verlustes an Tonus und Vitalität können zu viele oder zu rasch aufeinanderfolgende Schwangerschaften sein oder auch die Tag und Nacht nicht endende Beanspruchung bei der Betreuung von Säuglingen und Kleinkindern.

Anwendungsgebiete

Hirtentäschel-Frauen sind im Grunde ihres Wesens unkompliziert, optimistisch, lebensfroh und fähig, unvermutet rasch zu regenerieren. Hirtentäschel hilft ihnen, aus dem Zustand totaler Erschöpfung schnell wieder herauszukommen.

Die Taubnessel
(Lamium album)

Auch das nächste Kraut, die Taubnessel, gehört zur Domäne der Volksmedizin. Arzneilich ist die weiße Taubnessel *(Lamium album)* gebräuchlicher als die gelbe *(Lamium luteum)*, wobei in der Regel nur die Lippenblüten verwendet werden. Der Name leitet sich von der Ähnlichkeit ihrer Blätter zu denen der Brennessel ab, die aber im Unterschied dazu nicht brennen. Die Taubnessel ist in Europa und Asien verbreitet und wächst gerne leicht beschattet unter höheren Pflanzen, wie Bäumen und Büschen, besonders in Gärten, an Wegrändern, Zäunen und Mauern. Sie liebt kühl-feuchtes Klima. Beim Selbstsammeln ist darauf zu achten, daß es eine ganze Reihe anderer Lippenblütler gibt, mit denen sie verwechselt werden kann. Eine Hilfe zum Erkennen ist ihr charakteristischer, herbsüßer Duft.

Verwechslungsmöglichkeit

In unserer Kindheit war es eine beliebte Beschäftigung, die Blüten abzuzupfen und an ihnen zu saugen, um den winzigen Tropfen süßen Nektars zu schmecken. Die

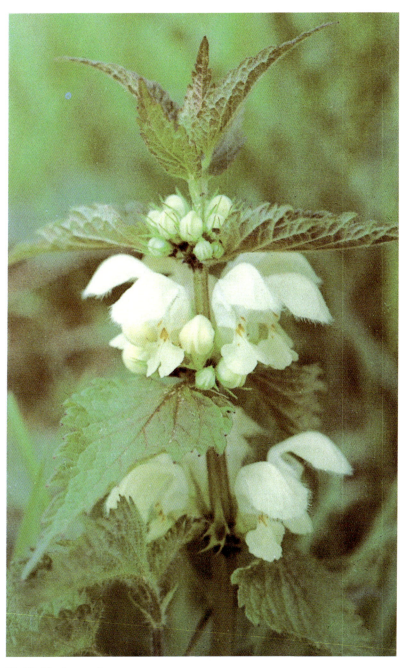

Weiße Taubnessel
Lamium album

große deutsche Heilkundige und Mystikerin Hildegard von Bingen (1098 – 1179) hielt große Stücke auf den Bienensaug, wie sie die Taubnessel nannte. Die Inhaltsstoffe sind bislang nur unzureichend geklärt.

Die Pflanze gilt unter anderem als auswurfförderndes und reizlinderndes Hustenmittel. Im Bezug auf Frauenleiden stehen im Vordergrund unregelmäßige und schmerzhafte Periode, Unterleibsentzündungen und Weißfluß. Bei diesen Problemen ist auch die äußerliche Anwendung in Form von Bädern sehr zu empfehlen. Ein mit Honig gesüßter Tee aus Taubnesselblüten wirkt beruhigend und harmonisierend. Der Taubnesseltyp ist eine ausgeglichene Frau, die sich eigentlich rundum glücklich fühlt. Sie ist weiblich und empfindsam, aber auch standfest und selbstbewußt. Eigentlich ist bei ihr alles in bester Ordnung – wenn nur diese Beschwerden nicht wären.

Anwendungsgebiete

Taubnessel-Tee kann auch bei Hautunreinheiten, Hautkrankheiten und bei jugendlicher Akne helfen. (Siehe Teerezepturen in Kapitel 5, Seite 83.)

Die Schlüsselblume
(Primula veris)

Die letzte Pflanze in der Reihe dieser Betrachtungen ist die Schlüsselblume. Hier handelt es sich um eine kleine, liebreizende, in Gras und Moos hingekauerte, süß duftende Frühlingsblume mit hängenden gelben Blütenköpfchen. Die Freude, die man beim Anblick des österlichen Frühlingsboten empfindet, hat offenbar zu dem Namen Himmelschlüsselblume geführt. Sie kommt in Asien und Europa vor und wächst bei uns besonders in den Voralpen auf sonnigen Wiesen und in lichtem Gebüsch, bevorzugt in Flußauen und an Bachrändern. Sie ist nur in den Monaten März und April anzutreffen.

Geschützte Pflanze

Ihr Bestand ist durch die Kunstdünger-Anwendung stark gefährdet, weshalb sie in Deutschland unter Naturschutz steht.

Wer eine Primelallergie hat, darf diese Heilpflanze allerdings nicht benutzen.

Primelallergie

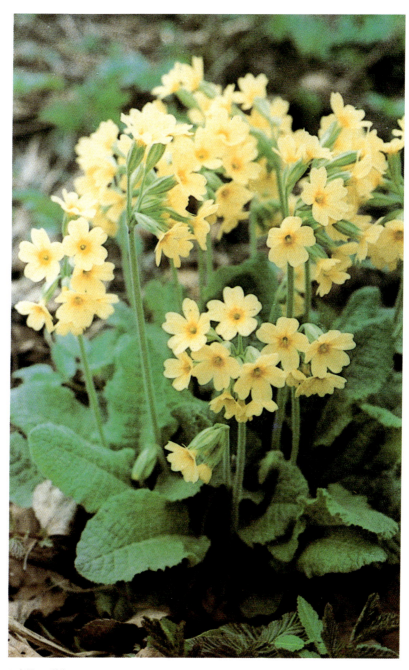

Schlüsselblume
Primula veris

Innerliche Anwendung

Aufgrund ihres Gehalts an Saponinen wird die Wurzel der Frühlingsprimel als Hustenmittel verwendet (vgl. Kapitel 7, Seite 109, 118). Daneben ist sie in der Volksheilkunde auch als Mittel bei Neuralgien, Migräne, Menstruations- und Wechseljahrsbeschwerden eingebürgert. Blüten und Wurzeln helfen besonders der leicht exaltierten, intellektuellen Frau, die dazu neigt, hysterisch zu reagieren. Dieser Typ von Frau hat stark schwankende Emotionen, ist wetterfühlig und leidet manchmal an Kopfschmerzen oder Migräneanfällen. Unserer Beobachtung nach ist die Schlüsselblume besonders wirksam, wenn sich solche Kopfschmerzen, oft in Verbindung mit Schwindel und Blutandrang zum Kopf, in Abhängigkeit vom Monatszyklus regelmäßig wiederholen. Diese Ausprägung des prämenstruellen Syndroms (siehe auch Seite 264 und Kapitel 10, Seite 167f.) kann durch eine längerfristige Teetherapie mit Schlüsselblume gebessert werden. In besonderem Maße gilt dies auch, wenn derartige Symptome in den Wechseljahren auftreten.

Anwendungsgebiete

Die trotz aller Frische und Naivität dennoch sehr feinsinnige Schlüsselblume bringt der leicht überspannten Frau den natürlichen Ausgleich.

Die individuell richtige Teemischung

Die beschriebenen sechs ›Frauenkräuter‹ können je nach Zutreffen ihrer Charakteristika einzeln oder gemischt als Tee oder Tinktur genommen werden. Bei all den bisher erwähnten Beschwerden kann man von folgendem Basistee ausgehen:

Basistee bei Frauenleiden

Schafgarbe	30 g
Frauenmantel	30 g
Kamille	20 g
Hirtentäschel	20 g

Anwendungs- Diese Rezeptur wird nun durch die zwei anderen ›Frauen-
änderung kräuter‹ oder nervenstärkende, beruhigende und vitalisierende Kräuter variiert. Auf diese Weise bekommt der Tee einen zusätzlichen Akzent. Zum Beispiel, wenn eine Patientin ängstlich ist, gibt man 30 g Melisse dazu, wenn sie zu depressiver Stimmung neigt, 30 g Johanniskraut, wenn sie schwanger ist, kurz vor oder nach der Entbindung steht, erhöht man den Anteil von Hirtentäschel auf 50 g und gibt noch 10 g Taubnesselblüten dazu, wenn sie an fliegender Hitze der Wechseljahre leidet, fügt man 30 g Schlüsselblume dazu. Es wäre ein Fehler, die entsprechende Mischung nur während der Beschwerden einzunehmen. Es müssen schon über einige Wochen täglich zwei bis drei Tassen davon getrunken werden.

Ausgleichs- Ein Tee, der sehr wohlschmeckend ist und für Frauen
tee mit und ohne Beschwerden wohltuenden Ausgleich bringt, ist die folgende Mischung:

Johanniskraut	25 g
Melissenblätter	15 g
Frauenmantelkraut	15 g
Schwarze Schlangenwurzel	15 g
Schafgarbenblüten	15 g
Weißdornblätter mit Blüten	5 g
Holunderblüten	5 g
Kornblumenblüten	3 g
Ringelblumenblüten	2 g

Zu starke Regelblutung

Hirten- Bei zu starker Regel ist es empfehlenswert, zusätzlich zum
täschel- täglichen Trinken eines der empfohlenen Tees die dreimal
Tinktur täglich 15 Tropfen Hirtentäschel-Tinktur einzunehmen.

Diese Mittel müssen über mehrere Wochen eingenommen werden. Erst wenn bereits eine deutliche Besserung der Beschwerden eingetreten ist, kann man Tropfen und Tee jeweils nur drei bis vier Tage vor Eintritt der Regel bis zu ihrem Ende einnehmen

Menstruationskrämpfe

Bei krampfhaften Schmerzen zu Beginn der Regel, die manchmal sogar zu einem Kreislaufkollaps führen können, gibt es in der akuten Situation nichts Besseres als ein Schafgarben-Voll- oder -Sitzbad. Dazu eine Handvoll Schafgarbenkraut mit ein bis zwei Litern kochendem Wasser überbrühen, zehn Minuten zugedeckt ziehen lassen und abseihen. Dieser Extrakt wird dem Vollbad zugesetzt, für ein Sitzbad reicht die Hälfte der Droge. Noch nie haben wir erlebt, daß ein solches Bad nicht innerhalb von 10 bis 15 Minuten die Krämpfe völlig zum Verschwinden gebracht hätte. Ebenso wirksam zur Lösung von Menstruationskrämpfen ist ein Kamillendampfbad (siehe Kapitel 13, Seite 242, und Bilddemonstration in Kapitel 7, Seite 108). Falls Sie nicht die Möglichkeit haben, eine dieser Methoden anzuwenden, hilft auch ein heißes Bad oder eine Wärmflasche, 15 Minuten auf den Unterleib gelegt. *(Schafgarbenbad)*

Neben der individuell zusammengestellten Teekur empfiehlt sich als Dauertherapie zur Verhinderung der Krämpfe zusätzlich Schafgarbentinktur (dreimal täglich 15 Tropfen) über mehrere Wochen. *(Schafgarbentinktur)*

Prämenstruelles Syndrom

Die Phänomene des sogenannten Prämenstruellen Syndroms, wie Spannungen, Berührungsempfindlichkeit und Schmerzen in den Brüsten, Nervosität, Gereiztheit, Schlaflosigkeit, Kopfschmerz und Leistungsabfall werden ähnlich behandelt: Tee aus den sechs Frauenkräutern, Schafgarbentinktur (dreimal täglich zehn Tropfen) und zusätzlich einmal pro Woche ein Vollbad mit Schafgarbe alleine oder mit Schafgarbe und Frauenmantel oder mit Schafgarbe und Taubnessel. *(Kombinierte Behandlung)*

Weißfluß

Bei Weißfluß *(Fluor vaginalis)* helfen ebenfalls am besten Sitzbäder mit Schafgarbe, Taubnessel und Frauenmantel

Ärztliche Diagnose (gemischt oder einzeln), vorausgesetzt, daß vom Arzt geklärt wurde, daß es sich dabei nicht um eine bakterielle oder Pilzinfektion handelt.

Probleme während des Klimakteriums

Individuelle Teemischungen Hitzewallungen, Schweißausbrüche, nächtliches Schwitzen, Nervosität, Gereiztheit, Kopfschmerzen, Schlafstörungen, Müdigkeit, Gefühle schwerer seelischer Belastung und Anspannung, Niedergeschlagenheit, Leistungsabfall, das sind die typischen Beschwerden des Klimakteriums. Sie können erheblich gemildert werden durch eine individuell zusammengestellte Mischung der sechs Frauenkräuter, wobei die Schlüsselblume darin höher dosiert sein sollte als die anderen Kräuter. Morgens und abends eine Tasse dieses Tees sind das Minimum. Um den Geschmack zu verändern, kann der Tee in seiner Zusammensetzung wochenweise variiert werden. Er eignet sich auch zur Unterstützung der ärztlichen Therapie, falls bei massiven Beschwerden eine solche nötig sein sollte.

Wenn die Wechseljahrsbeschwerden vor allem darin bestehen, daß die Frau nervös und hektisch ist und sich selber nicht mehr leiden mag, dann empfehlen wir folgende Mischung:

Tee für nervöse Frauen im Klimakterium

Johanniskraut	30 g
Melisse	30 g
Hopfen	20 g
Frauenmantel	20 g

Heilfasten Übrigens ist uns von betroffenen Frauen berichtet worden, daß die hormonelle Umstellung durch gelegentliches Einschieben einer Woche Heilfasten (ein- bis zweimal im Jahr) bedeutend leichter zu bewältigen sei. Das zeigt also wieder einmal: je reiner und unbelasteter der Organismus ist, desto leichter kann er auf besondere Anforderungen reagieren.

Dem lästigen Symptom heftiger Schweißausbrüche, die in den Wechseljahren besonders häufig nachts auftreten, kann man abhelfen durch Salbeitee. Speziell zur Hemmung übermäßiger Schweißabsonderung muß der Salbeitee sehr stark zubereitet werden: Drei Teelöffel Salbeiblätter mit einem Viertelliter kochendem Wasser überbrühen und zugedeckt fünf Minuten lang leicht köcheln lassen. Zwei Tassen dieses Tees warm oder kalt trinken. Für magenempfindliche Menschen wäre diese Dosierung allerdings zu hoch. (Mehr über Salbei finden Sie im Kapitel 7, Seite 120 ff.) *(Randnotizen: Schweißausbrüche; Salbeitee; Gegenanzeige)*

Geburtshilfen

Noch ein Wort zum Thema Geburt. Als Vorbereitung auf das freudige Ereignis empfehlen wir, vier Wochen vorher mit der regelmäßigen Einnahme von Frauenmantel-Tinktur, dreimal täglich zehn Tropfen, zu beginnen. Denselben Zweck wie die Tinktur erfüllt auch dreimal täglich eine Tasse Frauenmanteltee. *(Randnotiz: Frauenmantel und Arnika)*

Desgleichen sollte jede schwangere Frau zehn Tage vor dem Geburtstermin bis zur Entbindung, dreimal täglich zehn Tropfen Arnika D 4 einnehmen (vgl. Kapitel 15, Seite 285 f.).

Alle drei unserer Kinder sind durch natürliche Geburten in unseren eigenen vier Wänden zur Welt gekommen. Dabei hat sich die Anwendung von Johanniskrautöl außerordentlich bewährt, weshalb wir diese Erfahrung gerne weitergeben. Während der Geburt, in der letzten Phase der Austreibung pflegte die Hebamme die Schamlippen und Scheidenränder reichlich mit Johanniskrautöl zu benetzen, so daß der letzte Engpaß für den Kopf des Babys außerordentlich gleitfähig wurde und dadurch kaum mehr ein Hindernis darstellte. *(Randnotiz: Johanniskrautöl)*

Sobald der Geburtsvorgang abgeschlossen war, wurde das Benetzen der Schamlippen zur schnellen Heilung und Regeneration wiederholt. Auch zur ersten Pflege des Neugeborenen haben wir das sanfte und heilkräftige Johanniskrautöl benutzt.

Stillen

Kräutertee

Im Wochenbett und in der Stillzeit gibt es kein ideales Getränk als Kräutertee. Man kann ihn geschmacklich beliebig variieren und führt dem Körper lebenskraftspendende, heilende Kräfte, gelöst in viel Flüssigkeit und ohne Kalorien zu. Darüber hinaus sind in jedem Tee Vitamine und Mineralien enthalten.

Wenn eine stillende Mutter nicht genug Milch hat, kann mit einem speziellen Milchbildungstee nachgeholfen werden. Hier ein Rezept:

Milchbildungstee

Anisfrüchte	20 g
Kümmelfrüchte	20 g
Dillfrüchte	20 g
Fenchelfrüchte	20 g
Eisenkraut	20 g

> Da es sich bei dieser Mischung um fast lauter geschlossene, harte Samen handelt, sollten diese vor dem Überbrühen angestoßen, das heißt aufgebrochen oder grob zerkleinert werden.

Man kann dies per Hand mit einem Mörser machen oder mit einer Küchenmühle, wie man sie auch zum Zerkleinern von Nüssen etc. benutzt. Diese kleine Extramühe muß man sich machen, da sonst so gut wie keine Wirkstoffe aus den Samen extrahiert werden können. Aber bitte bearbeiten Sie immer nur so viel, wie Sie im Moment zur Teezubereitung brauchen, sonst verfliegen die ätherischen Öle und das Aroma. Die Drogen werden dann wie üblich aufgebrüht und fünf bis zehn Minuten ausgezogen.

Trinken ist wichtig

Entscheidend für die Milchproduktion ist die Flüssigkeitsmenge, die die Mutter täglich zu sich nimmt.

Für die äußerst subtilen, hormonell gesteuerten Veränderungen, die der weibliche Körper sowohl während eines

Monatszyklus als auch während einer Schwangerschaft und in der Zeit danach durchmacht, sind Kräuter ideal, um Schwächen oder Unregelmäßigkeiten auszugleichen. Denn sie beeinflussen den Organismus ebenso subtil, ohne ihn zu überrumpeln, wie dies meist in den üblichen Hormonbehandlungen der Fall ist.

15. Kapitel

Zwei starke Helfer in Notfällen: Beinwell und Arnika

»Alle Dinge sind Gift und nichts ist ohne Gift, allein die Dosis macht, daß ein Ding kein Gift ist.«

PARACELSUS (1537)

Der Beinwell
(Symphytum officinale)

Der Beinwell ist eine Heilpflanze mit langer Tradition. Schon 50 nach Christus lobt Dioskurides ihn in seiner ›Materia medica‹, Hildegard von Bingen und später Paracelsus empfehlen ihn als Wundheilmittel, und Leonhard Fuchs beschreibt ihn ausführlich in seinem ›New Kreüterbuch‹ von 1543.

Nach einem Rückgang seiner Bekanntheit im 19. Jahrhundert bekam er erneut Aufmerksamkeit in den dreißiger Jahren dieses Jahrhunderts. In allerneuesten Untersuchungen wurde jedoch ein Teil seiner bisherigen Indikationen ernstlich in Frage gestellt.

Botanisch heißt die Pflanze *Symphytum officinale*, ein Name, dessen griechisches Stammwort symphe͏̈in ›zusammenwachsen‹ bedeutet. Im Laufe seiner Karriere als Heilpflanze wurde Beinwell auch lateinisch ›Consolida‹ genannt (von consolidare = festmachen), weshalb er auch heute noch unter dem Namen *Radix consolidae* in der Apotheke erhältlich ist. Auch der Name Beinwell gibt ei-

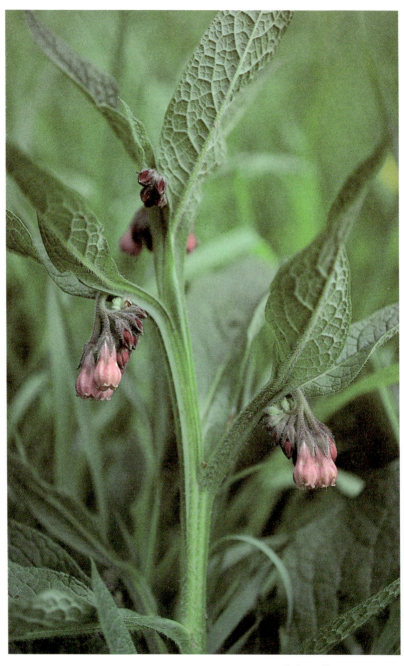

270 Beinwell
Symphytum officinale

nen Hinweis auf seine Wirkung, da Bein im Althochdeutschen soviel wie Knochen bedeutet. Reste dieses Wortgebrauchs stecken noch in Worten wie Schlüsselbein oder Gebein (vgl. auch englisch: bone). Weitere volkstümliche Namen der Pflanze sind Wallwurz, Wundenheil, Beinheil und Schwarzwurzel (nicht zu verwechseln mit der gleichnamigen Gemüsepflanze *Scorzonera hispanica*). Der in englischsprachigen Ländern überwiegend bekannte und neuerdings viel kultivierte Bastard-Beinwell heißt englisch Comfrey, was sich vom lateinischen Confirma (confirmare = festigen, kräftigen) ableitet. Aus all diesen Bezeichnungen geht hervor, daß Beinwell früher wie heute als ein Heilmittel gilt, das praktisch für alle Erkrankungen, die mit den Knochen oder dem Knochensystem zusammenhängen, angezeigt ist. Von den Inhaltsstoffen und Wirkungen her bestehen zwischen den verschiedenen Arten nur minimale Unterschiede.

Beinwell ist ein üppiges, kräftiges und ausdauerndes Kraut mit filzig behaarten Stengeln und Blättern, rotvioletten, zuweilen auch gelblich-weißen, glöckchenartig nikkenden Blüten und einer großen, kräftigen, mehrfach verzweigten Wurzel.

Was Lichteinfall, Bodenfeuchtigkeit und Nährstoffangebot betrifft, ist er sehr anspruchsvoll. Deshalb ist der ihm angenehme Platz im Garten häufig in unmittelbarer Nähe des Komposthaufens.

Wild wächst Beinwell bevorzugt an Wasserläufen, in Gräben, an Uferböschungen, in Auwäldern und auf feuchten Wiesen. Nachdem die Pflanze als wertvolle, leicht kultivierbare Futterpflanze erkannt worden war, verbreitete sie sich von Europa aus in alle Welt (Nordamerika, Indien, Afrika, Australien, Neuseeland) und gewann große Aufmerksamkeit durch starken Ertrag und einen enorm hohen Gehalt an verdaulichem Eiweiß (siebenmal mehr als Soja!).

Es wird diskutiert, ob sie sich nicht auch für die menschliche Ernährung eignet (Proteinmangel der Dritten Welt). Die überaus vielfältigen Wirkstoffe sind in Stengeln und Blättern und – noch konzentrierter – in der Wurzel enthalten.

Äußerliche Anwendungen

Die hervorragende Wirkung der Beinwellwurzel auf schlecht heilende Wunden läßt sich vornehmlich auf den Hauptinhaltstoff Allantoin zurückführen. Dieser Stoff regt nachweislich den Wundverschluß an, indem er die Wundgranulation und die Neubildung von Zellen fördert. Durch Waschungen oder Umschläge aus Beinwellwurzeln-Dekokt werden Wundsekrete und Eiter aufgelöst, so daß sich Wundgeschwüre und chronisch eiternde Wunden, zum Beispiel *Ulcus cruris* (= offenes Bein = Unterschenkelgeschwür) schließen. — *Anregung des Wundverschlusses*

Erwiesen ist auch, daß das Allantoin in der Beinwellwurzel besser wirkt als dieselbe synthetisch hergestellte Verbindung, was auf begleitende synergistische Stoffe in der Pflanze hinweist.

Auch eine Menge Schleimstoffe sowie Gerbstoffe und Kieselsäure tragen ebenfalls zur Heilung alter Wunden bei.

Bad, Spülung oder Umschlag mit Beinwellwurzel-Dekokt

In der Praxis treten chronische Eiterungen und offene Geschwüre vor allem bei älteren, bewegungsbehinderten Menschen oder bei starken Rauchern auf. In solchen Fällen empfehlen wir, die Wunde täglich zweimal in Beinwellwurzel-Dekokt zu baden oder Spülungen oder Umschläge damit zu machen. (Vgl. auch Zinnkrautanwendungen in Kapitel 5, Seite 76, und die Bilddemonstration auf Seite 77.) Für alle drei dieser Anwendungsformen stellt man zunächst ein Dekokt aus einer Tasse Beinwellwurzel und zwei bis drei Liter Wasser her. Die Droge wird zehn Minuten im Wasser gekocht, läßt sie zehn Minuten ziehen und seiht dann ab. Ist das Dekokt auf Körpertemperatur abgekühlt, wird der Fuß oder das Bein darin gebadet. An Körperstellen, wo dies nicht möglich ist, wird die Wunde über einem Bottich, Eimer oder über der Duschwanne langsam mit dem Wurzelextrakt übergossen. Falls — *Indikation* ... *Dekokt*

Spülung	eine solche Spülung zu schmerzhaft ist, taucht man ein frisches Leinentuch in das Dekokt, legt es auf die Wunde, deckt es mit einem trockenen Frotteehandtuch ab und be-
Umschlag	festigt den Umschlag mit einer Bandage. Nach etwa einer halben Stunde kann er noch mal erneuert werden. Danach bestreicht man die Wunde und besonders die Wundränder
Ringel-blumen-salbe	mit Ringelblumensalbe und verbindet frisch. Wenn diese Behandlung auch relativ umständlich klingt, ist sie doch der Mühe wert, um einen Mitmenschen von der schweren Belastung einer lange Zeit nicht heilenden Wunde zu befreien. Wir haben mehrfach erlebt, daß Unterschenkelgeschwüre, die über Monate und Jahre auf keine Salbe, keinen Puder oder sonst übliches Mittel reagierten, sich bei wiederholter Behandlung mit Beinwell plus Ringelblumensalbe schlossen und abheilten. (Siehe auch Kapitel 16, Seite 291 ff.)

Beinwellmehl-Breiumschlag

> Bei sämtlichen traumatischen Einwirkungen auf Knochen, Sehnen und Muskeln, wie Brüchen (Frakturen), Prellungen, Verrenkungen, Verstauchungen, Quetschungen, Blutergüssen hilft am intensivsten das Auflegen eines Beinwellmehl-Breiumschlags. Auch bei Muskel-, Nerven- und Sehnenscheidenentzündungen ist diese Auflage ideal.

Zubereitung	Verwendet wird hier die pulverisierte Beinwellwurzel. Je nach Größe der betroffenen Fläche werden zwischen 50 und 100 g Beinwellwurzelmehl in einer kleinen Schüssel mit heißem Wasser und einigen Tropfen Salatöl zu einer Paste verrührt. Dieser Brei zieht zunächst Fäden und bekommt dann eine ziemlich klebrige und gummiartige Konsistenz. Warm wie er ist, wird er nun direkt auf die betroffene Körperstelle gestrichen und mit einem Stück Leinentuch und darüber einem kleinen Frotteehandtuch abgedeckt. Diese Packung wird mit einer Bandage befestigt und sollte ein bis mehrere Stunden oder über Nacht ein-

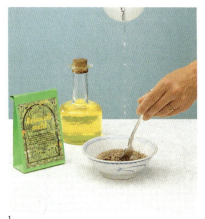
1

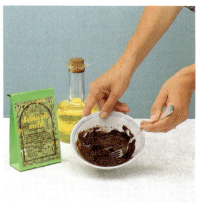
2

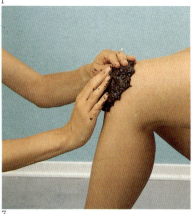
3

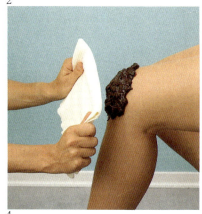
4

Beinwellmehl-Breiumschlag

1. Beinwellwurzelmehl in einer Schale mit etwas heißem Wasser und einigen Tropfen Salatöl anrühren
2. mit einer Gabel zur klumpenfreien Paste rühren
3. Paste direkt auf die Haut der Schmerzzone streichen
4. mit einem Tuch abdecken
5. mit einer Binde befestigen und längere Zeit einwirken lassen

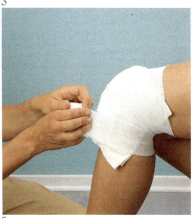

Beinwell-
salbe wirken. Die Paste läßt sich leicht wieder abnehmen. Als Nachbehandlung sollte die Hautpartie mit Beinwellsalbe eingestrichen werden.

Dieser Beinwellmehl-Breiumschlag ist erstaunlich wirksam und hilft bei oft wiederholter (unter Umständen täglicher) Anwendung auch bei Wirbelsäulen- und Bandscheibenschäden.

Schäden des
Bewegungs-
apparates Stark beanspruchte Gelenke oder überanstrengte Muskeln und Bänder (beispielsweise bei Sportlern die Sprunggelenke, Knie, Tennisarme etc.) regenerieren wieder; es ist eine sowohl sinnvolle Therapie als auch wirksame Vorbeugung.

Kombination mit homöopathischer Beinwelltinktur

Bei allen Wirbelsäulen-, Bandscheiben- und Gelenkschäden, bei Verletzungen oder Entzündungen der Beinhaut, bei Arthritis, Arthrose und bei allen Knochenfrakturen empfehlen wir immer, zusätzlich die Heilung von innen heraus zu unterstützen durch Einnehmen der homöopathischen Tinktur Symphytum D 10 (dreimal täglich zehn Tropfen). Bei rheumatischen Beschwerden, Gelenkentzündung, Ischias und Gicht ist es zusätzlich auch sinnvoll, die unverdünnte Beinwell-Tinktur zur äußerlichen Einreibung zu verwenden.

Ein uns bekannter Bauer, der sich über Jahre durch die Erschütterungen beim Traktorfahren eine sehr zerrüttete Wirbelsäule erworben hatte und große Schmerzen litt, so daß er überhaupt nicht mehr arbeiten konnte, wurde von seiner Frau täglich mit Beinwellmehl-Breiumschlag und Beinwellsalbe behandelt. Nach einem Monat war er wieder völlig schmerzfrei, und Wirbelsäule und Rückenmuskulatur waren soweit regeneriert, daß er seiner gewohnten Beschäftigung ungehindert nachgehen konnte. Verständlich, daß er seither ein großer Verehrer der Beinwurz ist und sie begeistert weiterempfiehlt.

Beinwellsalbe

Ein wenn auch nicht so konzentrierter Ersatz für den Beinwellmehl-Breiumschlag kann auch Beinwell-Salbe sein, die natürlich bedeutend einfacher anzuwenden ist. Sie ist eine große Hilfe bei weniger schwerwiegenden Problemen und Schmerzen, zum Beispiel bei einem blauen Fleck (das heißt einem kleinen Bluterguß) nach einem Sturz, wenn Ihnen von zuviel ungewohnter Gartenarbeit der Rücken schmerzt, wenn Sie sich beim Möbelrücken verhoben oder sich beim Sport oder im Fitneßsalon einen Muskelkater zugezogen haben.

Bagatellschäden

Kombinierte Behandlung

Eine sehr wirksame Behandlung ist die Kombination von Breiumschlag (zum Beispiel jeden Abend), Nachbehandlung mit Salbe, Einreiben mit Tinktur (zum Beispiel jeden Morgen) und Einnehmen des homöopathischen Präparats. Bei allen schwerwiegenden und chronischen Erkrankungen, die in diesem Kapitel aufgeführt wurden, ist es wichtig, sich an dieses Behandlungsschema zu halten und die Anwendungen mindestens vier bis acht Wochen durchzuführen.

Probleme mit der innerlichen Anwendung

Problematisch ist nun die innerliche Einnahme von Beinwell. Obwohl in sämtlichen älteren Kräuterbüchern eine ganze Reihe von innerlichen Nutzanwendungen beschrieben wird und auch bei der Verfütterung von Beinwell an Tiere in großem Maßstab nie etwas von einer toxischen Wirkung bekannt wurde, bestehen heute ernste Bedenken gegen das Trinken von Beinwelltee aus Kraut oder Wurzel. Denn in neueren Überprüfungen hat man in Beinwell Pyrrolizidin-Alkaloide gefunden, die als potentiell lebertoxisch, krebserregend und genverändernd einzustufen sind. Auch bei solchen Feststellungen muß man nicht

Stand der Wissenschaft

Toxikologische Bedenken

gleich das Kind mit dem Bade ausschütten und die Droge sofort als giftig verbieten. Es gilt auch hier zu differenzieren: Die in Beinwell enthaltenen Alkaloide zählen nicht zu den hochtoxischen Verbindungen und sind in der Droge bzw. ihren Zubereitungen nur in sehr geringer Menge enthalten. Toxikologisch begründete Bedenken gelten daher nur bei häufiger innerlicher Anwendung von Beinwelltee oder -tinktur. Die äußerliche Anwendung ist unbedenklich, da die fraglichen Verbindungen von der Haut so gut wie nicht resorbiert werden und in Versuchen keinerlei negative Effekte zeigten.

> Wiewohl wir also vorsichtshalber auf eine innerliche Langzeit-Anwendung von Beinwelltee bzw. -tinktur verzichten sollten, bleibt die Beinwellpflanze ein wertvolles Mittel zur Heilung von Gelenken, Muskeln, Bändern und vor allem von Knochen, das in der Lage ist, die Kallusbildung (= neues Knochengewebe, Knorpel) nachhaltig anzuregen.

Die empfohlene Anwendung der homöopathischen Tinktur ist davon nicht betroffen. (Siehe dazu die Erläuterung in Kapitel 4, Seite 61 ff.)

Die Arnika
(Arnica montana)

Nicht minder hilfreich ist eine andere Pflanze, die wir als das Erste-Hilfe-Kraut der Naturmedizin bezeichnen möchten: Arnika. Arnika ist unter vielen, oft recht unscheinbaren Heilkräutern eine beeindruckende Pflanze, nicht nur, weil sie sehr selten ist und mit ihren leuchtend goldgelben Blüten die Bergwiesen, dort, wo sie noch massenhaft vorkommen kann, in wahre Prachtteppiche verwandelt, sondern auch, weil sie einen ganz unverwechselbaren herbaromatischen Duft und eine große Wirkung besitzt. So stark wirksam ist die Arnika, daß es bei falscher Einnahme zu schweren Vergiftungserscheinungen kommen

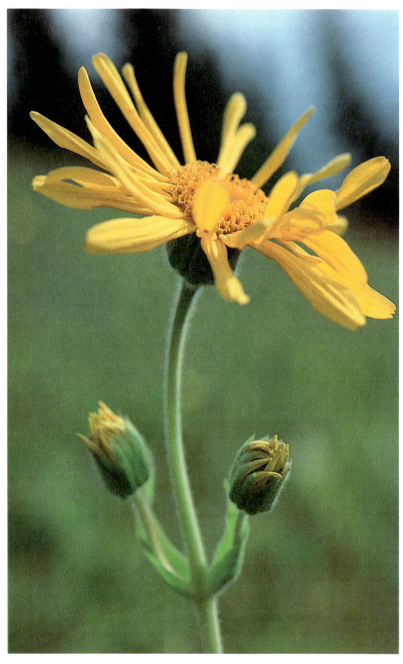

Arnika
Arnica montana

kann. Deshalb gilt bei dieser kostbaren Heilpflanze in besonderem Maße die Erkenntnis des im 16. Jahrhundert weitberühmten Wunderarztes Paracelsus: »Alle Dinge sind Gift und nichts (ist) ohne Gift, allein die Dosis macht, daß ein Ding kein Gift ist.« Wir könnten vielleicht noch hinzufügen, daß einiges auch noch von der Art der Anwendung abhängt, was Paracelsus zu seiner Zeit ebenfalls schon genau zu differenzieren wußte.

Bei der Arznei *Arnica montana* handelt es sich um ein Kraut, das hauptsächlich in den Bergen, in Höhen zwischen 800 und 2500 Meter, auf torfigen Magerwiesen und nicht gedüngten Almen wächst. Ihr volkstümlicher Name Bergwohlverleih bezieht sich darauf. Arnika gedeiht nur auf kalkfreiem, saurem Boden und in feuchtkaltem Klima, weshalb sie ausgesprochen schwierig zu kultivieren ist. Sie blüht, je nach Höhenlage, in den Monaten Juni bis August. Zur Herstellung der Arnikatinktur werden die ganzen Blütenköpfchen gesammelt. Aus dem Wurzelstock werden homöopathische Tinkturen bereitet.

Ausnahme: homöop. Tinktur

> Vom Selbersammeln der Arnika möchten wir allerdings dringend abraten. Die Pflanze steht unter Naturschutz, und sie würde durch wildes Ausrupfen nur noch mehr dezimiert. Zum andern wächst auf den Bergwiesen eine ganze Reihe anderer gelbblühender Korbblütler, mit denen sie sehr leicht verwechselt werden kann.

Arnikafliege

Darüber hinaus muß man beim Ernten der Blütenköpfchen darauf achten, keine mit der Larve der Arnikafliege behafteten Blüten zu sammeln. Es besteht aber auch keine zwingende Notwendigkeit dazu, da sowohl Arnikatinktur als auch homöopathische Zubereitungen in jeder Apotheke in überprüfter Qualität erhältlich sind.

Die europäischen Emigranten nahmen Arnika mit in die Neue Welt, wohin sie für lange Zeit mangels ausreichender eigener Bestände aus Europa importiert wurde. Schließlich wurden die in Amerika einheimischen Arnika-Arten auf ihre Wirksamkeit geprüft und in das amerikanische Arzneibuch aufgenommen. Besonders eine Art, *Arnica chamissonis*, erwies sich von der Wirkung her der

Arnica montana als ebenbürtig, zeigte aber den großen Vorteil, sich wesentlich leichter kultivieren zu lassen. Diese Art wanderte nun wieder zurück nach Europa und wird seither, besonders in Osteuropa, für arzneiliche Zwecke angebaut. Die bei weitem wichtigste Zubereitung ist Arnikatinktur, die nur äußerlich angewendet werden darf.

Wie bei vielen Korbblütlern gibt es auch allergische Reaktionen auf Arnika. Meist sind es hellhäutige, rotblonde Menschen, die sie nicht vertragen und auch bei vorschriftsmäßigem Gebrauch mit einem Hautausschlag reagieren. Wer seine allergische Reaktion bereits kennt oder die Verträglichkeit der Tinktur vorsichtshalber an einer kleinen Hautstelle ausprobiert, kann im Notfall auf Beinwell ausweichen, da sich bei manchen Indikationen die Heilwirkungen beider Pflanzen decken. *(Allergische Reaktionen)*

Die Wirkung der Arnika ist aufgrund ihrer Inhaltsstoffe sehr vielfältig. Äußerlich wirkt sie desinfizierend, antiseptisch, antifungisch, wundheilend und resorptionsfördernd bei Blutergüssen. Innerlich wirkt sie auf Herz und Kreislauf, wobei die richtige Dosierung über Gift- oder Heilwirkung entscheidet. *(Vielfältige Wirkung)*

Die innerliche Anwendung kann gefährlich sein

> Wird Arnika innerlich in zu hoher Dosierung eingenommen, kann es zu massiven Vergiftungserscheinungen kommen: Durch Schleimhautreizung in Magen- und Darmtrakt können Erbrechen, Durchfall und Blutungen auftreten. Daneben treten Schwindel, Zittern, Herzklopfen, unregelmäßiger Puls und Atemstörungen auf. Im Extremfall kann es zu Kollaps, Kreislauflähmung und Krämpfen des Atemzentrums bis zum Atemstillstand kommen.

Aus diesen Gründen raten wir prinzipiell dringend von der innerlichen Anwendung von Arnika zur Herztherapie ab, zumal uns als Herzmittel andere Heilpflanzen mit weniger *(Andere Heilmittel)*

Risiko zur Verfügung stehen. In homöopathischer Verdünnung und Zubereitung kann sie absolut gefahrlos genommen werden, und auf ihre erstaunliche Wirksamkeit in dieser Form möchten wir keineswegs verzichten!

Äußerliche Anwendung

Stumpfe Verletzungen

Das Hauptanwendungsgebiet der Arnika ist die äußerliche Behandlung bei stumpfen Verletzungen aller Art: Prellung, Muskel- und Sehnenzerrung, Quetschung, Bluterguß, Gewebsschwellung nach Knochenbrüchen. Die Geschwindigkeit, mit der Arnikatinktur in der richtigen Verdünnung solche Verletzungen heilt, hat uns immer wieder neu in Staunen versetzt.

Eine Freundin hatte sich bei einem Sturz beim Rollschuhfahren eine sehr schmerzhafte Prellung des Handgelenks zugezogen. Innerhalb eines halben Tages gingen durch den Arnika-Umschlag Schwellung und Schmerz bis auf ein Minimum zurück; nach drei Tagen mit wiederholten Umschlägen war das Gelenk wieder in Ordnung.

Unfälle

Bekanntlich ereignen sich beim Sport häufig Verletzungen dieser Art, etwa bei Mannschaftsspielen, wo es nicht gerade sanft zugeht, beim Skifahren, bei Stürzen vom Pferd, vom Fahrrad oder bei Autounfällen. Aber auch im Haushalt oder an der Arbeitsstelle sind größere oder kleinere Unfälle keine Seltenheit, etwa ein Sturz von der Leiter oder über eine Treppe hinunter.

Immer dann ist es entscheidend, sofort oder möglichst schnell einen Umschlag mit Arnikatinktur zu machen. Dabei sind folgende zwei Punkte zu beachten.
1. Der Umschlag darf nicht auf offene Wunden gebracht werden. Nur da, wo die Hautoberfläche intakt ist, ist er angebracht. (Stumpfe Verletzungen!)
2. Da die Tinktur, die man kaufen kann, in der Regel zwischen 60 und 80 Prozent Alkohol hat, darf Arnikatinktur nie unverdünnt angewendet werden! Sie muß immer im Verhältnis 1:5 verdünnt werden!

In der Praxis geht das folgendermaßen vor sich: Messen Sie einen Eßlöffel Arnikatinktur und fünf Eßlöffel Wasser ab und mischen beides in einer Schale oder Tasse. Tauchen Sie dann ein entsprechend großes Stück Watte oder Mullbinde in die Flüssigkeit, drücken es aus, so daß es zwar feucht, aber nicht triefend naß ist, und legen es auf den verletzten Körperteil. Darüber kommt ein leichter Verband, der nur die Aufgabe hat, den Umschlag an der Stelle zu halten. Wenn Watte oder Mull ausgetrocknet sind, können Sie sie von außen, das heißt durch den Verband, mit Tinktur-Wasser-Gemisch neu befeuchten, ohne daß die Bandage abgenommen werden muß. Und noch mal

Arnika-Umschlag

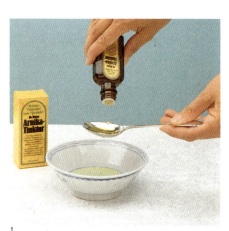
1

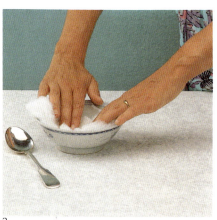
2

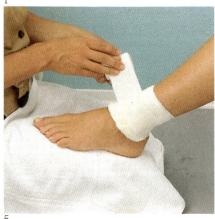
5

Arnika-Umschlag

1. 1 Eßlöffel Arnikatinktur und 5 Eßlöffel Wasser in eine Schale geben
2. ein Stück Watte passender Größe eintauchen
3. Flüssigkeit leicht auspressen
4. feuchte Watte auf die schmerzende Stelle auflegen

Verdünnung beachten eine Warnung: Sollten Sie die Tinktur jemals unverdünnt anwenden, kommt es ziemlich sicher zu einem brennenden Hautausschlag!

Vielleicht sind Sie der Meinung, stumpfe Verletzungen, wie sie aufgeführt wurden, kämen nur sehr selten vor und seien kein so wichtiges Thema im Alltag. Für einen Haushalt mit Kindern stimmt dies aber keineswegs! Wenn es auch nicht um wirklich schwerwiegende Verletzungen ging, erinnern wir uns doch in unserer Familie an unzählige Situationen, in denen Arnikatinktur einen von uns aus akuter Not rettete.

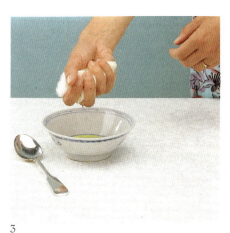

3

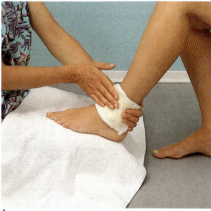

4

5 eventuell mit einem dünnen Baumwolltuch abdecken und mit einer Binde befestigen
6 zum Wiederauffrischen des Umschlags Watte und Verband von außen mit dem Tinktur-Wasser-Gemisch befeuchten

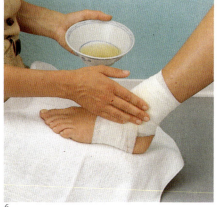

6

Fallgeschichten

In der Klasse unserer ältesten Tochter wurde einmal beim Turnunterricht ein Barren über den Fuß eines kleinen Mädchens gezogen. Obwohl das Kind heftig weinte und der Fuß in kürzester Zeit rot und blau anschwoll, so daß er nicht mehr in den Schuh paßte, schenkte der Lehrer der Situation keine Aufmerksamkeit. Unsere Tochter, die in ihrem Schulranzen ein Arnikatuch (= ein mit verdünnter Arnikatinktur getränktes, feuchtes Papiertuch, ähnlich wie Erfrischungstücher bzw. Reise-Waschtücher) hatte, legte es der Klassenkameradin um den Fuß, und ihre Schmerzen gingen zurück. Nach Unterrichtsende war die Schwellung so weit zurückgegangen, daß sie problemlos den Schuh anziehen und nach Hause laufen konnte.

Arnikatuch

Ein anderes Mal, auf einer Campingreise in den USA, wurde unserer Jüngsten ein Finger in die Autotüre gequetscht. Die Haut war kaum geschürft, und wir verbanden den Finger sofort mit einem ebensolchen Arnikatuch, ohne das wir nie verreisen. Es entstand überhaupt keine Schwellung, und der Schmerz ließ schnell nach. Gott sei Dank war der Finger nicht gebrochen, und so war die Schrecksituation innerhalb von wenigen Stunden vergessen. Noch heute erinnern wir uns gerne daran, welch nachhaltigen Eindruck dieser Zwischenfall auf amerikanische Bekannte machte, die ihn miterlebt hatten.

Einer von uns übernahm sich ein andermal bei einem Yogakurs und handelte sich durch zu langes Sitzen in Lotusposition eine Sehnenzerrung im Fußgelenk ein. Nach zweitägiger Schonung und mehrmals aufgefrischten Arnika-Umschlägen war die Sache behoben.

Nie werden wir die unzähligen Schrecksekunden vergessen, als unser Sohn sich im Alter von zwei, drei und vier Jahren an Steintreppen, Mauerkanten und Möbelecken seinen Kopf stieß und wir richtig zusehen konnten, wie innerhalb von wenigen Minuten eine gewaltige Beule auf seiner Stirn wuchs. Jedesmal kam schnellstens der Arnika-Umschlag zum Einsatz, und dann konnten wir umgekehrt zusehen, wie das Horn innerhalb von längstens 15 Minuten wieder verschwand.

Rasch handeln! Es ist unsere Beobachtung, daß bei derartigen Stößen eine Schwellung und ein Bluterguß gar nicht erst entstehen, wenn der Arnika-Umschlag innerhalb weniger Minuten auf die lädierte Körperstelle plaziert wird. Eine Verletzung kann so nahezu ungeschehen gemacht werden, wenn man nur schnell genug reagiert.

Kombination der Anwendungen

Damit Sie selbst erleben können, daß es nicht übertrieben ist, Arnika als das Erste-Hilfe-Kraut zu bezeichnen, müssen Sie sich an folgende Empfehlung halten: Bei all den erwähnten stumpfen Verletzungen ist die erste Maßnahme der Umschlag. Die zweite Maßnahme ist die Gabe von Arnika D 4 (homöopathisch), die dritte die Erneuerung bzw. Auffrischung des Umschlages (er kann wenn notwendig viele Male, über Tage hinweg, wiederholt werden). Als vierte Maßnahme zur weiteren Nachbehandlung ist Arnikasalbe ideal, die ebenfalls Arnikatinktur in geringerer Konzentration enthält. Das Zusammenwirken von äußerlich angewandter Arnikatinktur und innerlich genommener homöopathischer Zubereitung regt sehr stark die Rückresorption von Blutergüssen an.

Homöopathische Tinktur bei Traumen

Darüber hinaus sollte ein Verletzter nach jeder Art von Trauma oder Schockerlebnis Arnika D 4, D 6 oder D 10 bekommen. Auch wenn der Schock seelischer Art ist, hilft Arnika in homöopathischer Verdünnung, das Erlebnis schneller zu verarbeiten.

Vor Operationen Vor Operationen verhilft eine oder zwei Gaben pro Tag von Arnika D 4, zehn Tage vor der Operation begonnen, zu schneller, komplikationsloser Heilung. Dasselbe gilt auch für Geburten (vgl. Kapitel 14, Seite 266).

Nicht nur in der Phytotherapie, sondern auch in der Homöopathie zählt also Arnika zu den wichtigsten und wirksamsten Mitteln bei Unfällen, Traumen und Schockzuständen. Die deutsche Sprache kennt Arnika auch als ›Fallkraut‹, was beweist, daß sich diese Pflanze schon lange bei Stürzen, Unfällen und Verletzungen bewährt hat. Zahllose Homöopathen berichten, daß sie bei Knochenbrüchen, schmerzhaften Luxationen, Gehirnerschütterungen, aber auch bei Unfällen mit offenen Wunden nach Gabe von Arnika D 4 rasche Linderung des Wundschmerzes und schnelle Heilung beobachten konnten.

Arnika D 4

Arnikasalbe

Die Anwendung von Arnikasalbe eignet sich, wie bereits angedeutet, besonders zur längerfristigen Nachbehandlung von Prellungen, Zerrungen, Quetschungen, Blutergüssen, Knochenbrüchen und Operationen an Knochen, Sehnen, Gelenken und Muskeln. Daneben ist sie auch eine hilfreiche Heilsalbe bei Wunden, Hautschürfungen und Hautausschlägen. Auch zur unterstützenden Behandlung von Pubertätsakne und unreiner Haut hat sich Arnikasalbe als hilfreich erwiesen. Bei Insektenstichen lindert sie den Juckreiz.

Nachbehandlung von Verletzungen

Mit Fug und Recht können wir also sagen, daß Beinwell und Arnika zwei Heilpflanzen sind, die in einer natürlichen Hausapotheke auf keinen Fall fehlen dürfen. Hat man ihre diversen Zubereitungen zu Hand, kann in vielen Notsituationen schon einmal Erste Hilfe geleistet werden.

16. Kapitel
Was die Ringelblume alles kann

»Medicus curat, natura sanat.«
(Der Arzt behandelt, die Natur heilt.)

HIPPOKRATES

In noch größerem Maße als die beiden vorangegangenen Heilkräuter Arnika und Beinwell ist die Ringelblume in unserer Familie zu einem festen Bestandteil des täglichen Gebrauchs geworden. Und in unseren Augen kann ein Haushalt mit Kindern ohne sie und ihre Zubereitungen nicht auskommen.

Die Ringelblume
(Calendula officinalis)

Die Ringelblume ist eine hübsche und dekorative Gartenblume, die ohne große Ansprüche an den Boden an sonnigen Plätzen gedeiht. Mit ihren großen, leuchtend gelben oder orangefarbenen, mehr oder weniger gefüllten Korbblüten und ihrem üppig frischen Grün bildet sie in jedem Garten oder Park einen lebhaften Farbtupfer. Jahrhundertelang gehörte sie selbstverständlich in jeden nach traditionellem Muster angelegten Bauerngarten. Sie ist eine offenherzige, unkomplizierte Blume, die den ganzen Sommer über, von Mai bis Oktober, oder gar in den November hinein, ununterbrochen blüht. Man vermutet, daß ihr diese Eigenschaft den lateinischen Namen ›Calendula‹ eingebracht hat; denn nachweislich war sie den Römern be-

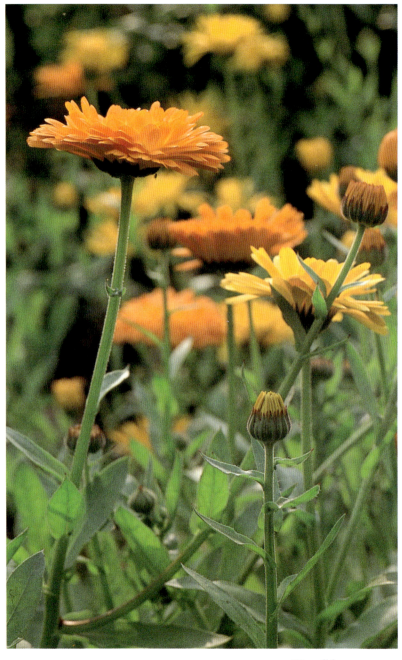

Ringelblume
Calendula officinalis

kannt, und bei diesen wurden die jeweils ersten Tage eines Monats ›calendae‹ genannt. Im Mittelalter wurde die Ringelblume von der großen Heilerin Hildegard von Bingen eingesetzt, die damit Kopfgrind und Hautunreinheiten behandelte. Etwas später rühmte Albertus Magnus (1193 bis 1280) ihre Wirkung als Wundheilmittel; in dem berühmten Kräuterbuch ›Hortus sanitatis‹ von 1485 sowie in zahllosen späteren Werken wird sie ebenfalls als ein zuverlässiges Wundheilmittel beschrieben. Auch Sebastian Kneipp bestätigte dies und empfahl sie bei Krampfadergeschwüren, Wundliegen und Hautschäden aller Art.

Neben vielen verschiedenen Namen, unter denen sie im Volk bekannt ist, wird die Ringelblume wegen ihrer starken vegetativen Kraft auch Wucherblume genannt. Der Name Ringelblume leitet sich von ihren eigenartig geringelten Samen ab. Ihre Heimat sind die Mittelmeerländer. Dort vor allem wird sie heute in großen Kulturen für arzneiliche Zwecke angebaut. Verwendet werden entweder die ganzen Blütenköpfe oder nur die Strahlenblüten ohne die Blütenkelche. Für deren gelbe bis orangerote Farbe ist der hohe Gehalt an Carotinoiden verantwortlich, die zur selben Stoffgruppe gehören wie Vitamin A. Carotinoide sind relativ stabile Verbindungen und nicht wasser-, sondern fettlöslich, weshalb es dann, wenn es um die Zubereitungen aus der Ringelblume geht, von entscheidender Bedeutung ist, mit welchem Medium extrahiert wird. (Vgl. auch Karotten: Sie sind orangefarben und enthalten Carotine und Vitamin-A-Vorstufen. Frisch gepreßter Karottensaft braucht deshalb einen Zusatz von Öl oder Sahne, damit diese Stoffe resorbiert werden können!) Vitamin A und Carotine beziehungsweise Carotinoide sind für alle Funktionen des Organsimus von größter Bedeutung, besonders aber für die Sehkraft und die Regenerationsfähigkeit der Haut.

Inhaltsstoffe

Anwendungsformen

Prinzipiell kann die Ringelblume innerlich in Form von Tee, äußerlich als Umschlag oder Waschung, Tinktur, Öl und Salbe angewendet werden, wobei je nach Extraktionsart verschiedene Stoffe in Lösung gehen. Ringelblumenblüten werden nur noch sehr selten für Tee gebraucht, es sei denn als sogenannte Schmuckdroge, um farblose Kräutermischungen ein wenig gefälliger fürs Auge zu machen. Dennoch ist der Tee nicht wirkungslos. Er hat eine krampflösende, galletreibende und blutreinigende Wirkung, weshalb es nicht abwegig ist, Ringelblumenblüten einem Magen- oder Galletee beizumischen. Auch einen Tee zur Linderung von Periodenschmerzen können sie gut ergänzen.

Äußerliche Anwendung

In der Pflanzenmonographie des Bundesgesundheitsamtes wird den Blütenblättern eine lokal entzündungshemmende Wirkung bei entzündlichen Veränderungen der Mund- und Rachenschleimhaut sowie eine wundheilende Wirkung der Infusion bei Riß-, Quetsch- und Brandwunden attestiert. In der Tat unterstützen sowohl bei frischen wie auch bei alten, schlecht heilenden Wunden, bei ›offenem Bein‹ und lokalen Hautentzündungen Umschläge oder Spülungen mit Ringelblumen-Infusion die Granulation des Gewebes, das heißt sie fördern den Wundverschluß. Für einen Umschlag bereitet man eine Infusion aus zwei Teelöffeln Ringelblumenblüten und einem Viertelliter Wasser und legt dann den Umschlag auf, wie es in Kapitel 15, Seite 272 f., für Beinwell-Dekokt beschrieben wurde (siehe auch Bilddemonstration Kapitel 8, Seite 142 f.). Auch Calendula-Tinktur kann so verwendet werden: Für Mundspülungen oder Wundumschläge nimmt man zwei Teelöffel Tinktur auf einen Viertelliter Wasser.

Gurgeln

Umschläge, Spülungen

Kosmetische Anwendungen

Aufgrund der Fähigkeit der Ringelblume, die Haut zu pflegen und geschädigte Haut zu heilen, sind Ringelblumenblüten ein häufiger Zusatz zu kosmetischen Salben, Gesichtswässern und regenerierenden Hautcremes. Ein Extrakt aus Ringelblumenblüten eignet sich auch hervorragend als pflegender Wirkstoff für ein Hautpflegebad. Menschen, die Wert auf natürliche Körperpflege legen, werden einen solchen milden Badezusatz gerne benutzen, der we-

Kombinierte Anwendung

gen seiner hautregenerierenden Wirkung auch für sehr empfindliche Haut und zur Säuglingspflege bestens geeignet ist. Auch Shampoos und Haarpflegeprodukte mit einem Zusatz von Ringelblumenextrakt sind sehr beliebt, weil sie Haar und Kopfhaut auf sanfte und natürliche Weise pflegen. Daneben ist ein Extrakt aus der Ringelblume auch als hautberuhigender und hautpflegender Zusatz zu einer natürlichen Seife ideal. Zum Thema natürliche Seifen hier noch einige Erläuterungen:

Natürliche Seifen

Seifenherstellung

Im allgemeinen wird zur Herstellung einer Seife eine Mischung aus tierischen und pflanzlichen Fetten verwendet, die zusammen mit Lauge so lange gekocht werden, bis sie verseifen, das heißt sich in eine dickflüssige, pastenartige Masse verwandeln. Dieser Masse wird dann ein Großteil des Wassers entzogen, danach wird sie in Stücke geschnitten, in mehreren Arbeitsgängen mit Duftessenzen und farbgebenden Stoffen vermischt und schließlich geformt und getrocknet.

Reine Pflanzenöl-Seifen sind die konsequent natürliche Alternative dazu. Sie enthalten keinerlei tierische Fette, sondern bestehen meist aus Palm- und Kokosöl, die besonders hautpflegende Eigenschaften haben. Freie Alkali-Reste werden gebunden, und auf den Zusatz von Konservierungsstoffen kann ganz verzichtet werden. Eine solche auf ganz traditionelle Weise hergestellte Seife ist ein echtes Naturprodukt und zu 100% biologisch abbaubar.

Synthetische Seifen

Jede Seife ist alkalisch. Daher wird im Unterschied zu synthetischen Seifen mit saurem pH-Wert (z. B. pH 5) beim Waschen mit Seife der sogenannte Säureschutzmantel der Haut zwar zum Teil aufgelöst, die gesunde Haut baut ihn aber innerhalb kürzester Zeit wieder auf. Schon nach etwa 20 Minuten ist er vollständig wiederhergestellt. Diese Regenerationsfähigkeit gehört zu den Stärken unserer Haut. Synthetische Waschstücke (die sogenannten Syndets) dagegen schwächen auf lange Sicht die Haut. Da sie stets geschont wird, wird sie immer trockener und empfindlicher. Wie ein Muskel, der nie gebraucht wird, büßt sie nach und nach ihre Reaktionsfähigkeit ein.

Die Ringelblumensalbe

Die gebräuchlichste und in ihrer Wirkung überzeugendste Zubereitung der Ringelblume ist die Salbe. Sie hat eine lange Tradition und wurde früher in jedem Bauernhaushalt selbst hergestellt. Dieser Tradition nach wird Ringelblumensalbe mit Schweineschmalz zubereitet und für Mensch und Tier gleichermaßen verwendet.

Dabei spielt das Schmalz eine Doppelrolle, einmal als Extraktionsmittel – Sie erinnern sich: Carotinoide sind fettlöslich – und einmal als Salbengrundlage, das heißt als Trägerstoff. Unser Festhalten an den Grundprinzipien dieser althergebrachten Herstellungsmethode hat uns immer wieder heftige Kritik eingebracht. Deshalb haben wir in vielen Versuchen mit anderen Grundlagen und Extraktionsverfahren experimentiert. Das Ergebnis gab wieder einmal der Tradition recht. Zwar konnten wir die Extraktion der Blüten optimieren, doch nicht den Salbenträgerstoff, denn mit keinem anderen Medium ist die Wirkung der Salbe so hervorragend wie gerade mit Schweineschmalz. Schmalz ist eine hervorragende Salbengrundlage, weil es durch seine große Ähnlichkeit mit dem menschlichen Hautfett außerordentlich gut in die Haut eindringen und die Wirkstoffe in tief gelegene Schichten transportieren kann. *(Salbengrundlage)*

Eine neutrale Studie, die 1987 in der Schweiz anhand von Hautirritationen durchgeführt wurde, hat neuerlich bestätigt, daß die hervorragende Wirkung der Ringelblumensalbe bei Wunden und Hautschäden nur zustande kommt, wenn Blütenextrakt und Schmalz aneinander gekoppelt sind, nicht aber, wenn entweder der Extrakt oder das Schmalz alleine angewendet werden. Der Ringelblumenextrakt alleine zeigt nur geringe Wirkung, weil ihm die Fähigkeit fehlt, in die Haut einzudringen. Das Schmalz alleine ist wirkungslos, obwohl es früher per se als anti- *(Wissenschaftliche Bestätigung)* biotisch wirkende, natürliche Wundsalbe Verwendung fand. Selbst in unserer Apotheke gibt es noch ein altes Standgefäß mit der Aufschrift ›Adeps suillus‹ (Schweineschmalz).

Vielseitige Salbenanwendung

Ringelblumensalbe ist ein hervorragendes und vielseitiges Mittel bei Wunden, Hautproblemen, venösen Stauungen, Krampfadern und beim sogenannten Dekubitus (Wundliegen), dem großen Problem der Krankenpflege. Bei all diesen Indikationen hat sich erwiesen, daß die Ringelblumensalbe die Heilung größerer oder kleinerer Wunden beschleunigt, die Granulation des Gewebes fördert und Entzündungsvorgänge hemmt, da sie gegenüber Staphylokokken und Streptokokken bakterizide Eigenschaften hat.

Außerdem regt die Salbe die Durchblutung der Haut an, macht sie geschmeidiger und daher widerstandsfähiger gegen mechanische oder chemische Irritationen. Der Wirkungseintritt ist erstaunlich rasch, die Handhabung sehr einfach, und es gibt weder Einschränkungen der Verträglichkeit noch Nebenwirkungen.

Wir können sie also aus ganzem Herzen empfehlen und benutzen sie in unserer Familie, wann immer eine Wunde zu versorgen ist. Bei Schnitt-, Riß-, Quetsch- und Schürfwunden sowie bei Verbrennungen und Verbrühungen tritt *Schmerzlinderung* nach dem Auftragen der Salbe eine rasche Schmerzlinderung ein. Die Salbe verhindert wirksam Wundinfektion, Entzündung oder gar Eiterung. Wir können uns an keinen Fall erinnern, wo bei einer mit Ringelblumensalbe versorgten Wunde eine solche Komplikation aufgetreten wäre.

Fallgeschichten

Neben den unzähligen kleinen Wehwehchen bei unseren Kindern und uns selbst, die wir mit Ringelblumensalbe behandelt haben, waren zwei Krankheitsfälle besonders eindrucksvoll: Der eine Patient war Peters Bruder, der sich bei einem Motorradunfall eine große Wunde am Unterschenkel zugezogen hatte, die wochenlang nicht zuheilen wollte. Erst nachdem er die rotglänzende, nässende Wunde systematisch mehrmals täglich dick mit Ringelblumensalbe bestrich und jedesmal frisch verband, zeigte sich eine Heilungstendenz. Innerhalb von zwei Wochen war die Wunde dann geschlossen. Auf unseren Rat hin wurde die Wunde noch längere Zeit mit der Salbe bestrichen und später die Narben damit massiert. Heute ist von der einstmals großen und tiefen Wunde kaum eine Andeutung zu sehen.

Was das glatte und weiche Abheilen von Wund- oder Operationsnarben betrifft, haben wir mit Ringelblumensalbe, wie in diesem Fall, immer wieder unglaubliche Erfolge erlebt. *Narbenversorgung*

Der zweite Fall war der einer Frau, die wegen einer Krebsgeschwulst am Hals mit Bestrahlungen behandelt worden war. Auf einer handtellergroßen Fläche war die Haut einfach verschwunden, und das Fleisch lag offen da. Da die Wunde nicht zuheilen wollte, rieten wir zu Umschlägen mit Zinnkraut-Dekokt zweimal täglich und ständigem Bestreichen mit Ringelblumensalbe. Und so schrecklich die Wunde vorher auch aussah, so gut und glatt schloß sie sich und verheilte in relativ kurzer Zeit.

Ringelblumensalbe zur Wundheilung

Diese Behandlung ist anzuraten bei jeder schlecht heilenden, alten Wunde, zum Beispiel beim sogenannten offenen Bein oder *Ulcus cruris*, das sich oft bei alten Menschen aus einer totalen Unterversorgung der Extremitäten mit Blut plus einer Veneninsuffizienz entwickelt. Auch bei Abszessen, Geschwüren und eitrigen Wunden ist die Salbe erfolgversprechend, besonders wenn sie mit Waschungen oder Umschlägen mit Zinnkraut oder Beinwell-Dekokt kombiniert wird (siehe Kapitel 5, Seite 78, und Kapitel 15, Seite 272 f.). Auch weniger dramatische Entzündungen, wie beispielsweise bei Nagelbettentzündung oder Schorfbildungen der Nasenschleimhaut, können sehr lästig und schmerzhaft sein und mit Hilfe von Ringelblumensalbe schneller beseitigt werden. *Hartnäckige Wunden*

Schrunden, Fissuren — Kleine und kleinste Hautrisse wie Schrunden, Rhagaden, Fissuren (oft an den Lippen, Lidwinkeln, Fingern, Brustwarzen), die ebenfalls oft sehr schmerzhaft sind, schließen sich rasch, wenn sie mit Ringelblumensalbe bestrichen werden. Bei jeder Art von bakterieller oder Pilzinfektion der Haut, so um den Mund, im Afterbereich und bei lokal begrenzten, juckenden Ausschlägen kann Ringelblumensalbe hilfreich sein. Bei allergisch oder anders bedingten Exanthemen vermag sie zwar nicht die von innen kommenden Ursachen (Immunfehlsteuerung, Stoffwechselstörung, Nervenreizung) zu beseitigen, dennoch kann sie von außen das akute Spannungsgefühl oder den Juckreiz lindern.

Hilfe bei Hautproblemen

Wie bereits erwähnt, sind die Carotinoide in der Ringelblumensalbe in der Lage, der Haut ihre Selbstheilungsfähigkeit zurückzugeben. Ringelblumensalbe ist das richtige, **Rauhe Hände** wenn Hände durch langen Gebrauch von scharfen Wasch- oder Putzmitteln spröde, rauh und rissig geworden sind oder wenn die Haut des Gesichts und der Lippen durch extreme Witterungseinflüsse, wie es beispielsweise beim Skifahren oder in sehr heißem Klima geschieht, aufgerauht worden ist.

Zum Beispiel hatte die Tochter einer Bekannten im letzten Winter von der Kälte einen völlig wunden, angeschwollenen, roten Mund, der sehr weh tat. Da die üblichen Lippenpomaden und Fettcremes überhaupt nichts nutzten, wurde Ringelblumensalbe ausprobiert – und brachte schnellen Erfolg.

Schwedenbitter-Umschläge

Hautschutz — Dies ist auch der Grund, weshalb wir Ringelblumensalbe immer als unentbehrlichen Hautschutz empfehlen, wenn ein Schwedenbitter-Umschlag gemacht werden soll (siehe Kapitel 8, Seite 142 ff.). Sollte jemals durch eine Kräuterkompresse oder eine allergische Reaktion auf ein Kraut eine Hautirritation entstehen, so ist Ringelblumensalbe das Mittel der Wahl.

> Bei den wenigen Menschen, die auf Korbblütler allergisch reagieren, kann sie allerdings auch allergische Hautreaktionen auslösen.

Säuglingspflege

Der überzeugendste Beweis der Fähigkeiten der Ringelblumensalbe war für uns immer, wenn unsere Jüngste als Baby einen wunden Popo hatte. Die gerötete Haut tat ihr hin und wieder so weh, daß man sie kaum berühren, geschweige denn waschen konnte. Schon beim Auftragen der stark fettigen, weichen und gleitfähigen Ringelblumensalbe wurde es meist besser, und immer waren am nächsten Morgen auf wunderbare Weise alle Rötung und aller Schmerz verschwunden. Auch Windeldermatitis, ein Ausschlag, mit dem oft neugeborene oder auch ältere Babys auf Wegwerfwindeln reagieren, wird auf diese Weise schnell behoben. Zur Säuglingspflege und bei wunder Haut kennen wir kein besseres Mittel als Ringelblumensalbe und Ringelblumenöl! Wir haben auch einige Bekannte mit ausgesprochen empfindlicher Haut, die Ringelblumensalbe nach dem Rasieren als hautberuhigende und heilende Gesichtscreme benutzen.

Windeldermatitis

Probleme mit den Beinen

Wenn wir auf Tagungen oder auf Messen sind, was mehrmals im Jahr der Fall ist, leiden wir am Abend, wie alle, die dort arbeiten, an schrecklich schweren, wehen Füßen mit gelegentlich empfindlich schmerzhaften Druck- und Scheuerstellen. Nach einem warmen Fußbad und einem kurzen Guß mit kaltem Wasser massieren wir die Füße mit Ringelblumensalbe, und bis zum nächsten Morgen

Überanstrengung

sind sie dann wieder frisch und erholt, als wäre überhaupt nichts gewesen.

Krampfadern Krampfadern sind Probleme, die statistisch gesehen wiederum häufiger Frauen betreffen als Männer. Ursachen dafür sind in allererster Linie Übergewicht, sitzende Lebensweise und zu wenig körperliche Bewegung, drei Faktoren, die sich immer gegenseitig bedingen. Durch die besonderen Druckverhältnisse auf die großen Beckenvenen während Schwangerschaften und die extreme Belastung der Beine in den letzten Schwangerschaftsmonaten werden bei Frauen oft schon in jungen Jahren die ersten Beschwerden ausgelöst.

Bindegewebsschwäche Auch durch tägliches, langes Stehen wird, besonders wenn eine anlagebedingte Venen- und Bindegewebsschwäche vorliegt, die Entstehung von Krampfadern begünstigt (›Verkäuferinnenkrankheit‹).

Krampfadern und venöse Stauungen entstehen dadurch, daß größere oder kleinere Beinvenen ihren Tonus und ihre Elastizität verlieren und sich im Durchmesser stark erweitern. Dadurch können sich die Venenklappen, die genau wie Schleusen funktionieren, nicht mehr richtig schließen, und das Blut wird dadurch nicht mehr ausreichend nach oben, zum Herzen hin befördert. Es versackt in den Beinen, die Gewebeflüssigkeiten stauen sich, das Blut verdickt sich wegen zu geringer Strömungsgeschwindigkeit, das schlecht versorgte Gewebe neigt zu Entzündungen, und je mehr sich der Zustand verschlechtert, desto größer wird die Gefahr der Thrombosebildung beziehungsweise Embolie.

Arzt konsultieren Wegen dieser möglichen Komplikationen sollten sowohl eine fortgeschrittene Krampfaderkrankheit als auch eine Venenentzündung, die zudem noch heftige Schmerzen verursacht, unbedingt vom Arzt behandelt und überwacht werden.

Die ersten Anzeichen dieser Gesundheitsstörungen sind Schwellung der Fußgelenke (Ödeme), große Druckempfindlichkeit der Haut (Strumpfbänder, enge Gummiränder an Strümpfen etc. sind unerträglich) und vor allem ein schweres, heißes und pralles Gefühl in den Beinen, das bei Hitze noch schlimmer wird. Ringelblumensalbe hilft bei diesen Symptomen sehr effektiv. Die Beine müssen regelmäßig morgens und abends mit der Salbe eingestrichen werden.

Regelmäßige Anwendungen

Wir empfehlen bei solchen Problemen für tagsüber das Tragen von Stützstrümpfen, am Feierabend sollten die Beine dann, vom Knie abwärts, erst warm, dann kalt geduscht, mit Ringelblumensalbe eingecremt und anschließend für eine Weile hochgelagert werden.

Im Anfangsstadium venöser Beschwerden können natürliche Reize, wie Kneippsches Wassertreten, Tautreten oder kalte Güsse, sehr hilfreich sein, um eine weitere Verschlechterung des Venentonus zu verhindern. Das wichtigste Mittel gegen venöse Stauungen ist aber ausreichende, regelmäßige Bewegung (tägliches, langes Spazierengehen, Jogging etc.).

Venenentzündung

Bei Venenentzündung sollte die Salbe besonders dick aufgetragen werden und möglicherweise durch ein Tuch oder einen leichten Verband abgedeckt werden. In diesem Falle ist eine lange Einwirkzeit (über Nacht) von besonderer Wichtigkeit, da die Wirkstoffe dann in der Tiefe aktiv werden können.

Besonders wichtig!

Der entzündungshemmende und gleichzeitig straffende, gewebedurchblutungsfördernde Effekt der Ringelblumensalbe verringert bei konsequenter Anwendung die Beschwerden von Krampfadern, venösen Stauungen und Venenentzündungen ganz erheblich. Das wurde uns von unzähligen unserer Patienten und Apothekenkundinnen berichtet, und bei einer unserer Großmütter konnten wir es auch aus nächster Nähe beobachten.

In aller Regel wird man als begleitende Maßnahme dazu die ungenügende Wasserausscheidung, die sich als Ödem in Füßen und Unterschenkeln zeigt, durch einen wassertreibenden Tee fördern. Hierzu eignen sich besonders die in Kapitel 13 zur Ausschwemmung und für die Durchspülungstherapie beschriebenen Heilkräuter und Teerezepte.

Hämorrhoiden

Eine sehr häufige Beschwerde, die ebenso durch eine Schwäche der venösen Blutgefäße entsteht, sind Hämorrhoiden. 25 Prozent aller Erwachsenen haben irgendwann einmal damit zu tun, und auch hier ist bei Frauen oft eine Schwangerschaft der auslösende Faktor (da in den letzten Schwangerschaftswochen durch das Kind ein starker Druck auf die großen Beckenvenen ausgeübt wird). Auch hier gilt die Empfehlung der Ringelblumensalbe, zumindest sofern sich die schmerzhaften oder juckenden Hämorrhoiden ziemlich außen am Anusrand befinden, so daß sie ohne große Probleme mit der Salbe bestrichen werden können.

Schmerzende oder gar blutende Hämorrhoiden sind gute Gründe, dafür zu sorgen, daß der Stuhl recht weich ist. Hierfür verweisen wir auf die in Kapitel 12, Seite 224 ff., gegen Verstopfung angeführten Mittel.

Wundliegen

Dadurch, daß so ungeheuer viele Menschen die Ringelblumensalbe benutzen, haben wir erlebt, wie ein neues Anwendungsgebiet für sie entdeckt wurde, über das wir zuvor keine Erfahrung hatten: Dekubitus oder Wundliegen.

Hilfe für Bettlägrige

Die für Naturheilkunde engagierte Krankenpflegerin Schwester Birgit von der Intensivstation eines großen Münchner Krankenhauses hatte in ihrer Abteilung eingeführt, daß die bettlägerigen Patienten regelmäßig mit Ringelblumensalbe eingerieben wurden. Sie und ihre Kolleginnen beobachteten daraufhin, daß sich durch diese Pflegemaßnahme die Fälle von Dekubitus, das ist Wundliegen oder Durchliegen, drastisch verminderten. Nachdem Schwester Birgit das Pflegepersonal anderer Abteilungen und schließlich sogar anderer Krankenhäuser für die Ringelblumensalbe begeistern konnte, wurde an mehreren Krankenhäusern und Altenpflegeheimen eine klinische

Studie durchgeführt, mit dem Ergebnis, daß Ringelblumensalbe sich in der Tat in hervorragender Weise dazu eignet, Wundliegen zu verhindern.

Krankenhauserfahrungen Von den Krankenpflegern lernten wir, welch ein großes und nahezu unlösbares Problem der Dekubitus in der Praxis der Intensivstationen und Altenpflegeheime ist. Überall dort, wo Menschen sich nicht oder kaum mehr bewegen können, besteht an den typischen Auflageflächen des Körpers (Hinterkopf, Schultern, Steißbein, Becken, Fersen) die Gefahr, daß die schlecht durchblutete Haut durchliegt.

Durch den konstanten Druck auf diese Hautpartien entwickeln sich innerhalb von wenigen Tagen, ja Stunden, flächige, wunde Hautstellen, die, wenn sie einmal offen sind, nur außerordentlich schwer wieder zuheilen. Der Patient leidet dabei oft große Schmerzen.

Vom Pflegepersonal erfordert dieser Zustand einen großen Mehraufwand an pflegerischen Leistungen. Daher lag es sehr im Interesse der Krankenpfleger, neue Mittel auszuprobieren, zumal kaum eine der eingeführten Salben-, Puder-, Luftkissen- oder Pflastermethoden zuverlässigen Schutz bot.

Mehrmonatige Tests ergaben, daß die Patienten, deren Problemstellen täglich zweimal mit Ringelblumensalbe massiert wurden, kaum mehr Dekubitus bekamen. Ausdrücklich begrüßt wurde sowohl von Pflegern als auch von Patienten der fettende Effekt der Salbe, da die meisten älteren Patienten eine spröde und rissige Haut haben, die durch die Ringelblumensalbe wieder zart und geschmeidig wird, während andere Salben zu schnell in die Haut absorbiert werden.

Durch den zusätzlich durchblutungsfördernden Effekt erübrigt sich die Anwendung von alkoholhaltigen Wässern, die üblicherweise zur Förderung der Hautdurchblutung eingesetzt werden, die aber den zusätzlichen Nachteil haben, die Haut auszutrocknen.

Bemerkenswerterweise konnte dieses Ergebnis mit Ringelblumensalbe, die in anderen Verfahren beziehungsweise mit anderer Salbengrundlage hergestellt werden, nicht erzielt werden.

Daher raten wir allen Ärzten, Krankenpflegern und Privatpersonen, die einen sehr kranken, bewegungsunfähigen oder bettlägerigen Mitmenschen zu pflegen haben, es mit der Ringelblumensalbe als Dekubitus-Prophylaxe zu versuchen. Denn mehr als für irgendein anderes Problem gilt hier der Grundsatz: Vorbeugen ist besser als heilen.

17. Kapitel
Kräutertee zum Genießen

»Wenn es keine Pflanzen gäbe,
wären wir nicht hier.
Wir atmen ein, was sie ausatmen.
Das teilt sich uns mit.«

Cherokee-Heiler KEETOOWAH

Über all den vielen arzneilichen Anwendungen der Kräuter soll aber nicht vergessen werden, wie hervorragend sie sich eignen, um daraus wohlschmeckende Getränke zu bereiten und Speisen interessant zu verfeinern.

Kräuter sind keineswegs nur dann angebracht, wenn eine bestimmte arzneiliche Wirkung erwünscht ist, sondern auch dann, wenn man sich pudelwohl fühlt. Ja, eigentlich finden wir, sollte man die ganze Sache besser von dieser Seite her beginnen. Mit Kräutern umzugehen und zu experimentieren macht zuallererst einmal Spaß: Handelt es sich doch um die allerfeinsten Gaben der Natur, die durch Duft, Farbigkeit und Geschmack alle unsere Sinne anregen. Besonders im Winter, wenn es draußen kalt und drinnen gemütlich ist, ist es ein Genuß, einen heißen Kräutertee zu trinken. Teegetränke können aber auch im Sommer den Durst löschen, wenn sie kalt oder eisgekühlt serviert werden.

Kaffee und schwarzer Tee sind Aufputschmittel, die die Nerven schädigen und den Magen stark belasten. Haben Sie nicht auch schon die Erfahrung gemacht, daß ihre anregende Wirkung nachläßt, je mehr man davon trinkt? Ausnahmslos alle Menschen, die auf Grund längerer Zusammenarbeit mit uns oder unseren Mitarbeitern zu tun hatten, haben dankbar die Kaffee-Alternative angenommen und sind nach und nach von ständigem Kaffeetrinken auf Kräutertee umgestiegen.

Für die gesundheitsbewußte Familie stellt sich ebenfalls die Frage nach den richtigen Getränken. Pures Wasser ist nicht immer befriedigend, industriell hergestellte Getränke wie Cola und Limonaden enthalten meist Zucker, oft auch Süßstoff, und reizen auf die Dauer wegen ihres Kohlensäuregehalts den Magen; außerdem verbilden sie, wie wir oft beobachten konnten, bei Kindern den Geschmack. Obstsäfte sind oft zu konzentriert, um zum Essen genossen zu werden, und alkoholhaltige Getränke sollten in jedem Fall für besondere Gelegenheiten reserviert bleiben. Da bietet sich Kräutertee als die ideale Lösung für die ganze Familie an. Man kann den Geschmack abwandeln in unüberbietbarer Vielfalt. Je nach Jahreszeit und Temperatur kann Kräutertee heiß oder kalt genossen werden; er paßt, je nach gewählter Mischung, zu jedem Essen. Und für diejenigen Familienmitglieder, die auf ihre Linie achten, ist Kräutertee sowieso ideal, da er wie pures Wasser null Kalorien mitbringt, dafür aber immer Vitamine und Mineralstoffe.

Der Familien-Haustee

Von unseren Freunden und Bekannten gibt es viele, die sich ihre eigene Hausteemischung zusammenstellen. Übers Jahr hinweg sammeln sie aus dem eigenen Garten all die Kräuter, Blüten, Blätter und Früchte zusammen, die nach und nach aufblühen und reif werden: Das fängt mit Schlüsselblumenblüten, Veilchen, Brennesseln, Birkenblättern, Holunderblüten, Erdbeerblättern, Hopfen- und Lindenblüten an. Dann kommen die vielen Sommerkräuter wie Rosenblüten, Ringelblumenblüten, Melissen-, Pfefferminz- und Salbeiblätter, Brombeerschößlinge, Zinnkraut, Johanniskraut, Königskerze, Malve, Lavendel- und Kamillenblüten, Rosmarin- und Spitzwegerichblätter, Thymian, Schafgarbe und Goldrute. Als allerletzte werden im Spätherbst die Hagebutten geerntet. Auf dem Dachboden, wo es im Sommer sehr warm ist, wird alles nach und nach, so wie es eingebracht wird, auf Holzrosten, großen Tüchern oder einfach auf Packpapier ausgebreitet und an der Luft getrocknet, und am Ende einer Saison hat sich dann eine wunderbar bunte Mischung angesammelt. (Über das Trocknen und Aufbewahren von Pflanzen siehe auch Kapitel 4, Seite 50 ff.)

> Wenn Sie dieses Familien-Teeprojekt über ein halbes Jahr durchziehen möchten, sollten Sie unbedingt Ihre Kinder daran teilhaben lassen!
>
> Kinder von einem Jahr aufwärts lieben es, mit Kräutern umzugehen, ihre verschiedenen Düfte wahrzunehmen und beim Abrebeln, Zerkleinern und Abfüllen zu helfen.

Ihr familieneigener Haustee ist dann natürlich auch etwas ganz Besonderes! Sie können Ihre Hausmischung an Weihnachten in hübsche Tüten verpacken und verschenken oder fein duftende Kräuterkissen daraus machen. Achten Sie aber darauf, daß Ihr Vorrat bis zum nächsten Frühling aufgebraucht ist, denn dann gibt es ja wieder frische Kräuter.

Eine sehr ausgeglichene Teemischung, die wir ganz zu Beginn unserer Beschäftigung mit Kräutern kreiert haben, nennen wir einfach Haustee. Und wir genießen ihn immer noch – nach so vielen Jahren! Er ist besonders geeignet als Getränk zum Abendessen und als Täßchen vor dem Schlafengehen.

Haustee

Melissenblätter	36 g
Kakaoschalen	20 g
Pfefferminzblätter	14 g
Hibiskusblüten	14 g
Kamillenblüten	7 g
Zimtrinde	4 g
Ringelblumenblüten	3 g
Kornblumenblüten	2 g

Dagegen ist die Erfrischungsteemischung eher als Frühstückstee geeignet; daneben natürlich für all die Momente während eines Tages, in denen man nach einer Erfrischung verlangt. Durch den Zusatz von Mate macht die folgende Mischung wach und aktiv. Heiß oder gekühlt – in beiden Varianten schmeckt sie sehr fein.

Erfrischungstee

Mateblätter	25 g
Hagebuttenfrüchte mit Samen	25 g
Hibiskusblüten	20 g
Himbeerblätter	15 g
Brombeerblätter	15 g

Kinder- und Säuglingstee ohne Zucker

Wie bereits mehrfach erwähnt, ist es uns ein Anliegen, das Geschmacksempfinden der Kinder anders zu prägen, als dies gemeinhin der Fall ist. Denn die Regel ist doch, daß man dem Baby von Stunde Null an einen Tee anbietet, der mit Zucker gesüßt ist. Diese Tatsache hat vor einigen Jahren in der Bundesrepublik einen großen Skandal ausgelöst, als bekannt wurde, daß das gewohnheitsmäßige Nuckeln an der Teeflasche (gefüllt mit Instant-Kindertee auf Zuckerbasis) zu einem Gebißverfall von verheerendem Ausmaß führte. Von den über den Ruin des Milchgebisses weit hinausführenden langfristigen Folgen war damals kaum die Rede. Durch solche Tees, die bis zu 60 Prozent aus Zucker bestehen, wird selbstverständlich das Geschmacksempfinden eines Säuglings auf Süßes eingestellt, eine Prägung, die er oder sie mit ziemlicher Sicherheit zeit seines Lebens nicht mehr los wird.

Keinen Zucker!

Aus diesen Gründen sollten Sie Ihrem Säugling zum Durstlöschen nur zuckerfreien Tee geben. Die Mischung, die wir speziell für Kinder vorschlagen, schmeckt frisch und anregend, enthält aber auch die in Kinder- und Säuglingstees üblichen Carminativa (blähungstreibende Kräuter). Daher ist sie für Kinder jeden Alters, einschließlich der Säuglinge, geeignet.

Kindertee

Fenchel	20 g
Hagebuttenfrüchte mit Samen	20 g
Hibiskusblüten	15 g
Melissenblätter	15 g
Schlüsselblumenblüten	15 g
Pfefferminzblätter	7 g
Kümmel	5 g
Kamille	3 g

Selbst für diejenigen Mütter und Väter, die einen Instanttee bevorzugen, gibt es heute Gott sei Dank einen Ausweg. Durch die Neuentwicklung einer wasserlöslichen Proteinbasis kann man nämlich heute hochwertige zukkerfreie Instanttees herstellen (siehe Kapitel 4, Seite 58 f.).

Wenn Ihr Kind einen süßen Tee verlangt, sollten Sie anstatt Zucker Honig verwenden. In manchen Fällen steigert die Zugabe von Honig sogar die Wirksamkeit des Tees, besonders beim Erkältungstee aus Linden- und Holunderblüten.

Was Ihnen an den bis hierher angeführten Rezepturen sicher auffällt, ist eine bestimmte Auswahl von Kräutern, besonders geeignet für ›Tees zum Genießen‹. Dazu gehören in erster Linie Melissenblätter, Hibiskusblüten, Johanniskraut, Holunderblüten, Pfefferminzblätter, Lindenblüten, Erdbeerblätter, Himbeerblätter, Brombeerblätter und Hagebutten. Zur Erzielung bestimmter Aromen kann man auch Orangenblüten, Kakaoschalen, Zimtrinde, Schlüsselblumenblüten, Eisenkraut und Labkraut miteinbeziehen. Alle diese Kräuter können im Grunde genommen beliebig miteinander gemischt werden. Man kann damit absolut nichts falsch machen.

Vielfalt der Mischungen

Brombeerblätter

Der Brombeerstrauch *(Rubus fruticosus)*, der in verwilderten Gartenecken, an Zäunen, Hecken, Feldrainen und Waldrändern wuchert, liefert uns eine hervorragende Grundlage für jedwede Teemischung. Zu seinen unver-

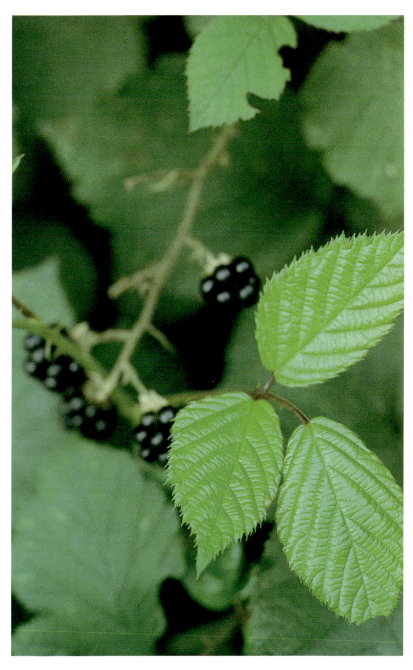

Brombeere
Rubus fruticosus

wechselbaren Merkmalen zählen die am Rand gesägten Blätter und die oft meterlangen Ranken mit den zahlreichen starken Dornen, mit deren Hilfe er oft undurchdringbare Dickichte bildet. Beim Brombeerstrauch gibt es keine bestimmte Blütezeit. Er trägt Blüten, unreife und reife Früchte gleichzeitig. Geerntet werden im Frühling und Sommer, lange bevor die Beeren reif sind, nur die zarten jungen Sprößlinge und die frischen, hellgrünen Blättchen. Die getrockneten Blätter haben, wenn sie mit heißem Wasser extrahiert werden, einen fein-herben Geschmack, der dem des schwarzen Tees ähnelt. Früher, als schwarzer Tee bei uns sehr teuer war, hat man Brombeerblätter auf die gleiche Weise fermentiert wie die Blätter der Teepflanze und daraus ein Teesurrogat gewonnen, das auch vom Aussehen her kaum von ›echtem‹ Tee zu unterscheiden war. Brombeerblätter alleine ergeben einen durchaus angenehmen Frühstückstee – vielleicht mit etwas Zitrone –, man sollte sie aber auch immer dann verwenden, wenn es darum geht, eine hervorstechende Geschmackskomponente in einer Teemischung zu mildern oder zu harmonisieren (zum Beispiel bittere Komponenten).

So ganz ohne Wirkung sind Brombeerblätter aber nun auch wieder nicht. Durch viel Gerbsäure wirken sie adstringierend (zusammenziehend) und helfen, Durchfall zu ›bremsen‹. In genau derselben Weise werden auch Himbeerblätter verwendet.

Himbeerblätter

Erdbeerblätter

Die wilde Erdbeere *(Fragaria vesca)* ist nicht nur wegen ihrer köstlichen Früchte beliebt. Auch sie liefert uns im Frühjahr zarte junge, hellgrüne Blättchen, die ebenfalls als wohlschmeckender Haustee Verwendung finden. Die niedrige Rosettenstaude pflanzt sich durch lange Ausläufer fort, die am Boden kriechen und neue Wurzeln bilden. Aus den kleinen weißen Blüten entwickeln sich die fleischigen Beeren, die in der Volksheilkunde als Mittel für eine ganze Reihe von Beschwerden geschätzt werden. Ein Tee aus den Blättern wirkt wiederum mild adstringierend

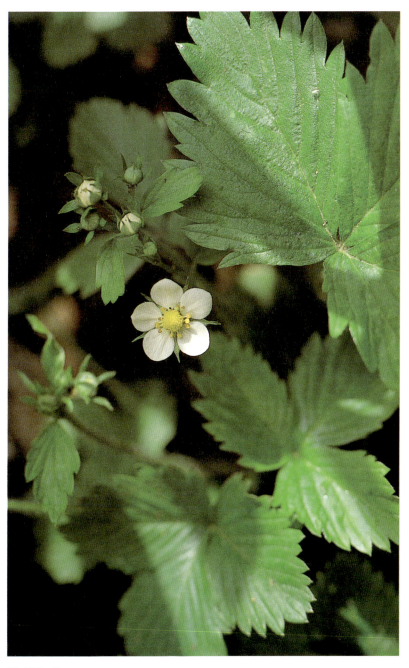

Wald-Erdbeere
Fragaria vesca

und ist wirksam gegen Durchfall. Erdbeerblätter sind, ebenso wie Brombeer- und Himbeerblätter, eine wohlschmeckende Bereicherung eines unspezifischen Haustees.

Durstlöscher

Wenn es darum geht, einem Tee einen erfrischend säuerlichen Geschmack zu geben, stehen uns vor allem Hibiskusblüten und Hagebutten zur Verfügung. Reiner Hibiskustee hat eine tiefrote Farbe und schmeckt sehr erfrischend. Er ist zum Durstlöschen für die heiße Jahreszeit ideal, egal ob er warm oder eisgekühlt getrunken wird.

Immer, wenn wir wandern gehen oder zum Bergsteigen, nehmen wir zu Broten und Obst eine Thermosflasche voll Tee aus Hibiskusblüten, Hagebutten und Melissenblättern mit. Mit einigen Spritzern Zitronensaft und etwas Honig abgeschmeckt, ist dieses Getränk ein unvergleichlicher Durstlöscher. Auch für aktive Sportler ist er genau das Richtige.

Hagebutten

Hagebutten sind die Scheinfrüchte der Gemeinen Heckenrose *(Rosa canina)*, auch Hundsrose genannt. Die leuchtend roten, hartschaligen Früchte zieren im Herbst alte, oft hochgewachsene Rosensträucher, die ihren Blätter- und Blütenschmuck bereits verloren haben. Entfernt man die dünne Schicht des Fruchtfleisches, so findet man im Innern dichtgepackt die harten, auffallend haarigen Kernchen.

Hagebutten werden entweder ganz oder aufgeschnitten getrocknet, die Kerne kann man nach Belieben entfernen oder mitbenutzen. Entfernt werden müssen sie in jedem Fall – und das sehr mühsam –, wenn man aus der Randschicht der Hagebutten Marmelade kocht. Sie ist reich an Vitamin C – und dies gilt auch für den Hagebuttentee. Aus diesem Grund sind Hagebutten oft Bestandteil eines Erkäl-

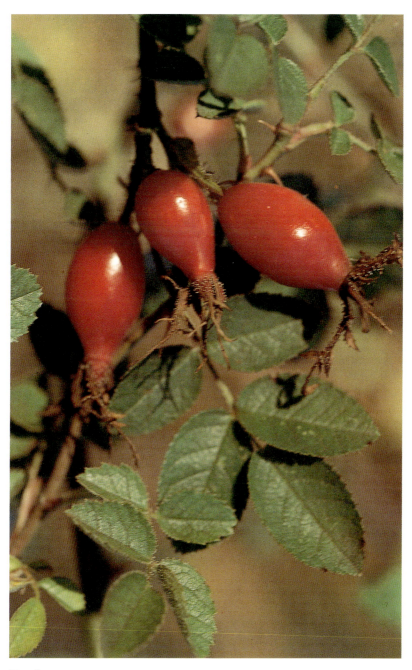

Hagebutten
Rosa canina

tungstees und werden sinnvollerweise auch zur Vorbeugung gegen Erkältungskrankheiten eingesetzt. Wir benutzen Hagebutten in vielen Teemischungen, weil sie so fein säuerlich schmecken.

Getränke für die Advents- und Weihnachtszeit

Jedes Jahr zu Weihnachten denken wir uns ein kleines Präsent für die Kunden unserer ›Markt-Apotheke‹ aus. Eines davon war vor Jahren eine Früchtetee-Mischung, die besonders aromatisch schmeckt und sich seither großer Beliebtheit erfreut. Wir nannten sie Feiertagstee. Dies ist ein richtiger Wintertee, der einem heiß macht und dessen Geschmack an Weihnachtsgebäck und Glühwein erinnert. Das Rezept ist folgendermaßen:

Feiertagstee

Apfelstückchen	20 g
Hagebuttenschalen	15 g
Melissenblätter	15 g
Hibiskusblüten geschnitten	15 g
Kakaoschalen	10 g
Ceylon-Zimt	10 g
Orangenblüten geschnitten	5 g
Orangenschalen	4 g
Zitronenschalen	3 g
Nelken geschrotet	3 g

In die Advents- und Weihnachtszeit paßt auch unsere Erfindung eines alkoholfreien Festtagspunsches. Er wird aus dem Feiertagstee, verschiedenen Obstsäften und Gewürzen gekocht und hat schon bei vielen Festen unsere Gäste begeistert. Das Besondere daran ist, daß dieses heiße Getränk wie echter Punsch schmeckt, aber dennoch keinen Alkohol enthält. Deshalb können ihn Kinder bei der Nikolausfeier ebenso genießen wie Erwachsene beim Silvesterball.

Alkoholfreier Festtagspunsch

1 l Feiertagstee
¾ l Johannisbeersaft (1 Flasche)
¾ l dunkler Traubensaft (1 Flasche)
Saft von 3 Orangen
Saft von ½ Zitrone
geriebene Schale von 1 ungespritzten Orange
geschälte Schale von 1 ungespritzten Orange
3 Zimtstangen
20 ganze Nelken
1 Messerspitze gemahlene Muskatblüte
1 Messerspitze gemahlener Sternanis
1 Messerspitze Piment
3 Eßlöffel Apfeldicksaft

Alle Flüssigkeiten in einem großen Topf zusammengießen und Gewürze dazugeben. Die Mischung zum Sieden bringen und etwa 15 Minuten knapp unter dem Siedepunkt ziehen lassen. Vor dem Servieren durch ein Sieb gießen.

Getränke für die heiße Jahreszeit

Natürlich bietet auch der Sommer viele Gelegenheiten, um mit Kräutern Köstliches zu zaubern. Zu allen Festen, die wir gefeiert haben, waren wir immer bemüht, auch für Kinder und diejenigen Gäste, die keine Freude an Wein oder Champagner haben, etwas Besonderes anzubieten. So entstand die Salbeibowle. Sie schmeckt unglaublich lecker und ist obendrein noch sehr bekömmlich. Hier ist das Rezept:

Salbeibowle

2–3 l Salbeitee aus 2 Händen frisch gepflückten Salbeiblättern
2 Dosen Mandarinenspalten ohne Saft
2–3 Eßlöffel Honig
1 Flasche alkoholfreier Champagner
(oder, wenn gewünscht, auch mit Alkohol)

Den Salbeitee einige Stunden im voraus aufbrühen, abkühlen lassen und mehrere Stunden im Kühlschrank kalt stellen. Honig darin verrühren, Früchte zugeben und mit Champagner auffüllen. Gekühlt servieren.

Eine andere Mischung ist das Lieblings-Sommergetränk unserer Familie. Wir nennen es einfach Sommertee:

Sommertee

2 l Tee aus frischen Blättern von Pfefferminze und Melisse sowie Hibiskusblüten zu gleichen Teilen
1 großer Schuß Holunderblütensirup (siehe unten)
Saft einer Zitrone

Den Tee aufbrühen und abkühlen lassen, Sirup und Zitronensaft beigeben und gekühlt mit Eiswürfeln servieren.
    Der Holunderblütensirup ist eine ganz besondere Sache, mit der man jede Art von Eistee verfeinern kann. Er wird aus frischen Holunderblüten gekocht und nimmt deren fein-würziges Aroma an.
    Man kann damit selbstverständlich auch Süßspeisen wie Eis oder Obstsalate aromatisieren.

Holunderblütensirup

ca. 50 Holunderblütendolden
3 l Wasser
1 ½ kg Zucker

Alternativ dazu gibt es neuerdings im Reformhaus ein Süßungsmittel, das aus dem vollwertigen getrockneten Pflanzensaft des Zuckerrohrs besteht. Die frisch geernteten Holunderblüten werden in einem großen Topf in das Wasser gelegt und für 24 Stunden stehen gelassen. Danach ist das Wasser stark aromatisiert. Die Blüten absieben und das Holunderwasser durch ein Tuch filtern, damit keine Pflanzenrückstände im Wasser bleiben. Nun wird es nur noch zum Zweck der Konservierung mit Zucker oder Zuckerrohrgranulat eingekocht: Zucker oder Zuckerrohrgranulat in den Topf schütten und kurz aufkochen lassen. Sofort sehr heiß in saubere Gläser oder Flaschen abfüllen. Dieser Sirup ist ein Jahr haltbar, wenn er nach Anbruch im Kühlschrank aufbewahrt wird. Unser Versuch, bei diesem Rezept den Zucker durch Honig zu ersetzen, ist leider fehlgeschlagen. Erstens wird das Blütenaroma vom Honig fast völlig überdeckt, und zweitens hält sich der Sirup nicht.

Holunderblüten sind im Frühling sehr vielseitig verwendbar. So gibt es auch ein seit Jahrhunderten überliefertes Bauernrezept zur Herstellung eines Holundermosts. In unserer Familie wurde daraus Holunderlimonade, ein sehr erfrischendes und belebendes Getränk, das allerdings ein bißchen Erfahrung mit der Zubereitung und Konservierung erfordert.

Holunderlimonade

10 l Wasser
30–50 Holunderblütendolden
1000 g Zucker oder Zuckerrohrgranulat
3 ungespritzte Zitronen in Scheiben
Saft von einer Zitrone

Wasser, Blüten und Zitronenscheiben in einen großen Steinguttopf geben und 24 Stunden lang stehen lassen. Dann die Blüten absieben und Zucker oder Zuckerrohrgranulat und Zitronensaft zugeben. Gut umrühren und wieder 24 Stunden stehen lassen. Durch einen geringfügigen Gärungsprozeß ist die Limonade nun trinkfertig. Sie schmeckt anregend frisch und löscht den Durst. Man kann den Most nun aber auch in Flaschen füllen und diese im Keller stehend aufbewahren. Nach drei bis vier Wochen hat sich dann eine Menge Kohlensäure entwickelt und die Limonade schmeckt, gut gekühlt getrunken, prickelnd wie Champagner.

Die ebenfalls altüberlieferten Holunderküchlein seien nur nebenbei erwähnt; dafür werden die flachen Blütenstände in Pfannkuchenteig getaucht und in der Friteuse ausgebacken.

Natürlich ist einer der erfrischendsten Eistees der aus frischen Pfefferminzblättern. Je nach Geschmack trinkt man ihn pur, mit einem Spritzer Zitronensaft und eventuell dazu einem Schuß Ahornsirup, Birnen- oder Apfeldicksaft. Mit ein bißchen Phantasie kann man diese gesunden Drinks ebenso appetitlich dekorieren, wie man es von raffinierten alkoholischen Cocktails kennt. Eine Frucht an den Rand des Glases gesteckt oder ein paar schwimmende Rosen- und Minzblättchen machen jeden Kräuter-Drink sofort viel attraktiver.

Die Krönung eines sommerlichen Menüs ist unsere Kreation ›Mint Iceberg‹. Ein oder zwei Bällchen gekauftes Zitronensorbet werden in ein Champagnerglas gegeben und mit eisgekühltem Pfefferminztee aufgefüllt. Das Minzblatt zur Dekoration darf natürlich nicht fehlen. Aus Pfefferminze läßt sich als herrlich leichte, sommerliche Erfrischung auch ein Sorbet herstellen.

Natürlich kann man Kräuter auch zur Verfeinerung der verschiedensten Speisen verwenden. O ja, es gäbe unzählige Rezepte für leckere Vorspeisen, Hauptgerichte und Desserts, alles mit Kräutern zubereitet. Man denke nur an die italienischen Klassiker Spaghetti mit frischem Salbei, Hühnchen mit Rosmarin und Safran-Risotto. Oder wie wäre es mit schlichten Bratkartoffeln mit Thymian oder mit einer so exquisiten Kreation wie dem Dessert ›Salbeiblätter mit Aprikosenmus‹ aus dem wunderschönen Kochbuch ›Vollwertküche für Gourmets‹ (siehe Literaturliste)? Bevor wir uns aber in den Kräuterraffinessen des Kochens verlieren, wollen wir lieber aufhören, denn das würde ein neues Buch notwendig machen.

Viel Spaß beim Ausprobieren!

Bei einer naturbewußt eingestellten, modernen Familie sind Kräuter einfach ein Teil des täglichen Lebens. Sie werden in jeder Form und Zubereitung und für jede Situation benutzt: zum Vorbeugen, zum Heilen und zum Genießen. Wir hoffen, dieses Buch trägt dazu bei, daß dies wieder eine Selbstverständlichkeit wird.

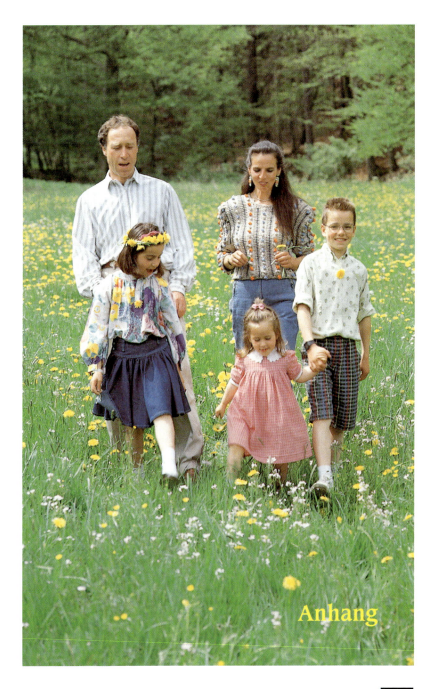

Anhang

Hinweis für den Leser:

Einige der im Text angegebenen Teerezepturen sind als fertige Teemischungen in Apotheken (in der Bundesrepublik) erhältlich unter dem Namen ›Apotheker M. Pahlow's Heilkräutertee‹. Diese Rezepturen sind aus einer kollegialen Zusammenarbeit zwischen Herrn Pahlow und uns entstanden.

Literaturverzeichnis

Airola, Paavo: *Natürlich gesund, Ein praktisches Handbuch biologischer Heilmethoden,* Hamburg 1984
Becker, H. und Schmoll, H.: *Mistel – Arzneipflanze, Brauchtum, Kunstmotiv im Jugendstil,* Stuttgart 1986
Bruker, M. O.: *Krank durch Zucker,* 7. Auflage, Bad Homburg 1978
Bruker, M. O.: *Schicksal aus der Küche, Zivilisationskrankheiten – Ursachen, Verhütung, Heilung,* 7. Auflage, St. Georgen 1978
Bruker, M. O.: *Stuhlverstopfung heilbar – ohne Abführmittel,* Lahnstein 1986
Buchinger, Dr. O.: *Heil-Fastenkur,* Hannover o. J.
Dethlefsen, Th. und Dahlke, R.: *Krankheit als Weg,* München 1983
Dethlefsen, Th.: *Schicksal als Chance,* München
Heede, K. O.: *Millionen könnten geheilt werden,* Düsseldorf 1986
Herborn-Dill: Arbeitskreis für Mikrobiologische Therapie e. V., *Ärztlicher Ratgeber, Empfehlungen zur Mikrobiologischen Ernährungstherapie für jung und alt,* 1985
Holzner, W.: *Das kritische Heilpflanzen-Handbuch,* Wien 1985
Hoppe, H.: *Drogenkunde Band 1 und 2,* 8. Auflage, Berlin – New York 1975
Koehler, H. und Franz, G.: *Symphytum off. – Beinwell,* Zeitschrift für Phytotherapie, Heft 5, Stuttgart 1987
Lützner, H.: *Wie neugeboren durch Fasten,* München 1986
Minker, M. und Scholz, R.: *Naturheilwesen, Vorbeugen – Helfen – Heilen,* München 1985
Pahlow, M.: *Das große Buch der Heilpflanzen,* München 1988

Pahlow, M.: *Meine Hausmittel,* 3. Auflage, München 1987

Pahlow, M. und Schreiber, E.: *Homöopathie für jeden,* 2. Auflage, München 1989

Peters, U. H. und Pollak, K.: *Vom Kopfschmerz kann man sich befreien,* München 1967

Pflaum, H. und Weber, M.: *Vollwertküche für Gourmets,* Weil der Stadt 1987

Popp, F.-A.: *Elemente der Naturmedizin,* Beitrag in Resch A. Gesundheit, Schulmedizin, andere Heilmethoden, Innsbruck 1988

Schilcher, H.: *Pflanzliche Diuretika,* Zeitschrift für Phytotherapie, Heft 5, Stuttgart 1987

Schneider, H.-J.: *Therapie und Metaphylaxe der Urolithiasis mit Phytopharmaka,* Zeitschrift für Phytotherapie, Heft 5, Stuttgart 1987

Schwabenthan, S. und Weigert, V.: *Damit Ihr Kind sich wohl fühlt,* Eltern-Gesundheitsbuch, München 1984

Stammel, H. J.: *Die Apotheke Manitous,* Reinbeck 1986

Store, W.-D.: *Vom rechten Umgang mit heilenden Pflanzen,* Freiburg 1986

Theiss, P. und Theiss, B.: *Neue Lebenskraft durch Heilkräuter,* Manuskript eines Vortrages, Homburg-Saar 1981

Tompkins, P. und Bird, Ch.: *Das geheime Leben der Pflanzen,* Frankfurt o. J.

Treben, M.: *Gesundheit aus der Apotheke Gottes,* Steyr 1982

Treben, M.: *Heilkräuter aus dem Garten Gottes,* München 1987

Weiß, R. F.: *Lehrbuch der Phytotherapie,* Stuttgart 1985

Wichtl, M.: *Teedrogen, Ein Handbuch für die Praxis auf wissenschaftlicher Grundlage,* 2. Auflage, Stuttgart 1989

Deutsche Pflanzennamen

A
Achilleskraut
  s. Schafgarbe
Ackerschachtelhalm
  s. Zinnkraut
Aloe 135
Angelika s. Engelwurz
Anis 218, 220
Arnika 277–286

B
Baldrian 151–154
Bauchwehkraut
  s. Schafgarbe
Beinheil s. Beinwell
Beinwell 269–277
Bergwohlverleih
  s. Arnika
Birke 237 ff.
Brennessel 67–71
Brombeere 306 ff.

E
Eberwurz 134
Engelwurz 132 ff.

F
Fenchel 218 ff.
Frauenmantel 253 ff.

G
Gelbwurz s. Zitwerwurzel
Goldrute 239 ff.

H
Hagebutten 310 ff.
Hagedorn s. Weißdorn
Heckendorn s. Weißdorn
Heckenrose, Gemeine
  s. Hagebutten
Herzbrot s. Weißdorn
Himmelschlüsselblume
  s. Schlüsselblume
Hirtentäschel 186 ff., 256 ff.
Holunder 94 ff.
Hopfen 154–157
Huflattich 110 ff.

J
Johanniskraut 157–162
Jungfernkraut s. Schafgarbe

K
Kamille 250–253
Kampfer 135
Käsekraut s. Malve
Käsepappel s. Malve
Katzenschwanz
  s. Zinnkraut
Königskerze 113 ff.
Kümmel 218, 220

L
Lavendel 193 ff.
Lein 207 f.
Linde 92–96
Löwenzahn 71 ff., 129

M
Mägdekraut s. Kamille
Malve   122 ff.
Manna-Esche   135
Melisse   148–151
Mistel   186, 188 f.
Mutterkraut   174 f.
Myrrhe   134

P
Pfefferminze   214 ff.

R
Rhabarber   134
Ringelblume   287–301
Rosmarin   175 ff.

S
Safran   135
Salbei   120 ff.
Schafgarbe   248 ff.
Schlüsselblume   260–263
Schwarzwurzel s. Beinwell
Sennesblätter   135
Silberdistel s. Eberwurz

Sommerlinde s. Linde
Sonnenhut   86–92
Spitzwegerich   115–118

T
Taubnessel   258 ff.
Tausendgüldenkraut
   210–214
Thymian   96–100

W
Wald-Erdbeere   308 f.
Wallwurz s. Beinwell
Weidenröschen   233 f.
Weißdorn   180–185
Winterlinde s. Linde
Wollblume
   s. Königskerze
Wundenheil
   s. Beinwell

Z
Zinnkraut   74–79
Zitronenmelisse s. Melisse
Zitwerwurzel   134

Lateinische Pflanzennamen

A
Achillea millefolium 248 ff.
Alchemilla vulgaris 253 ff.
Aloe capensis 135
Aloe ferox 135
Angelica archangelica 132 ff.
Angelica silvestris 132 ff.
Arnica chamissonis 279 f.
Arnica montana 277–286

B
Betula pendula 237 ff.
Betula pubescens 237 ff.

C
Calendula officinalis 287–301
Capsella bursa pastoris 186 ff., 256 ff.
Carlina acaulis 134
Carum carvi 218, 220
Centaurium erythraea 210–214
Chamomilla recutita 250–253
Chrysanthemum parthenium 174 f.
Cinnamomum camphora 135
Commiphora molmol 134
Crataegus monogyna 180–185
Crataegus oxyacantha 180–185
Crocus sativus 135
Curcuma zedoaria 134

E
Echinacea angustifolia 86–92
Echinacea palliola 86–92
Echinacea purpurea 86–92
Epilobium angustifolium 234
Epilobium montanum 232
Epilobium palustre 232
Epilobium parviflorum 232 f., 235
Epilobium roseum 232
Equisetum arvense 74–79

F
Foeniculum vulgare 218 ff.
Folia sennae 125
Fragaria vesca 308 f.
Fraxinus ornus 135

H
Humulus lupulus 154–157
Hypericum perforatum 157–162

L
Lamium album 258 ff.
Lamium luteum 258 ff.
Lavendula angustifolia 193 ff.
Linum usitatissimum 207 f.

M
Malva neglecta 122 ff.
Malva sylvestris 122 ff.
Matricaria chamomilla 250–253
Melissa officinalis 148–151
Mentha aquiatica 214 ff.
Mentha piperita 214 ff.
Mentha spicata 214 ff.

P
Pimpinella anisum 218, 220
Plantago lanceolata 115–118
Primula veris 260–263

R
Radix cosolidae s. Symphytum officinale
Rheum palmatum 134
Rosa canina 310 ff.
Rosmarinum officinalis 175 ff.
Rubus fruticosus 306 ff.

S
Salvia montana 120 ff.
Salvia officinalis 120 ff.
Salvia triloba 120 ff.
Sambucus nigra 94 ff.
Solidago virgaurea 239 ff.
Symphytum officinale 269–277

T
Taraxacum officinale 71 ff., 129
Thymus vulgaris 96–100
Tilia cordata 92–96
Tilia platyphyllos 92–96
Tussilago farfara 110 ff.

U
Urtica dioica 67–71

V
Valeriana officinalis 115–154
Verbascum densiflorum 113 ff.
Verbascum phlomoides 113 ff.
Viscum album 186, 188 f.

Register

Kursiv gesetzte Seitenzahlen verweisen auf ausführliche Beschreibung.

A

Abführmittel 225–229
Abführtee 225
Abgespanntheit 137
Akne 66, 109, 139, 260, 286
Aknetee 83
Allergien 66, 137, 166
Angina 119f.
Angina pectoris 182
Appetitlosigkeit 188
Arnikasalbe 286
Arnikatinktur 285f.
Arnika-Umschlag 281ff.
Arthritis 73, 76, 275
Arthrose 76, 275
Augenprobleme 167
Augenschmerzen 141

B

Baldriantee 153
Bänderschäden 275
Bandscheibenschäden 275
Bauchschmerzen 141f., 198, 201
Bauchspeicheldrüse, Erkrankung der 213
Beinwellmehl-Breiumschlag 273ff.
Beinwellsalbe 276
Beruhigungstee 153
Bindegewebsschwäche 297
Bitterstoffe 128ff.
Blähungen 71, 177, 198, *218–223*, 252
Blähungstreibender Tee 221ff.
Blasenentzündung 233–245
Blasensteine 242ff.
Blasen- und Nierentee 237, 243f.
Blutbildung 70
Blutdruck
– hoher 66, 165, 182, *184–189*, 256
– niedriger 66, *189f.*, 195
– Regulationstee für den 188f.
– Störungen des 182
Blutergüsse 276, 281, 286
Blutreinigung 67f., 74, *79–82*, 136, 169, 241
Blutreinigungstee 81
Blutungen, Stillung von 188, 250, 255f.
Brennesselgemüse 69
Brennesselhaarwasser 70
Brennesseltee 69f.
Brechreiz 198, 214

Bronchitis 96, 98, 107, *109–118*
Brustsalbe 107
Brustwickel 107

D
Dampfbad 102
Darmgrippe 165
Darminfektion 165
Darmreinigung 65 f.
Depressionen 66, 159
Durchblutungsstörungen, periphere 190 f.
Durchfall 199 f., *223 f.*, 255
Dystonie, vegetative 154, 247

E
Ekzeme 76, 161
Eleutuarium theriacale 135
Entschlackung 137
Entzündungen, lokale 139, 252, 275
Erbrechen 199 ff., 214
Erkältung, Erkältungskrankheiten 88, *90–101, 104–126,* 165, 214
Erkältungsbad 91 f., 98
Erkältungstee 91
Ernährung
– bei Infektionskrankheiten 101
– in der Rekonvaleszenz 101
– Umstellung der 169, 184

F
Fastentee 80 f.
Fieber 99 ff.
– Getränke bei 101
Frauenleiden 246–268
– Tee gegen 262 f.
Fußbad, ansteigendes 102

G
Galle, Störungen der 73, 177, 198, 212 f.
Gallenblasenentzündung 217
Gallenkolik 217 f.
Gallensteine 216 ff.
– Tee gegen 216
Gallen- und Lebertee 213
Gastritis 202 f., 253
Geburt, Vorbereitung der 266
Gelenkrheuma, chronisches 66, 77
Gelenkschäden 275
Gelenkschmerzen 70
Gicht 69, 76, 241
Grippale Effekte 90
Grippe 88

H
Halsentzündung *119–124,* 141
Harnröhrenentzündung 233, 239
Harnwege, Störung der 76, 235–245
Hämorrhoiden 66, 299
Haut, unreine 109, 139, 241, 260, 286
– Tee gegen 82

Hautentzündung 290
Hautkrankheiten 161, 252, 260
Hautschäden 176, 292f.
Hautschutz 295f.
Hautverletzungen 286, 293
Heilfasten 66, 169, 265
Heiserkeit *119–124,* 141
Herzbeschwerden, nervöse 154, 184
Herzklopfen 184
Herz-Kreislauf-Beschwerden 179–195
Herzrhythmusstörungen 182
Herzschwäche 182
Herztee 183
Herztropfen 184
Heuschnupfen 69
Hexenschuß 73, 161
Holunderblütensirup 314
Holunderlimonade 315
Husten 96, 98, 107, *109–118,* 260, 262
Hustentee 110, 112, 115, 118

I
Immunsystem, Stärkung des *85–92,* 189
Inhalation 107f.
Insektenstiche 139, 286
Ischias 73, 161

K
Kamillendampfbad 108f., 241, 252
Kartoffelumschlag 125

Kehlkopfentzündung 119, 124
Klimakterium s. Wechseljahre
Knochenbrüche 275, 286
– Gewebsanschwellung nach 281
Kompressen 60
Konzentrationsschwäche 160
Kopfschmerzen 66, 142, *163–178*
Krampfadern 293, 297
Kräuterbäder 59f.
Kräuter-Schlafkissen 156f.
Kräutertee 52–59, 302–316
Krebs 189, 237
Kreislaufstörungen 182, 190
– Tee gegen 190

L
Leber
– Anregung der 129f.
– Störungen der 73, 213
Leberentzündung 217
Leberschwellung 217
Leber- und Gallentee 213
Leinsamen, -umschlag 217, 223f., 227f.
Löwenzahnsalat 71
Löwenzahntee 73

M
Magen, übersäuerter 212

Magen-Darm-Bereich,
  Erkrankungen im 122,
  124, 162, 177, 198,
  201–207, 214 ff.
Magengeschwür 203 f.,
  253
Magenschmerzen 198
Magentee 202 f.
Magenverstimmung 162,
  164 f., 198, 252
Magersucht 212
Mandelentzündung 141
Melissebad 150 f.
Melissentee 148 ff.
Menstruations-
  beschwerden 247, 250,
  252, 262, 264
Migräne 66, *169–178,*
  262
– Typus Migränikus
  169 f.
Migränetee 174
Mistelextrakt 189
Mittelohrentzündung
  124 f., 141
Müdigkeit 137
Mundgeruch 122
Mundhöhle,
  Entzündung der
  110, 122
Muskelkater 276
Muskelrheumatismus
  177
Muskelschäden 275
Muskelschmerzen 170
Muskelverhärtungen
  161
Muskelverkrampfungen
  70, 170 f.
Muskelzerrung 281

N
Nasenspray, chemisches
  104 f.
Nebenhöhlenentzündung
  109, 165, 252
Nervenentzündung 161,
  262
Nervensystem, Stärkung
  des 159 f.
– Tee zur 160, 168
Nervosität, nervöse
  Beschwerden 66,
  147–162
Neurasthenie s. Nervosität
Nieren, Störung der 76,
  235–245
Nierenentzündung 241
Nierengrieß 76, 241
Nierensteine 239, 242 ff.
Nieren- und Blasentee
  237, 243 f.

O
Ödeme 239 ff.
Ohrensausen 165

P
Periode, unregelmäßige
  66
Prämenstruelles Syndrom
  167 f., 242, 262, 264
  s. a. Menstruations-
  beschwerden
Prellungen 281 f.
Prostata-Hypertrophie
  230–235

Q
Quetschungen 281, 286,
  293

R
Rachenhöhle, Entzündung der 110, 122
Regelblutung, starke 258, 260, 263
  s. a. Menstruationsbeschwerden
Reizblase 233, 235
Rheuma, rheumatische Schmerzen 66, 69f., 76, 137, 141, 189, 241
Rheumatee 244f.
Ringelblumensalbe 292–301
Rollkur 205f.
Rosmarinwein 192

S
Salbeibowle 313f.
Salbenwickel 107
Sauna 102
Schlafstörungen 154–157
Schlaftee 153f.
Schleimhautentzündung 252
Schlenzbad 102f.
Schnupfen 98, *104–108*, 165
Schnupfensalbe 106
Schuppen 70
Schwedenbitter-Kräuterelixier 70, 79, 119, 124, *124–145*
– Umschlag mit 142ff.
Schweißausbrüche 266
Sehnenzerrung 181, 186
Seifen 291f.
Sodbrennen 202, 212
Sonnenbrand 161

Staublunge 110
Stillen, Milchbildungstee zum 267
Stirnhöhlenentzündung 109, 165, 252
Streß 168f., 183

T
Theriac 135
Tinkturen 60–63

U
Übelkeit 198, 214
Überwärmung 102f.
Umschläge 60
Unlustgefühle 137
Unruhe, innere 184
Unterleibsentzündungen 252, 260

V
Venenentzündung 298
Venenschwäche 297f.
Venöse Stauungen 293, 297
Verbrennungen 161, 290, 293
Verbrühungen 293
Verdauung, Tee zur Anregung der 209
Verdauungsbeschwerden, -störungen 71, 137f., *197–229*
Verdauungsschwäche 198, *209–223*
Verletzungen, scharfe 161
Verstopfung 124, 199, *224–228*
– chronische 166

Völlegefühl 71, 177, 198, 218

W
Wadenwickel 99 f.
Wechseljahre, Beschwerden in den 154, 159, 168, 262, 265
– Tee gegen 265 f.
Weißfluß 260, *264 f.*
Wetterfühligkeit 160
Windpocken 139 f.
Wirbelsäulenschäden 275
Wunden 76, 141, 272, 286, 293
– offene 290, 293
Wundheilung 74, 294 f.
Wundliegen 293, 299 ff.

Z
Zahnfleischbluten, -schwund 122
Zinnkraut-Sitzbad 77, 241
Zwiebelsäckchen 125

»Gesundheit aus dem Garten der Natur«
INGEBORG MÜNZING-RUEF

Die erfolgreiche Autorin Ingeborg Münzing-Ruef hat die neuesten Forschungsergebnisse zusammengetragen und gibt eine Fülle von Tips und Ratschlägen, um besser und gesünder zu leben.

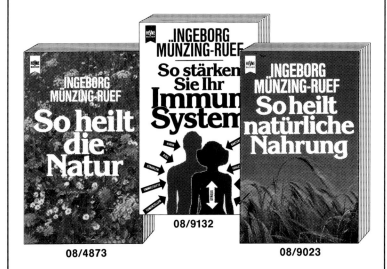

08/4873 08/9132 08/9023

Wilhelm Heyne Verlag München

HEYNE RATGEBER

Natürlich leben, gesünder leben mit Heyne-Taschenbüchern

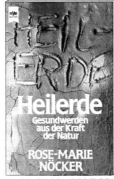

08/9028 - DM 7,80

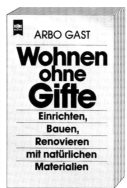

08/9030 - DM 7,80

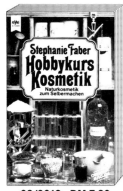

08/9012 - DM 7,80

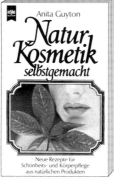

08/9065 - DM 9,80

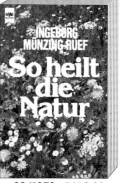

08/4873 - DM 9,80

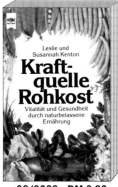

08/9089 - DM 9,80

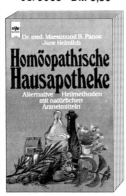

08/4964 - DM 8,80

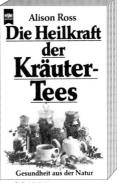

08/9037 - DM 8,80

HEYNE RATGEBER

Ratgeber, die weiterhelfen
bei Krankheiten und Beschwerden
unserer Zeit.

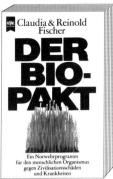

08/9151

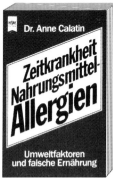

08/9161

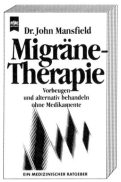

08/9164

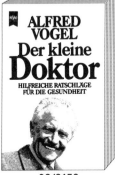

08/9156

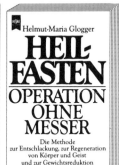

08/9127

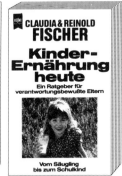

08/9165

Wilhelm Heyne Verlag München

HEYNE RATGEBER

Natürlich leben, gesünder leben, mit Heyne-Taschenbücher

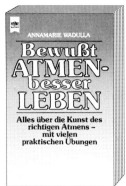
08/9157 - DM 7,80

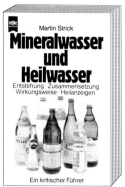
08/9139 - DM 9,80

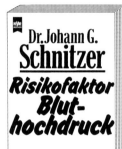
08/9146 - DM 8,80

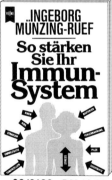
08/9132 - DM 10,80

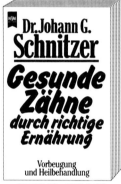
08/9142 - DM 8,80

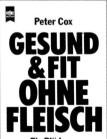
08/9159 - DM 9,80

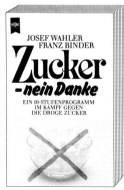
08/9150 - DM 9,80

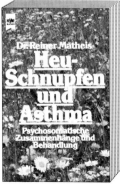
08/9154 - DM 9,80

Stephanie Faber

Naturkosmetik zum Selbermachen nach den Rezepten und Ratschlägen der international bekannten Schönheitsexpertin und Bestsellerautorin.

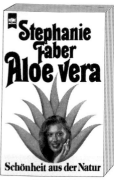 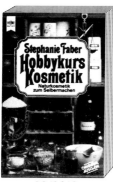 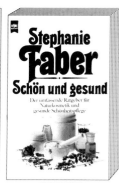

| 08/9182 | 08/9012 | 08/9189 |

Weitere Heyne-Taschenbücher von Stephanie Faber:

Das Rezeptbuch	Schönheitsfarm	Natürlich schön
für Naturkosmetik	zu Hause	08/4709
08/4688	08/4689	

Handbuch für junge Mädchen
08/9096

Wilhelm Heyne Verlag München

FITNESS-SPASS STATT FITNESS-STRESS

Fit sein heißt:
Mehr Körper- und Selbstwertgefühl
mehr Spannkraft und Gesundheit.

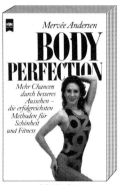

08/9181

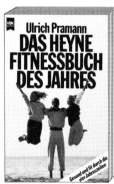

08/9196

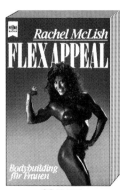

08/9153

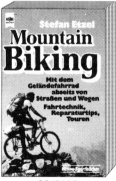

08/9180

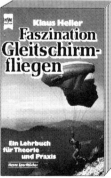

08/9145

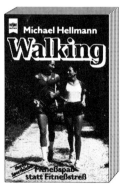

08/9160

WILHELM HEYNE VERLAG MÜNCHEN